AF474628

MALADIES

DES

VOIES URINAIRES

LEÇONS CLINIQUES

SUR LES MALADIES

DES

VOIES URINAIRES

PROFESSÉES A UNIVERSITY COLLEGE HOSPITAL DE LONDRES

PAR

Sir HENRY THOMPSON,

CHIRURGIEN EXTRAORDINAIRE DE S. M. LE ROI DES BELGES; PROFESSEUR DE CLINIQUE CHIRURGICALE ET CHIRURGIEN A UNIVERSITY COLLEGE HOSPITAL.

TRADUITES, ANNOTÉES ET AUGMENTÉES D'UNE

INTRODUCTION ANATOMIQUE

PAR LES DOCTEURS

JUDE HUE,

Ex-Chirurgien en chef de l'Ambulance internationale Rouennaise; ex-Chirurgien aide-Major stagiaire au Val-de-Grâce de Paris, etc.

F. GIGNOUX,

Ancien interne de l'Hôpital Saint-Éloi; ancien Aide d'Anatomie et Lauréat de la Faculté de Médecine de Montpellier, etc.

Ouvrage contenant 40 gravures sur bois et 3 Leçons de plus que la troisième et dernière Édition anglaise.

PARIS

G. MASSON, ÉDITEUR

LIBRAIRE DE L'ACADÉMIE DE MÉDECINE

17, PLACE DE L'ÉCOLE DE MÉDECINE.

1874

A Messieurs les Docteurs

J. HUE et F. GIGNOUX, de Rouen.

Chers Messieurs,

Lorsque le docteur J. Hüe me demanda l'autorisation de traduire mes Leçons cliniques, je n'hésitai pas à déférer à son désir : ses connaissances sur le sujet en question, que j'avais été à même d'apprécier, m'étaient garant de son aptitude à s'acquitter convenablement de cette tâche.

Je pensai qu'ayant été un de mes élèves et ayant travaillé à la Clinique publique de Londres, qu'ayant entendu mes leçons et m'ayant fréquemment accompagné dans les opérations, etc., de ma pratique privée, il était capable de rendre ma pensée mieux qu'un autre qui m'eût été personnellement inconnu et n'eût possédé que les notions d'anglais nécessaires, même les plus complètes.

Votre traduction, chers Messieurs, fruit de vos communs efforts, est actuellement sous mes yeux. Je dois dire qu'elle ne trompe point mon attente; bien au contraire, je trouve rendues avec autant de correction que d'exactitude, — si ma connaissance du français ne me trompe point, — les idées que je me suis efforcé d'exprimer.

Je vous remercie sincèrement de cet encouragement flatteur donné à mes travaux. Recevez mes meilleurs souhaits, et croyez-moi

Bien à vous,

H. THOMPSON.

35, Wimpole-Street, W. Londres.
30 janvier 1874.

PRÉFACE.

Les Conférences cliniques dont nous livrons la traduction au Public médical français n'étaient pas destinées, dans la pensée de leur Auteur, à la publicité d'un livre. Prononcées sans autre préparation que celle qui se rapporte au plan et à la coordination du sujet et recueillies par la sténographie, elles ne sont, à de légères retouches près, que la reproduction textuelle de l'enseignement de Sir Henry Thompson à University College-Hospital.

Dans l'intérêt du Lecteur, il n'y a pas lieu de le regretter, aucune forme du discours ne se prêtant peut-être, aussi bien que la forme improvisée et familière, à la communication de tous les trésors pratiques accumulés dans un esprit supérieur par l'observation et l'expérience.

Entre toutes les personnalités chirurgicales contemporaines, Thompson se distingue par un incomparable talent d'exposition uni à la science la plus solide, à l'expérience la plus consommée. Il faudrait les citer toutes, ces Leçons familières, pour dire la meilleure, tant chacune porte l'empreinte de ce talent original et puissant qui a placé si haut dans l'estime professionnelle et publique le nom du chirurgien anglais. Pour ne parler que de la première, n'y a-t-il pas toute une révélation dans ces généralités sur le diagnostic, modèle accompli de synthèse clinique? Et quel est, nous ne dirons pas seulement l'élève, mais aussi le praticien, qui ne sortira d'une telle lecture diagnosticien mieux informé?

Ces qualités sont encore rehaussées par une exquise simplicité de ton qui n'exclut ni le mouvement ni la chaleur, et par un grand sentiment de justice envers tous ceux dont les travaux ont contribué au perfectionnement de la science.

Mais c'est surtout par la méthode philosophique, par l'esprit de positivisme scientifique, que se recommandent les œuvres de Thompson. Sans méconnaître le *consensus unus* qui relie en une seule entité vivante les différents appareils de l'Organisme, — il est trop bon clinicien pour cela, — l'Auteur s'efforce avant tout de serrer de près les conditions locales et mécaniques du procès morbide, partant toujours du fait objectivement établi pour s'élever ensuite, en toute securité, au principe objectivement vérifiable.

Engagé dans une pareille voie, l'art de guérir tend à se transformer de la façon la plus heureuse en une médecine correcte, positive, disons le mot, chirurgicale. Il ne saurait être question ici, on le comprend, de la chirurgie prise dans son acception effrayante et vulgaire, avec le tranchant du fer pour symbole et la mutilation pour dernier argument; mais bien de cette science éminemment rationnelle et salutaire qui, avant de faire acte de l'esprit, fait d'abord « œuvre de la main », supplée à l'imperfection de nos sens par des créations instrumentales mécaniquement adaptées à leur but, et, faisant bon marché des considérations transcendantes, poursuit invariablement la connaissance du vrai, c'est-à-dire de la réalité des choses, par les choses elles-mêmes : *Rerum ipsarum cognitio vera e rebus ipsis.*

Un livre destiné à mettre à la portée de tous les médecins les fruits d'une des grandes expériences de notre époque, nous a donc paru utile à répandre même en France, où la science chirurgicale compte de si dignes représentants. Voilà pourquoi, avec l'approbation de l'Auteur, nous avons entrepris cette traduction.

Un mot sur la manière dont nous avons compris notre tâche :

Avant tout, nous nous sommes attachés à donner du texte anglais une interprétation rigoureusement exacte. Çà et là, cependant, quelques remaniements nous ont paru nécessaires, tant pour ajouter à l'ordre et à la clarté de l'exposition, que pour donner un tour réellement français à l'idée renfermée dans l'original. Nous nous sommes permis ces légères licences de traduction avec d'autant plus de confiance que le terrain sur lequel nous marchions nous était parfaitement connu. L'Auteur, en effet, a bien voulu nous admettre dans son intimité scientifique avec une bonne grâce et une hospitalité toutes confraternelles, pour lesquelles nous lui offrons ici nos plus sincères et nos plus respectueux remercîments.

Quant à reproduire dans notre langue toutes les délicatesses de pensée, toutes les finesses de langage qui sont un des charmes de la conversation de Thompson, nous y serions peut-être parvenus, si, dans ces difficiles matières, la bonne volonté et l'effort étaient des gages suffisants de succès.

Afin de ne pas altérer le caractère de ces leçons essentiellement concises et originales, nous avons cru devoir nous imposer une grande sobriété d'annotation. La plus considérable de nos additions, l'introduction anatomique, a été placée hors texte : l'œuvre propre de l'Auteur s'en trouve ainsi complétement exonérée.

Ainsi présentée, cette traduction est notre œuvre commune dans l'ensemble comme dans le détail ; la responsabilité en incombe pour une part égale à chacun de nous.

Nous ne terminerons pas sans remercier un disciple dévoué, M. Lainey, élève en médecine, pour l'obligeance qu'il a mise à nous dessiner les figures que nous avons introduites dans cette édition.

LES TRADUCTEURS.

Rouen, le 1er février 1874.

INTRODUCTION ANATOMIQUE

A L'ÉTUDE

DES MALADIES CHIRURGICALES

DE L'APPAREIL URINAIRE.

Les résumés anatomiques constituent, pour la pathologie des Appareils et des Régions, une étude préliminaire dont l'utilité n'est pas à démontrer.

Comme introduction à l'étude clinique des maladies urinaires, un exposé précis et suffisamment complet d'anatomie chirurgicale revêt encore, si c'est possible, un plus haut degré d'opportunité. C'est qu'en effet l'Appareil urinaire, du moins dans la partie qui s'étend de la vessie au segment pénien de l'urèthre, contracte avec le *Périnée* des rapports anatomiques tellement intimes, des relations fonctionnelles tellement étroites, qu'il est impossible de bien se reconnaître au milieu de toutes les lésions dont l'urèthre et la vessie peuvent être affectés, si l'on ne possède sur la structure du plancher pelvien, les notions les mieux arrêtées et les plus exactes.

Le présent chapitre, annexé par les Traducteurs, à titre de Prolégomènes, aux Conférences de Sir Henry Thompson, a pour but de bien préciser les principaux faits anatomiques, physiologiques, pathologiques et opératoires qui se rattachent au périnée et, par suite, à la portion périnéale de l'appareil urinaire.

PÉRINÉE.

On donne généralement le nom de *Périnée* à l'ensemble des parties molles qui ferment le détroit inférieur du bassin et livrent passage, chez l'homme, à l'urèthre et au rectum.

Toutefois, la description ne saurait être circonscrite à l'aire du détroit inférieur ; car, si le plancher périnéal présente extérieurement une surface à peu près plane, il offre au contraire, du côté de la cavité pelvienne, une surface courbe dont la concavité regarde celle de la voûte diaphragmatique. Il faut donc que dans les couches supérieures les bords du septum périnéal se relèvent pour aller se fixer dans un point plus élevé que le centre. C'est effectivement ce qui a lieu, et le détroit supérieur du bassin, ou bord supérieur de l'excavation, est la limite jusqu'où s'étendent les parties molles des couches périnéales profondes.

Nous nous trouvons ainsi conduits à définir le Périnée : l'ensemble des parties molles qui ferment en bas la cavité abdominale, *depuis le détroit supérieur jusqu'au détroit inférieur du pelvis*, le cintre ostéo-ligamenteux, appelé petit bassin, formant à la fois le squelette et la limite circonférentielle de la région.

Nous diviserons l'étude du périnée en deux parties : l'une analytique, l'autre synthétique.

Dans la première, nous décrirons, couche par couche, les éléments anatomiques constitutifs de la région ;

Dans la seconde, nous envisagerons les différents espaces, loges ou gaînes que ces éléments circonscrivent ; nous nous efforcerons en même temps de saisir la clef de cette structure si complexe, de pénétrer le plan qui semble avoir présidé à sa formation, d'en dégager, en un mot, la formule anatomo-philosophique, de manière à la graver irrévocablement dans l'esprit.

Les déductions pathologiques et opératoires seront placées, en temps et lieu, à côté du fait anatomique correspondant.

I.

DESCRIPTION ANALYTIQUE DU PÉRINÉE.

Disons dès à présent, pour la parfaite intelligence de nos termes graphiques, que le sujet sera constamment supposé debout. Ajoutons encore qu'il est d'usage, pour la facilité de l'étude, de séparer par une ligne fictive tirée d'une tubérosité sciatique à l'autre, la région périnéale en deux régions secondaires ; l'une antérieure ou génito-urinaire, l'autre postérieure ou ano-coccygienne.

RÉGION PÉRINÉALE ANTÉRIEURE.

Elle a la forme d'un triangle, limité : en arrière, par la ligne conventionnelle bi-ischiatique passant immédiatement au-devant de l'anus ; latéralement, par les deux branches ischio-pubiennes qui, distantes de 8 centimètres l'une de l'autre à leur extrémité postérieure, convergent en avant pour se réunir à la symphyse. Le léger relief raphéal de la peau figure une perpendiculaire menée du sommet au milieu de la base, et divisant le triangle périnéal en deux triangles rectangles égaux et symétriques.

Le scalpel rencontre de bas en haut les couches anatomiques suivantes :

§ 1. — LA PEAU,

mince, élastique, mobile, chargée de pigment et présentant, sur la ligne médiane : le *raphé*, vestige du sinus uro-génital.

§ 2. — LA COUCHE SOUS-CUTANÉE OU FASCIA SUPERFICIALIS.

On peut la diviser ici, comme dans la plupart des régions, en deux plans : un superficiel, *aréolaire* ; un profond, *lamelleux*.

A. Le plan *aréolaire* est situé immédiatement au-dessus du derme, du défeutrement duquel il semble provenir. Ce plan se meut avec la peau, grâce à la continuité de tissu qui le relie à cette membrane. Il contient dans ses mailles des flocons graisseux, plus ou moins abondants suivant les sujets, et se continue, sans attache au squelette, avec la couche aréolaire sous-cutanée des régions limitrophes. En arrière, sur la ligne médiane, le plan aréolaire, considérablement raréfié, se laisse traverser par les fibres les plus inférieures du sphincter anal qui viennent se fixer à la face profonde de la peau.

B. Le plan *lamelleux* est produit : moitié par la juxtaposition et le tassement des fibres dont l'entrecroisement formait tantôt le plan aréolaire ; moitié par des fibres conjonctives propres, émanées de la branche ischio-pubienne. On pourrait donc, à la rigueur, décomposer le plan lamelleux en deux feuillets ; mais, dans le milieu de l'aire périnéale, ces deux feuillets sont si intimement confondus, que l'isolement en serait tout-à-fait arbitraire et, d'ailleurs, sans utilité pratique.

En avant, le plan ou fascia lamelleux se continue, d'une part, avec la couche sous-cutanée du pénis, d'autre part, avec la tunique dartoïque des bourses à laquelle il donne insertion.

En arrière, il reçoit l'attache de quelques fibres du sphincter externe, adhère au bord inférieur de la gaîne des deux transverses et, par derrière cette gaine, s'enfonce dans les fosses ischio-rectales.

Latéralement, il se continue par sa face inférieure avec le feuillet homologue des cuisses ; mais, de sa face supérieure ou profonde, se détachent des filaments qui le fixent à la branche ischio-pubienne et à l'aponévrose fémorale. (*Fig.* 1.)

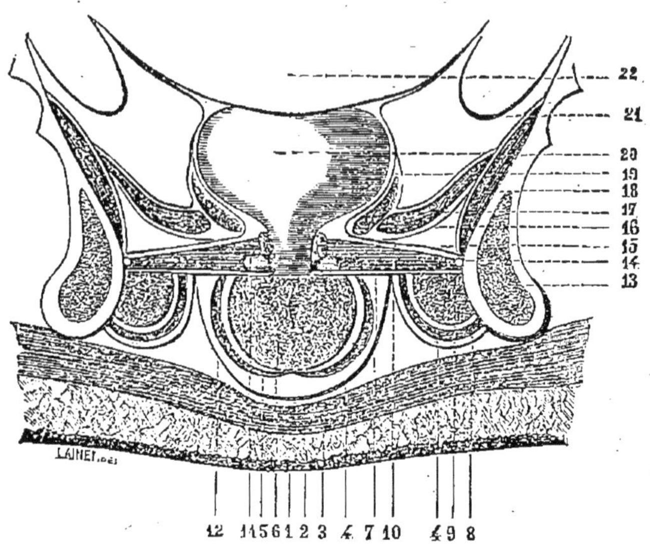

Fig. 1. — *Schéma montrant la superposition des couches périnéales depuis la peau jusqu'au col de la vessie* (coupe transversale).

1, Derme. — 2, Feuillet aréolaire du fascia superficialis (exagéré). — 3, Feuillet lamelleux du même fascia, adhérant par sa face profonde au rebord ischio-pubien (exagéré). — 4, 4, Aponévrose inférieure du périnée. — 5, Muscle bulbo-caverneux. — 6, Bulbe. — 7, Feuillet inférieur de l'aponévrose moyenne. — 8, Muscle ischio-caverneux. — 9, Racine du corps caverneux. — 10, Muscle transverse profond entre les deux feuillets de l'aponévrose moyenne. — 11, Glandes de Cowper. — 12, Feuillet supérieur de l'aponévrose périnéale moyenne, se relevant sur les bords de la prostate pour constituer l'aponévrose latérale. — 13, Ischion. — 14, Artère honteuse interne dans l'épaisseur des deux feuillets de l'aponévrose moyenne. — 15, Muscle de Wilson. — 16, Muscle adducteur de la prostate. — 17, Muscle releveur de l'anus. — 18, Muscle obturateur interne revêtu de son aponévrose. — 19, Aponévrose périnéale supérieure rejoignant au-dessus de l'adducteur prostatique l'aponévrose pubio-rectale, et gagnant ensuite le col de la vessie. — 20, Prostate. — 21, Péritoine. — 22, Vessie.

Le fascia lamelleux constitue une membrane dense, élastique, d'un blanc laiteux, peu chargée de graisse et un peu plus résistante sur la ligne médiane que sur les côtés.

Ce n'est pas sans raison que Velpeau, se plaçant au point de vue purement chirurgical, lui avait donné le nom d'*aponévrose ano-scrotale.*

Entre le fascia lamelleux et la couche suivante, chemine, d'arrière en avant, l'*artère périnéale inférieure* qui se dirige vers les bourses, accompagnée de sa veine satellite et cotoyée en dehors par le *nerf périnéal superficiel.* Ces organes deviennent sous-cutanés au-devant du muscle transverse.

§ 3. — APONÉVROSE PÉRINÉALE INFÉRIEURE.

C'est le nom qu'on a donné à l'ensemble des gaînes celluleuses qui recouvrent immédiatement les deux transverses, les deux ischio-caverneux et le bulbo-caverneux. Ces muscles, dans l'étroit triangle périnéal, étant contigus les uns aux autres par leurs bords correspondants, leurs gaînes celluleuses le sont aussi, de sorte qu'avec un peu d'artifice, c'est-à-dire, en laissant dans les rainures de séparation quelques fibres du fascia lamelleux, il devient possible de découper avec le scalpel une aponévrose périnéale inférieure continue, triangulaire et plane. L'aponévrose inférieure du périnée est donc formée : en arrière, de deux gaînes transversales séparées l'une de l'autre par le plein du raphé ano-bulbaire ; en avant, de trois gaînes longitudinales, perpendiculaires aux précédentes, isolées à leur origine, mais fusionnant en une seule au niveau du pénis, comme les trois cylindres qu'elles enveloppent.

La gaîne du transverse adhère : en haut, au bord postérieur de l'aponévrose moyenne : en bas, au feuillet lamelleux du fascia superficialis, double adhérence qui sépare efficacement la région périnéale antérieure de la région ano-coccygienne. L'ensemble des trois gaînes ischio et bulbo-caverneuses s'insère, sur les côtés, à la branche ischio-pubienne et se prolonge, en avant, sous forme de cylindre d'enveloppe autour du pénis. Le fourreau pénien passe au-dessus des bourses, sans fournir de prolongement scrotal ;

on peut le suivre sur les corps caverneux jusqu'à la base du gland. Sur le dos de la verge, il est moins résistant qu'au-dessous ; sur les côtés du ligament suspenseur, il se résout en tissu cellulaire.

Par sa face inférieure, l'aponévrose en question touche le fascia lamelleux. Par sa face supérieure, elle recouvre les transverses, les racines des corps caverneux et leurs muscles, le bulbe et le muscle bulbo-caverneux. Dans l'interstice linéaire de ces organes, elle s'enfonce jusqu'à la rencontre de l'aponévrose moyenne à laquelle elle se fixe.

§ 4. — MUSCLES SUPERFICIELS ET TRIPLE RACINE DE LA VERGE.

L'aponévrose inférieure enlevée, on a sous les yeux un premier plan musculaire figurant, de chaque côté de la ligne médiane, un triangle rectangle, dont le *transverse superficiel* forme le côté postérieur, le *bulbo-caverneux*, le côté interne, et l'*ischio-caverneux*, l'hypothénuse.

Le *transverse superficiel* s'étend transversalement, de la tubérosité ischiatique à une intersection fibreuse désignée sous le nom de *raphé ano-bulbaire* et produite par la décussation, en un même point, des extrémités tendineuses du sphincter anal, du bulbo-caverneux et des deux transverses superficiels. L'insertion externe ou ischiatique se fait à plat ; l'insertion interne ou raphéale se fait de champ, sur une hauteur de 8 à 10 millimètres. Le muscle est conséquemment tordu sur lui-même, à la manière du grand rond de l'épaule, et, dans la plus grande partie de son étendue, ses deux faces regardent, l'une en avant, l'autre en arrière.

La fonction des transverses est de maintenir le bulbe fixé en arrière, pendant la contraction du bulbo-caverneux.

Le *bulbo-caverneux* représente un cylindre musculaire engaînant, dans sa cavité, le bulbe et la portion bulbeuse de l'urèthre. Parties du raphé longitudinal sous-bulbaire, les fibres charnues contournent obliquement en haut et en avant le bulbe et l'urèthre, pour aller se fixer au raphé sus-uréthral. Les faisceaux les plus postérieurs se continuent inférieurement, par l'intermédiaire du raphé ano-bulbaire, avec les fibres du sphincter de l'anus, ce qui assure la permanence du relief en vertu duquel le cul-de-sac du bulbe s'allonge sous la portion membraneuse de l'urèthre. Les faisceaux antérieurs ne pouvant gagner la face supérieure de l'urèthre qui, à ce niveau, est étroitement soudé à la gouttière des corps caverneux, passent par-dessus les corps caverneux, et vont se terminer sur le dos de la verge, en recouvrant la veine dorsale de cet organe. De là, le nom de *muscle compresseur de la veine dorsale*, qui leur a été donné.

Le double rôle du bulbo-caverneux est aisé à comprendre, lorsqu'on s'est bien pénétré de la direction et de l'insertion de ses fibres. Ainsi, le muscle enlaçant, dans une série d'ellipses complètes, la portion bulbeuse de l'urèthre, constitue, pour ce segment du canal, un véritable sphincter. Mais ces ellipses, étant obliques et non perpendiculaires à l'axe du conduit qu'elles étreignent, sont aptes également à jouer le rôle d'agents constricteurs ou propulseurs. A l'état de repos, quand l'urèthre est vide, le bulbo-caverneux, par sa seule tonicité, maintient affrontées les parois latérales du canal. L'urèthre, au contraire, vient-il à être occupé par une colonne d'urine ou de sperme, si la contraction active du bulbo-caverneux intervient, qu'elle soit volontaire ou reflexe, elle agira sur la colonne liquide, de bas en haut et d'arrière en avant, et par suite, en accélèrera l'expulsion.

Le bulbo-caverneux n'est donc pas seulement l'*accelerator seminis et urinæ* que l'on sait : il est aussi le sphincter de la portion bulbeuse du canal ; il constitue le premier anneau de cette chaîne de sphincters, que nous aurons l'occasion de signaler sur les deux autres segments du conduit, et qui concourent tous :

A l'occlusion tonique de l'urèthre ;

A l'expulsion des dernières gouttes d'urine ;

A l'éjaculation du sperme.

Immédiatement au-dessus du bulbo-caverneux, on trouve :

Le *Bulbe,* dont la mince tunique fibreuse laisse voir par transparence le sang veineux qui le remplit. Le renflement bulbaire, long de 25 à 30 millimètres, constitue la portion médiane de la triple racine de la verge et l'extrémité postérieure du fourreau spongieux de l'urèthre.

Sa face inférieure, convexe, est entourée par le muscle bulbo-caverneux. Sa face supérieure présente deux portions à considérer : l'une, postérieure et plate, adhérente à l'aponévrose de Carcassonne qui la sépare de la paroi inférieure de la région membraneuse de l'urèthre ; l'autre, antérieure, creusée en gouttière de réception pour la portion spongieuse du canal. La gouttière, placée ainsi en avant et en contre-bas de la portion plane, détermine, sur la face supérieure du bulbe, la formation d'une crête curviligne, à concavité dirigée en haut et faisant saillie dans le conduit excréteur de l'urine. Cette crête, désignée en chirurgie sous le nom de *collet du bulbe,* arrête fréquemment la sonde pendant le cathétérisme. L'extrémité antérieure du bulbe se continue, en s'effilant graduellement, avec le fourreau spongieux de l'urèthre. L'extrémité postérieure, d'autant plus développée et saillante que le sujet est plus âgé, s'avance au-dessous de la portion membraneuse de l'urèthre, jusqu'à 18 millimètres de l'anus, puis se coude verticalement, pour aller s'enclaver dans l'épaisseur de l'aponévrose moyenne.

Intérieurement, le bulbe présente une structure aréolaire très-finement cloisonnée. Les aréoles tiennent ici la place du réseau capillaire intermédiaire aux artères et aux veines, c'est-à-dire qu'elles reçoivent, par les artères transverses et bulbo-uréthrales, une grande quantité de sang qu'elles transmettent aux veines du même nom. Cette structure est, du reste, analogue à celle des corps caverneux du pénis, à cette différence près, que dans le corps spongieux de l'uréthre, l'élément artériel est relativement prépondérant. De là, les hémorrhagies abondantes et opiniâtres qui succèdent aux blessures un peu profondes de l'organe. Aussi, Henry Thompson incline-t-il à considérer le bulbe comme une volumineuse artère, et ses lésions traumatiques comme presque aussi sérieuses que les plaies de l'artère transverse ; sans compter que les hémorrhagies artérielles proprement dites cèdent instantanément à la ligature, tandis que ce moyen héroïque d'hémostase n'est point applicable au renflement bulbaire lui-même.

Ajoutons qu'une cloison aponévrotique, étendue de la paroi supérieure à la paroi inférieure du bulbe, divise la cavité de ce renflement en deux moitiés latérales. Cette cloison est plus épaisse le long de la paroi supérieure et vers l'extrémité postérieure, que sur la paroi inférieure, où elle s'amincit beaucoup, et vers l'extrémité antérieure, où elle cesse bientôt d'être apparente. Il est évident qu'une section du bulbe, qui porterait juste sur la ligne médiane, intéresserait l'épaisseur de la cloison et ne diviserait que fort peu de rameaux artériels ; mais c'est là, comme dit Thompson, un hasard heureux, sur lequel le chirurgien prudent ne doit pas compter.

L'*Ischio-caverneux* est une languette musculaire, moulée sur la racine du corps caverneux correspondant, et insérée :

En arrière, à l'ischion , au-dessous de l'attache du transverse superficiel, ainsi qu'au bord de la branche ischio-pubienne ;

En avant, sur les parties latérales de la racine du corps caverneux correspondant.

Les fibres les plus antérieures passent sur la face dorsale du pénis et se réunissent à celles de l'ischio-caverneux opposé. C'est à l'ensemble de ces dernières fibres, jointes aux faisceaux analogues du bulbo-caverneux, qu'il convient de donner le nom de *muscle de Houston*.

L'ischio-caverneux concourt à l'érection, en repoussant vers la partie antérieure des corps caverneux, le sang qui en remplit les racines.

Au-dessus de ce muscle on rencontre : la racine du corps caverneux correspondant, solidement fixée à la branche ischio-pubienne, et composée d'une forte tunique albuginée recouvrant du tissu spongieux érectile.

Chez certains sujets, l'aire du triangle circonscrit par les muscles précédents est occupée par de rares fibres musculaires qui, de l'ischion, se dirigent, en éventail, vers les côtés du bulbe. Elles ont reçu le nom de muscle *ischio-bulbaire*.

§ 5. — APONÉVROSE PÉRINÉALE MOYENNE.

Appelée aussi *aponévrose de Carcassonne*, *Ligament transverse*, *Ligament triangulaire de Colles*, elle constitue le plan fibreux le plus résistant du périnée. Véritable septum obturateur du triangle inter-ischio-pubien, elle est tendue dans l'aire de la région périnéale antérieure, depuis le ligament triangulaire sous-pubien, qu'elle continue en réalité, jusqu'au bord supérieur des muscles transverses avec la gaîne desquels elle se confond.

Cet aperçu sommaire ne donnerait qu'une idée bien insuffisante du mode de constitution de l'aponévrose moyenne. La vérité est que l'aponévrose de Carcassonne présente une structure excessivement complexe, et que là commencent les sérieuses difficultés de l'étude.

Redoublons d'attention et d'exactitude, pour bien tirer au clair cette épineuse question.

Immédiatement au-dessus des racines caverneuses et du bulbe, se présente un premier et résistant feuillet aponévrotique, tendu horizontalement dans tout le triangle intercepté par l'écartement des branches ischio-pubiennes.

Par-dessus ce premier feuillet, un deuxième se détache de la lèvre la plus profonde des bords de l'arcade osseuse; mais celui-ci ne forme pas un plan continu d'un côté à l'autre, comme l'inférieur. Arrivé près de la ligne médiane, il rencontre la pointe de la prostate, sur les côtés de laquelle il se relève presque perpendiculairement, de manière à devenir vertical, d'horizontal qu'il était. Cette portion réfléchie, qui constitue l'*aponévrose latérale de la prostate*, ne nous occupera qu'ultérieurement.

L'aponévrose moyenne est donc composée de deux feuillets : un inférieur dense, résistant, nacré, partout continu à lui-même, et percé à son centre, pour le passage de l'urèthre; un supérieur, plus mince et interrompu sur la ligne médiane, par un hiatus antéro-postérieur. Les deux feuillets ne sont pas étroitement superposés, ni exactement parallèles dans toute leur étendue antéro-postérieure. Intimement unis en arrière où ils reçoivent collectivement l'attache de la gaîne du transverse et du raphé ano-bulbaire, ils s'écartent en avant : l'inférieur allant se continuer avec le ligament sous-pubien ; le supérieur se dirigeant, au-dessous du releveur de l'anus vers la face postérieure de la symphyse.

La *face inférieure* de l'aponévrose moyenne, représentée par le feuillet inférieur, recouvre les racines des corps caverneux et le bulbe de l'urèthre. Dans l'intervalle de ces organes, la surface aponévrotique est lisse, nacrée et en rapport avec un peu de tissu conjonctif, ou le muscle ischio-bulbaire, quand il existe; mais à leur niveau, elle leur adhère par un échange réciproque de fibres. Le bulbe, en particulier, dans sa partie postérieure que l'on regarde à tort comme libre, se trouve uni à l'aponévrose de Carcassonne par des tractus fibreux, émanés de cette dernière, et qui contribuent, avec le raphé ano-bulbaire, à maintenir fixé en arrière le cul-de-sac spongieux de l'urèthre.

En avant du bulbe, c'est-à-dire, entre l'orifice uréthral de l'aponévrose et le bord postéro-inférieur de la symphyse, le ligament de Carcassonne ne présente pas une surface unie, lisse, naturelle. Par une dissection attentive, on le voit se continuer avec un trousseau de fibres qui comble l'angle de convergence des corps caverneux, et dont nous étudierons tout-à-l'heure : la structure, les fonctions et le mode de continuité dans les couches périnéales plus profondes.

La *face supérieure* de l'aponévrose, constituée par le feuillet supérieur, manque sur la ligne médiane, où existe une rainure antéro-postérieure livrant passage à la portion membraneuse de l'urèthre et au plexus pubio-prostatique. En arrière, ainsi que de chaque côté de l'hiatus, l'aponévrose est en rapport avec la face inférieure de la prostate, à laquelle elle sert de plan d'appui, et avec le releveur de l'anus qui glisse immédiatement sur elle, à la faveur d'un peu de tissu lamineux.

Des organes se trouvent compris dans l'intervalle des deux feuillets de l'aponévrose moyenne. Ce sont :

A. Un lacis veineux, supporté par un stroma musculo-fibreux, et que nous désignerons sous le nom de *Corps fibro-caverneux*.

B. Toute la portion membraneuse de l'urèthre, entourée de son muscle compresseur.

C. Les glandes de Cowper.

D. Des vaisseaux et des nerfs.

A. *Corps fibro-caverneux*. — Nous avons déjà dit qu'au-dessous du feuillet inférieur de l'aponévrose moyenne, l'angle de convergence des corps caverneux du pénis était occupé par un amas de fibres plexiformes, insérées sur les racines caverneuses, le ligament de Carcassonne et la symphyse pubienne. Dans les lacunes de ce trousseau fibreux circule un réseau anastomotique veineux, résumant la veine dorsale de la verge, ainsi que les veines coronaires et bulbo-uréthrales.

Au-dessus du feuillet inférieur de l'aponévrose moyenne,

c'est-à-dire, entre les deux feuillets de ladite aponévrose, on rencontre un plexus fibro-veineux analogue, plus épais dans le sens antéro-postérieur, parce qu'il y a de la place entre la symphyse et l'urèthre, [1] et plus étalé aussi dans le sens transversal, parce que l'écartement des branches ischio-pubiennes est plus considérable que le point de convergence des corps caverneux.

Nous verrons encore, à propos de l'étage supérieur du périnée, ce même plexus passer, en avant de l'urèthre, dans l'hiatus du feuillet supérieur de l'aponévrose moyenne, pour se continuer avec le plexus pubio-prostatique de Santorini.

Il existe donc sur la face antérieure de l'urèthre, depuis le point de rencontre des corps caverneux du pénis jusqu'au-dessous des ligaments antérieurs de la vessie, un riche réseau veineux entrecoupé de fibres celluleuses et musculaires lisses, résistantes et enchevêtrées. C'est à l'ensemble du plexus veineux et de son substratum fibro-musculaire que nous donnons le nom de *Corps fibro-caverneux.*

Considéré dans sa conformation extérieure, le corps fibro-caverneux représente une sorte de voûte recouvrant, par sa concavité, le segment membrano-prostatique de l'urèthre, comme les corps caverneux de la verge recouvrent le segment spongieux du canal. La convexité de cette voûte confine, d'avant en arrière : à la symphyse pubienne, aux ligaments antérieurs de la vessie et à la membrane pubio-prostatique interposée à ces ligaments. Ses bords latéraux s'insèrent successivement : aux corps caverneux du pénis, dans le point voisin de l'angle de fusion de ces corps, sur les branches ischio-pubiennes, et sur les faces internes des aponévroses latérales de la prostate. Sa concavité, dirigée en bas et en arrière, donne attache à un ensemble de fibres musculaires striées, destinées au canal, que nous étudierons bientôt.

[1] N'oublions pas que le sujet est toujours supposé debout : symphyse en avant, uréthre en arrière, etc.

Le corps fibro-caverneux se compose de fibres musculaires lisses et de fibres de tissu conjonctif, entrecroisées dans tous les sens et adhérentes aux parois des veines qui les traversent. Celles-ci restent conséquemment béantes sur les coupes que l'on pratique à ce niveau, disposition qui rappelle l'aspect des veines sus-hépatiques sur les coupes transversales du foie. Le corps fibro-caverneux remplit un double but : il sert d'abord de support aux vaisseaux nombreux, larges et délicats qui le traversent; en deuxième lieu, nul doute que ses fibres musculaires lisses ne contribuent au phénomène de l'érection, en comprimant le plexus veineux logé dans ses mailles. Ce muscle involontaire joue, par rapport au plexus de Santorini, le même rôle que les fibres contractiles de l'aponévrose prostato-péritonéale remplissent vis-à-vis des plexus vésicaux. C'est un muscle érecteur, antagoniste des fibres lisses qui constituent les trabécules des corps caverneux de la verge et spongieux de l'urèthre.

B. *Portion membraneuse de l'urèthre et muscle compresseur.* — Lorsqu'on dit que la portion membraneuse de l'urèthre traverse l'aponévrose moyenne, l'esprit du lecteur se représente qu'une portion de ce segment du canal est au-dessus de l'aponévrose, une autre au-dessous, et une troisième intermédiaire dans l'épaisseur même du plan aponévrotique. Une pareille manière de voir est inexacte. La portion membraneuse de l'urèthre ne présente que 17 à 18 millimètres de longueur, et, comme l'aponévrose de Carcassonne, dans le point où elle est traversée par le canal, offre également 18 millimètres d'épaisseur, il en résulte que l'urèthre membraneux est entièrement compris daus l'écartement des deux feuillets du ligament de Carcassonne; c'est la portion intra-fasciale du canal.

Cette partie de l'urèthre qu'on appelle encore *portion contractile*, *portion musculeuse*, est constituée du centre à la circonférence :

1° Par la muqueuse ;

2° Par une mince couche de tissu érectile qui sert de doublure à la muqueuse et se continue : en avant, avec le tissu érectile du bulbe ; en arrière, avec le tissu érectile situé dans l'épaisseur du verumontanum, et, par l'intermédiaire de ce dernier, avec le plexus veineux périprostatique. Cette couche vasculaire est vraisemblablement la source des hémorrhagies qui accompagnent souvent la pénétration de la sonde dans le segment membraneux de l'urèthre, surtout quand l'instrument, arrêté un instant par le spasme, heurte un peu avant de franchir ;

3° Par une forte enveloppe musculaire striée, dont la disposition est très-importante à connaître, si l'on veut bien comprendre le mécanisme de la miction et le phénomène réflexe désigné sous le nom de « spasme du canal ».

De toute la face postérieure ou concave du corps fibro-caverneux, partent des fibres musculaires striées qui, dès leur origine, se nattent sur la ligne médiane, celles de droite passant à gauche du canal, et réciproquement. Après ce premier entrecroisement en avant de l'urèthre, les fibres en question contournent le canal et vont se natter de nouveau sur sa face postérieure ; après quoi elles divergent à droite et à gauche, pour aller se fixer aux branches ischio-pubiennes, toujours dans l'interstice des feuillets du ligament de Carcassonne. La partie annulaire ou antéro-supérieure de ces fibres constitue le muscle *orbiculaire de l'urèthre* de certains auteurs ; la partie transversale a reçu le nom de *muscle transverso-uréthral, transverse profond, muscle de Guthrie*.

Le *muscle transverse profond* ne provient pas uniquement de la décussation des fibres annulaires. Il est encore composé de fibres propres qui lui donnent une certaine largeur, et qui, nées des branches osseuses ainsi que des surfaces contiguës des deux feuillets de l'aponévrose moyenne, se dirigent vers l'urèthre, en passant : les unes en avant, les autres en arrière du canal. Le transverse profond se trouve ainsi placé au-dessus et un peu en avant du transverse superficiel.

Au-dessus et en arrière des fibres annulaires de l'urèthre, à peu près au niveau de l'hiatus que présente le feuillet supérieur de l'aponévrose moyenne, on voit, chez un certain nombre de sujets, deux languettes musculaires descendre de la face postérieure de la symphyse, traverser le trousseau fibro-caverneux, se diriger de chaque côté de l'urèthre, puis se réunir en arrière et au-dessous du canal. Cette écharpe contractile est désignée sous le nom de *muscle de Wilson*. Elle est placée sur la ligne médiane et sur le plan même du releveur, dont la sépare l'aponévrose latérale de la prostate.

L'existence et la structure de ce muscle sont encore aujourd'hui matière à contestation pour les anatomistes. La vérité, c'est que ce muscle, tel que nous venons de le décrire, n'est pas constant. On sait, en effet, que les anomalies musculaires ne sont nulle part aussi fréquentes que dans ces régions qui, à l'instar du périnée, tiennent en quelque sorte le milieu entre la vie de relation et la vie organique. D'ailleurs, ce n'est pas seulement au sujet du muscle de Wilson que des anomalies se renconrtent : on en observe aussi et de nombreuses — que nous avons passées à dessein sous silence, afin de ne pas trop charger notre description — à propos des muscles périnéaux les mieux connus, les transverses superficiels, par exemple. Ajoutons encore que l'isolement du muscle de Wilson n'est pas chose facile, au milieu des trousseaux fibreux qui l'environnent et des nombreuses veines de l'espace pubio-prostatique. Personnellement nous avons constaté plusieurs fois l'anse musculaire décrite par Wilson.

Il est évident que l'action des fibres annulaires, du transverse profond et du muscle de Wilson est de clore la portion membraneuse de l'urèthre, à la manière d'un puissant sphincter. De là le nom de *compresseur de l'urèthre* donné à l'ensemble de ces faisceaux contractiles. C'est aussi à la contraction anormale et réflexe de cette couche musculaire que l'on attribue le « spasme de l'urèthre », expression qui correspond à un fait réel dont on a eu tort seulement d'exagérer l'importance, en le rendant responsable de certaines difficultés du cathétérisme dont le spasme est bien innocent. Il est vrai que si l'on pousse sans ménagement le cathéter dans un urèthre vierge encore de tout contact instrumental, la sensibilité de la muqueuse pourra provoquer une contraction énergique du muscle compresseur, et, par suite, mettre obstacle à la pénétration de l'instrument. Ce dernier même, si la main du chirurgien l'abandonne, pourra être expulsé du canal avec une certaine force. Pour triompher du spasme vrai, rien ne vaut la douceur et la légèreté de main. Il faut, pour ainsi dire, laisser couler la sonde par son propre poids ; elle trouvera elle-même sa route. Mais que de fois le chirurgien se croit arrêté par le spasme, alors qu'il butte tout simplement contre le collet du bulbe, faute d'avoir imprimé une suffisante courbure à sa sonde, et d'en tenir soigneusement le bec contre la paroi supérieure du canal !

C. *Glandes de Cowper*. Ce sont deux petites glandes englobées au milieu des fibres musculaires précédentes et placées au-dessus des parties latérales du bulbe, de chaque côté de la portion membraneuse. Leur volume, asssez variable du reste, équivaut, en moyenne, à celui d'un pois. Leur conduit excréteur, mince et délié, rampe d'abord dans l'épaisseur du muscle de Guthrie, puis s'engage dans l'intérieur du bulbe dont il côtoie la cloison, et devient ensuite sous-muqueux pour s'ouvrir enfin, après un trajet de 3 à 4 centimètres, sur la paroi inférieure de la portion spongieuse de l'urèthre. Il n'est pas rare de voir le conduit excréteur de droite et celui de gauche communiquer entre eux par une anastomose, avant de déboucher dans l'urèthre. Les glandes de Cowper représentent de petites prostates accessoires. Le transverse profond, qui les enveloppe étroitement dans ses anses contractiles, doit contribuer puissamment à l'évacuation de leur contenu.

D. *Vaisseaux et Nerfs.* Le tronc de la *honteuse interne* chemine sur les limites latérales de la région. Cette artère rampe entre les deux feuillets de l'aponévrose moyenne, appliquée contre la branche ischio-pubienne dont l'épais relief la protège contre les blessures accidentelles ou chirurgicales. Parvenue au niveau de l'angle antérieur du ligament de Colles, elle se rapproche naturellement de sa congénère, perfore l'aponévrose à 12 millimètres au-dessous de la symphyse et se divise ultérieurement en *dorsale de la verge* et *caverneuse.* Elle est côtoyée dans toute l'étendue de son trajet par une ou deux veines satellites et par le *nerf honteux interne.*

L'*Artère transverse* ou *bulbaire* se détache de la honteuse interne à environ 27 à 30 millimètres en avant de l'anus. Sa direction n'est pas exactement transversale, mais un peu oblique en bas et en avant vers le bulbe, dans lequel elle pénètre à 12 ou 15 milimètres en avant de son extrémité libre. Avant d'entrer dans le bulbe, elle décrit des sinuosités et fournit des rameaux aux organes entre lesquels elle chemine. A raison de son calibre (2 milimètres de diamètre) l'artère transverse, quand elle a été coupée dans la cystotomie, exige toujours la ligature; mais on a toute chance de l'éviter, en ne faisant commencer l'incision qu'à 20 millimètres en avant de l'anus. Ce vaisseau est accompagné de deux veines satellites et avoisiné par le *nerf bulbo-uréthral*, branche du nerf honteux interne.

L'*Artère bulbo-uréthrale*, signalée pour la première fois par Kobelt, nait de la honteuse interne près de l'extrémité antérieure de l'aponévrose moyenne. Son volume moitié moindre que celui de la transverse, et sa situation en avant du champ ordinaire des opérations périnéales, la rendent d'un intérêt secondaire pour le chirurgien.

§ 6. — COUCHE PROSTATO-MUSCULAIRE.

A partir de l'aponévrose moyenne, la division du Périnée en région périnéale antérieure et région périnéale postérieure, quoique très plausible encore au point de vue physiologique, cesse d'être acceptable au point de vue anatomique. Elle obligerait, en effet, à scinder arbitrairement la description d'organes manifestement continus, tels que le releveur de l'anus et l'aponévrose périnéale supérieure. Ici donc, notre description par couches va embrasser la région périnéale dans toute la superficie de l'étage correspondant.

Nous devons étudier dans la couche prostato-musculaire :

A. Les organes placés sur la ligne médiane.

B. Les muscles plats, disposés sur les parties latérales.

A. *Organe médians.* — Ce sont d'avant en arrière :

La prostate et son enveloppe fibro-vasculaire ;

Le muscle adducteur de la prostate ;

Le Rectum ;

Le raphé coccy-rectal.

Prostate. — Le segment d'urèthre qui, au-dessus de l'aponévrose moyenne, s'étend du col vésical à la portion membraneuse, est enveloppé d'un organe musculo-glanduleux, la Prostate, dont il importe de bien connaître la forme, la direction, les rapports, les moyens de fixité, les dimensions et la structure.

La Prostate, qu'on a l'habitude, depuis Winslow, de comparer à une châtaigne, offre la forme d'un conoïde aplati de haut en bas et d'avant en arrière, terminé en avant par une pointe mousse d'où se dégage l'urèthre membraneux, et évasé en arrière au tour du col de la vessie.

Son axe, dirigé en bas et en avant, forme, avec la verticale, un angle à sinus inférieur de 40°. La direction de l'organe est donc à peu près intermédiaire entre l'horizontale et la verticale. La base du cône prostatique est hori-

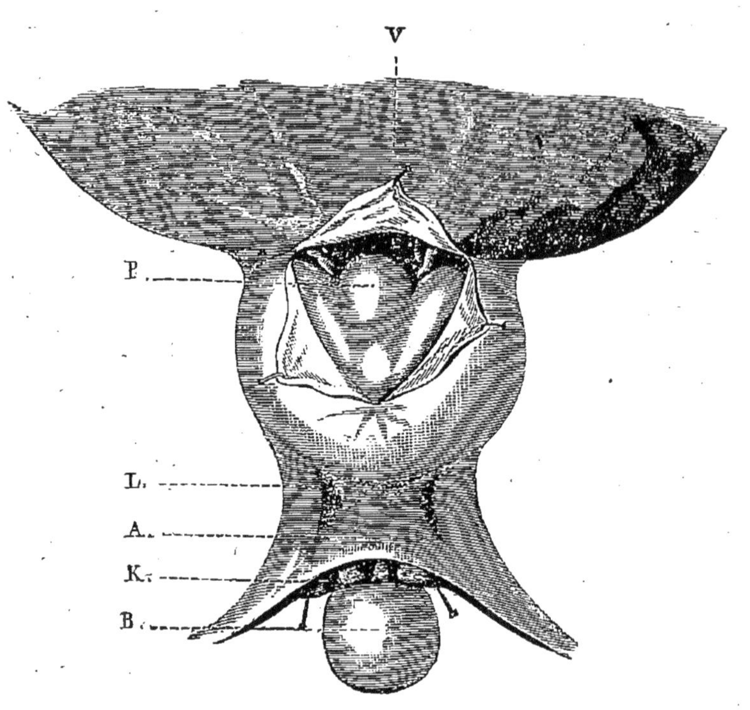

Fig. 2. — *Loge de la prostate* (vue postérieure).

V, Base de la vessie recouverte de la membrane prostato-péritonéale laissant voir par transparence les canaux déférents et les vésicules séminales. — P, Lobe moyen de la prostate mis à nu par la dissection partielle de la membrane prostato-péritonéale. La préparation permet de voir, de chaque côté du lobe moyen, l'origine des canaux éjaculateurs produits par la fusion des canaux déférents avec les conduits cystiques. — A, Aponévrose moyenne du périnée (feuillet supérieur), laissant deviner par transparence la portion membraneuse de l'urèthre. — K, Dédoublement des deux feuillets de l'aponévrose moyenne dans laquelle on voit l'urèthre membraneux entouré des deux glandes de Cowper. — L, Ligament ischio-prostatique. — B. Bulbe.

zontale, ce qui rend la face postérieure de la glande plus oblique et, par suite, plus longue que l'antérieure.

On décrit à la prostate : une face antéro-supérieure, une

face postéro-inférieure, des bords latéraux épais et arrondis, un sommet tronqué et une base.

La face antéro-supérieure ou pubienne est convexe transversalement et presque verticale. Sa longueur, mesurée de la base à la pointe, est de 16 à 18 millimètres. Elle est séparée de la face postéro-supérieure de la symphyse par un intervalle qui est, en haut de 20 à 25 millimètres, en bas de 15 à 16 seulement, à raison de l'obliquité en bas et en arrière de la symphyse. Cette face est en rapport de continuité avec la portion correspondante du corps fibro-caverneux, lequel renferme dans ses mailles le plexus de Santorini, comble tout le sinus pubio-prostatique et rend conséquemment médiats les rapports de la glande avec la face antérieure du réservoir urinaire.

La face postéro-inférieure ou rectale, longue de 25 à 30 millimètres, est plate transversalement et arrondie d'arrière en avant. Elle présente, de chaque côté de la ligne médiane, dans sa moitié supérieure seulement, deux incisures longitudinales et convergentes, sorte de sillage déterminé par la pénétration des conduits éjaculateurs. (Fig. 2.) La portion de glande comprise entre ces incisures porte le nom de *troisième lobe* ou de *lobe moyen*, par opposition aux portions de tissu prostatique situées en dehors des sillons éjaculateurs et décorées du nom de *lobes latéraux*. Le lobe moyen, dont il serait inutile de faire une mention distincte au point de vue physiologique, revêt au contraire une réelle importance pathologique. Quand il est hypertrophié, en effet, il amène, à cause de sa position médiane, une plus prompte occlusion du col vésical, que ne fait l'hypertrophie des lobes dits latéraux ; d'où des accidents dysuriques et des difficultés pour le cathétérisme, sur lesquelles nous reviendrons plus tard.

La face postéro-inférieure de la prostate, étant arrondie de haut en bas, se trouve en quelque sorte coudée sur elle-même autour de son axe transversal. La partie située au-dessus de la ligne fictive qui représente ce coude, regarde franchement en arrière et se trouve en rapport avec le rectum qui se moule sur elle. Quoique les rapports des deux organes soient rendus médiats par l'interposition de l'aponévrose prostato-péritonéale, ils permettent cependant d'explorer facilement la prostate par le toucher rectal. L'exploration est rendue plus efficace si, par la pression de l'hypogastre, on refoule la prostate en bas et en arrière, ou mieux encore, si à la faveur d'une sonde métallique introduite dans la vessie, on fournit un point d'appui résistant à la portion retro-uréthrale de la glande. La partie de la face postérieure située au-dessous du coude regarde directement en bas; elle repose sur l'aponévrose moyenne, ou, pour être plus précis, sur la partie inférieure des aponévroses latérales de la prostate qui s'avancent à la rencontre l'une de l'autre par dessous la glande (Fig. 1.) — Le point intermédiaire, c'est-à-dire la ligne même du coude, est en rapport avec le muscle adducteur de la prostate, dépendance du releveur de l'anus, ainsi qu'avec l'extrémité antérieure des fibres les plus élevées du sphincter anal.

Les bords latéraux, larges et mousses, sont côtoyés par les bords internes des deux releveurs de l'anus, dont les isole l'aponévrose latérale de la prostate.

Le sommet, obtus et tronqué, laisse passer la portion membraneuse de l'urèthre. Il est distant de 15 millimètres de la symphyse, et de 5 centimètres de l'extrémité postérieure du bulbe.

La base entoure le col de la vessie et livre passage à l'urèthre en avant, aux canaux éjaculateurs en arrière. Elle donne insertion par sa circonférence aux fibres longitudinales antérieures et latérales de la vessie. Les fibres longitudinales postérieures de la poche urinaire ne descendent pas jusque sur la face correspondante de la prostate; arrêtées, avant d'arriver à la glande, par le corps fibro-caverneux, elles se réfléchissent sur la face supérieure de ce corps et vont s'attacher à la face postérieure de la symphyse, par deux tendons connus sous le nom de *ligaments antérieurs de la vessie* (Fig. 3 et 6).

La *portion prostatique de l'urèthre* traverse la prostate de la base au sommet. Toutefois, l'axe du conduit urinaire ne se confond pas avec celui de la glande. La direction de l'urèthre prostatique forme avec la verticale un angle à sinus inférieur de 25° à 30°, et nous savons que l'axe de la prostate forme avec la même verticale un angle de 40° à 45°. Axe et canal ont en effet un point commun : le sommet de la glande ; mais, tandis que l'axe prostatique doit aboutir par son autre extrémité au centre de la base, le canal s'incurve au contraire en avant, à mesure qu'il s'élève, pour atteindre le col vésical situé, sur cette base, à l'union du quart antérieur avec les trois quarts postérieurs. Il y a donc une divergence de 15° entre les deux axes.

L'urèthre, dans sa portion prostatique, présente la forme d'un ellipsoïde longitudinal, large à son centre de 10 millimètres et réduit à 6 millimètres à ses deux extrémités par la contraction tonique du sphincter vésical en haut et du compresseur uréthral en bas. Sur le milieu de sa paroi postéro-inférieure, on remarque un soulèvement brusque de la muqueuse formant un relief de 3 millimètres de hauteur et de 16 à 20 millimètres de long. Cette saillie a reçu le nom de *verumontanum* ou *crête uréthrale*. Elle est formée par un pli de la muqueuse doublé de tissu érectile. Elle présente près de son sommet une dépression conduisant dans une petite cavité centrale, profonde de 6 à 8 millimètres et appelée *utricule prostatique*. C'est sur les deux lèvres de la fente qui conduit à l'utricule, que viennent s'ouvrir les conduits éjaculateurs. La présence de la crête détermine sur la paroi corespondante du canal la formation de deux gouttières longitudinales dans lesquelles s'ouvrent, au nombre de 20 à 30, les canalicules excréteurs de la prostate. Quand les orifices de ces canalicules sont pathologiquement dilatés, ils donnent à la muqueuse un aspect réticulé et anfractueux. (Voyez fig. 19.)

La longueur de la portion prostatique de l'urèthre est de 25 à 30 millimètres.

Indépendamment de l'urèthre, la prostate est encore traversée par les deux *conduits éjaculateurs*. Ceux-ci cheminent dans le tissu de la glande de haut en bas, d'arrière en avant et un peu de dehors en dedans, de manière que, distants l'un de l'autre, à leur entrée dans la prostate, de toute la largeur du lobe moyen, ils ne sont séparés, à leur embouchure dans l'urèthre, que par la fente de l'utricule prostatique.

Le *tissu* de la prostate est ferme, résistant, assez analogue sous ce rapport au tissu utérin à l'état de vacuité. C'est lui qui s'oppose, à la façon d'un collier fort peu élastique, à la dilatation du col vésical et de l'urèthre. Sa couleur est d'un gris rosé et, à la coupe, il présente un piqueté rougeâtre d'aspect granitique.

Du centre à la périphérie, c'est-à-dire de l'urèthre vers l'écorce de l'organe, on rencontre les éléments suivants:

a La muqueuse uréthrale, doublée d'une couche de fibres musculaires, lisses longitudinales, parallèles à l'axe du canal.

b L'élément glandulaire, composé d'une réunion d'acini enchevêtrés dans un amas de fibres musculaires lisses. Les acini forment une masse abondante et, par suite, épaisse en arrière et sur les côtés du col vésical et de l'urèthre. En avant, leur existence admise par certains anatomistes est formellement niée par d'autres. La controverse qu'ont engagée à ce sujet des observateurs également recommandables n'offre pas en définitive grand intérêt pratique. Pour le chirurgien, la prostate n'est pas une agrégation de grains glanduleux annexés à l'urèthre, mais bien un collier inextensible et dur, qu'il est toujours nécessaire de débrider quand il s'agit d'extraire des calculs de gros ou de moyen volume. Or, ce collier fait incontestablement tout le tour du col et de l'urèthre, quoi qu'il soit vrai d'ajouter que son épaisseur est 3 fois plus considérable en arrière et au-dessous qu'au-dessus du conduit excréteur. Du reste, si l'on veut se faire une opinion anatomique exacte de la prostate, il faut considérer sur quelle partie de la muqueuse uréthrale viennent s'ouvrir ses conduits excréteurs. Nous voyons que ces conduits, comme ceux des glandes de Cowper, débouchent sur la paroi postéro-inférieure du canal. Donc, la prostate, à l'instar des glandes de Cowper, appartient foncièrement aux parties latérales et postérieures de l'urèthre; mais, soit par excès de développement, soit par la présence de granulations accessoires dont les exemples sont si fréquents dans l'organisme, un certain nombre d'acini existent fréquemment (neuf fois sur dix) au-devant de l'urèthre et du col de la vessie.

Les grains glanduleux de la prostate se terminent par de courts conduits excréteurs qui viennent s'ouvrir, au nombre de 20 à 30, à la surface de l'urèthre, sur les côtés du verumontanum autour duquel leurs embouchures forment une courbe en fer à cheval concave en avant.

Le stroma musculaire qui sert de substratum aux granulations, est composé de fibres lisses dont la direction générale est circulaire, mais qui, reliées entre elles par de nombreuses anastomoses, constituent autour de l'urèthre un feutrage dense et serré. L'élément musculaire entre certainement pour plus de la moitié dans la structure de la prostate et lui communique la résistance quelque peu coriace qui est un de ses attributs.

c Une nouvelle couche musculaire transversale, mais striée celle-ci, et formée de deux faisceaux distincts : l'un situé en avant : *Compresseur antérieur de la prostate*, l'autre placé en arrière, *Adducteur prostatique*.

Le *Compresseur antérieur*, épais de plusieurs millimètres, se dirige perpendiculairement à l'axe de la prostate. Ses deux extrémités s'insèrent sur les bords de la glande et aussi sur les faces internes des deux aponévroses latérales. Sa face superficielle, convexe, est recouverte par la face correspondante du corps fibro-caverneux ; sa face profonde, concave, regarde l'axe de l'urèthre. Ce muscle qui revêt toute la face antérieure de la prostate, procéderait, suivant Jarjavay, de la voûte fibro-caverneuse; ses fibres s'entrecroiseraient en avant de l'urèthre et contourneraient ensuite la glande jusqu'à sa face postérieure, en contractant seulement quelques adhérences avec les bords prostatiques et les aponévroses latérales. Quoiqu'il en soit, la face antéro-supérieure du compresseur prostatique adhère intimement au corps fibro-caverneux, aussi bien qu'aux aponévroses latérales. Ce sont toutes ces connexions musculaires de la prostate avec les organes voisins qui rendent ses limites indécises et son isolement difficile.

En arrière, l'anneau strié péri-prostatique est complété par l'anse à concavité antérieure du *muscle adducteur de la prostate*, sur lequel nous reviendrons avec détail à propos du releveur de l'anus. Disons toutefois, dès maintenant, que l'adducteur n'est pas immédiatement appliqué, comme le compresseur, sur le tissu propre de la glande : il en est séparé par les couches veineuse et aponévrotique dont il va être question dans les deux alinéas suivants. Nous ne l'avons mentionné ici que pour montrer dans son ensemble le cercle contractile, puissant et volontaire, qui entoure l'origine du canal. Continué en bas par le sphincter de la portion membraneuse, cet anneau constitue l'*orbiculaire uréthral*.

Tous ces faisceaux, par leur action instantanée, rapprochent la paroi postérieure de la paroi antérieure du conduit excréteur. Aidés de la contraction synergique du releveur de l'anus et du bulbo-caverneux, ils président à la secousse volontaire qui marque l'expulsion des dernières gouttes d'urine, et que le vulgaire désigne par l'expression assez pittoresque de « coup de piston. »

d Un abondant réseau veineux, que l'âge et les irritations chroniques des voies urinaires ne font que développer, enlace étroitement la couche musculaire précédente et se trouve recouvert à son tour par l'écorce fibreuse périphérique. La portion antérieure de ce plexus fait partie intégrante du corps fibro-caverneux et a reçu le nom de *Plexus de Santorini.* Les rameaux qui rampent sur les côtés et en arrière de la glande sont désignés sous le nom de *Plexus prostatique.* L'ensemble de ces veines, courtes, larges, nombreuses, fréquemment anastomosées entre elles

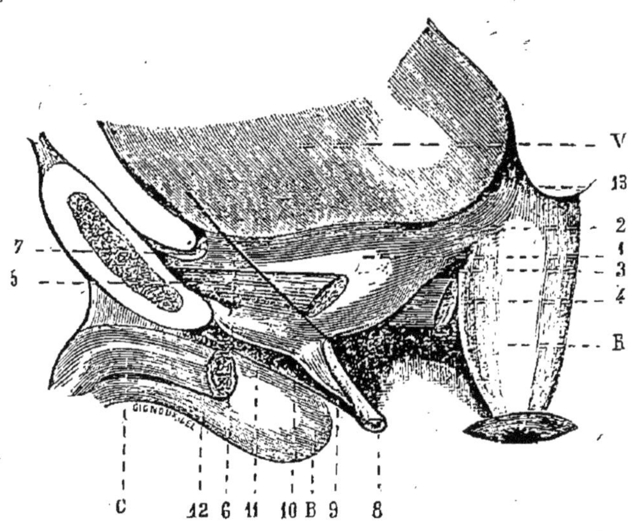

Fig. 3. — *Loge prostatique et muscle adducteur* (vue latérale).

1, Aponévrose latérale de la prostate ou portion réfléchie du feuillet supérieur (9) de l'aponévrose moyenne. — 2, Son insertion sur les côtés du rectum. — 3, Interstice prostato-rectal placé au-dessous de l'insertion postérieure de la membrane précédente.— 4, 5, Muscle adducteur prostatique, divisé pour laisser voir la face extérieure de la gaîne. — 6, Érigne attirant en haut et en avant la loge prostatique au-dessous de ses adhérences rectales. — 7, Ligament antérieur de la vessie ou bord de la membrane pubio-prostatique. — 8, Ligament ischio-prostatique résultant de la fusion de la membrane prostato-péritonéale avec l'aponévrose latérale. — 9, Feuillet supérieur de l'aponévrose moyenne. — 10, Feuillet inférieur. — 11, Portion membraneuse ou intra-fasciale du canal.— 12, Plexus fibro-caverneux situé entre l'urèthre et la symphyse. — B, Bulbe. — C, Corps caverneux. — V, Vessie. — R, Rectum.

et adhérentes aux plans fibro-musculaires qui les enveloppent et les traversent, représente un véritable golfe caverneux, où viennent aboutir les veines dorsales du pénis, caverneuses, bulbeuses, rétro-pubiennes, vésicales antérieures, et qui se continue avec les honteuses internes, les vésicales postérieures et les hémorrhoïdales. Dans la cystotomie, lorsque le débridement profond intéresse toute l'épaisseur de la prostate, l'opération se complique donc d'une hémorrhagie qui n'est pas toujours sans danger, et parfois aussi d'infection purulente.

e Tous les éléments ci-dessus énumérés sont réunis en un seul tout par une capsule, à la fois fibreuse et musculaire lisse, que la glande emprunte aux différents plans aponévrotiques circumvoisins, et que l'on connaît en chirurgie sous le nom de *Loge de la prostate*. Les membranes ou couches membraniformes qui concourent à former la loge prostatique, sont les suivantes :

En bas : le feuillet supérieur de l'aponévrose de Carcassonne, qui sert, en quelque sorte, de plan d'appui à la face postéro-inférieure de la glande ;

En haut : le corps fibro-caverneux, limité lui-même, entre le pubis et la vessie, par l'aponévrose pubio-prostatique interposée aux deux ligaments vésicaux antérieurs.

De chaque côté : l'aponévrose latérale de la prostate, que nous savons déjà n'être autre chose que la portion réfléchie de la lame supérieures de Carcassonne, mais que nous allons achever de faire connaître par quelques développements descriptifs. Isolée par la dissection, chaque aponévrose latérale représente un plan fibreux placé de champ, entre la symphyse qui lui sert d'attache antérieure, et le rectum sur les côtés duquel il se confond avec les tuniques intestinales. Son bord inférieur se continue avec le feuillet supérieur de l'aponévrose moyenne ; son bord supérieur s'unit à l'aponévrose périnéale supérieure ; sa face interne, tournée en haut et en dedans, adhère intimement au corps fibro-caverneux et à la prostate ; sa face externe, inclinée en dehors et en bas, forme, avec la membrane de Carcassonne, un angle dièdre curviligne, véritable coulisse de glissement pour le faisceau prostatique du releveur de l'anus. (Fig. 1 et 4.) L'aponévrose latérale de la prostate est épaisse, forte, grisâtre, plus musculaire que fibreuse ; elle contient dans son épaisseur, plutôt qu'elle ne le recouvre, le plexus veineux prostatique. Ses usages sont : 1° de concourir à l'érection par la compression du plexus prostatique ; 2° d'assurer la fixité du dernier coude que décrit le rectum avant de se porter vers l'anus.

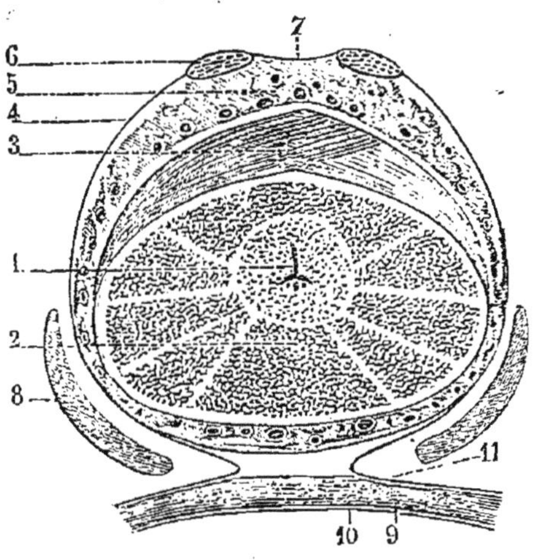

Fig. 4. — *Coupe transversale de la prostate et de ses enveloppes.*

1, Section de l'urèthre présentant l'aspect d'une étoile à trois branches; entre les deux branches inférieures se trouve la coupe du verumontanum sur laquelle on remarque trois ouvertures : au centre, celle de l'utricule prostatique ; sur les côtés, celles des deux conduits éjaculateurs. La zone pâle qui entoure la lumière uréthrale figure la coupe des fibres longitudinales lisses du canal. — 2, Tissu glandulaire. — 3, Compresseur antérieur de la prostate dont les faisceaux s'entrecroisent en avant de la glande. — 4, Coque prostatique (aponévrose latérale).— 5, Corps ou plexus fibro-caverneux. — 6, Ligaments antérieurs de la vessie. — 7, Membrane pubio-prostatique déprimée entre ces ligaments. — 8, Muscle adducteur de la prostate situé en dehors des aponévroses latérales. — 9, Muscle transverse profond placé entre le feuillet inférieur, 10, et le feuillet supérieur, 11, de l'aponévrose de Carcassonne.

En arrière, entre la prostate et le rectum, existe une couche cellulo-musculaire connue, depuis la thèse de Denonvilliers, sous le nom d'*Aponévrose prostato-péritonéale*. Précisons bien ce qu'il faut entendre par là. Lorsqu'on a incisé le repli séreux vésico-rectal, on peut détacher par arrachement et par simple dissection digitale la vessie du rectum jusqu'au releveur de l'anus. Cela fait, si on examine les surfaces correspondantes des organes qu'on vient de séparer, on voit que la face antérieure du rectum est presque aussi bien disséquée que si l'on s'était servi du scalpel, tandis que, sur l'appareil urinaire, demeure appliquée une couche membraniforme permettant de deviner plutôt que de bien voir les contours respectifs de la prostate, des vésicules séminales et de la vessie. Essayons, le scalpel en main, de nous rendre compte de la structure de cette couche en la disséquant d'arrière en avant, c'est-à-dire, de sa face rectale vers sa face vésico-prostatique. Nous détachons d'abord quelques assises stratifiées de tissu conjonctif; puis, avant d'arriver sur les parois propres des vésicules et de la vessie, nous rencontrons une couche musculaire lisse dont les rubans, inclinés les uns sur les autres sous des angles divers, affectent cependant une direction générale transversale. En poursuivant la dissection latéralement, nous voyons les fibres s'insérer, de haut en bas : sur les côtés du bas-fond vésical, en dehors des réservoirs spermatiques, puis sur les faces internes des aponévroses latérales de la prostate. En haut, le plan musculaire s'élève jusqu'à la base des vésicules, et, par suite, jusqu'au cul-de-sac péritonéal qui affleure cette base. Inférieurement, dès que les conduits éjaculateurs ont disparu dans le tissu prostatique, les faisceaux en question disparaissent aussi ; la partie inférieure de la face postérieure de la prostate n'est plus séparée du rectum que par du tissu cellulaire lamelleux. Il est évident que cette bande contractile est bien moins une aponévrose de contention qu'une enveloppe musculaire commune pour les deux réservoirs du sperme et une tunique de renfort pour le plexus vésical postérieur.

Sous le bénéfice des développements qui précèdent, nous ne voyons plus d'inconvénient à présenter l'esquisse classique de l'aponévrose prostato-péritonéale.

La membrane offre l'aspect d'un triangle dont le sommet est inférieur et tronqué, et dont les deux faces sont courbes comme les organes, vessie et rectum, dans l'interstice desquels elle s'insinue. Le sommet, antéro-inférieur, se continue avec le tiers moyen du bord postérieur de l'aponévrose de Carcassonne. La base, postéro-supérieure, adhère au cul-de-sac péritonéal qu'elle maintient dans une fixité relative, et à la face postérieure du réservoir urinaire immédiatement au-dessus des vésicules séminales. Les bords latéraux, incurvés en avant, s'insèrent sur les côtés du bas-fond vésical, et sur la face interne des aponévroses latérales de la prostate. Un peu au-dessous de la partie moyenne de la glande, les bords de l'aponévrose prostato-péritonéale se confondent avec les aponévroses latérales, et de leur fusion naît un trousseau ligamenteux qui se dirige vers l'ischion pour constituer, de chaque côté, le *ligament postérieur de la prostate.* (Voyez. Fig. 2 et 3). La face postérieure de la membrane est convexe et touche le rectum auquel elle est unie par un tissu conjonctif très-lâche, facile à diviser avec le doigt. La face antérieure est concave et adhère intimement de bas en haut : à la prostate, aux vésicules séminales, aux canaux déférents et, dans l'intervalle de ces derniers, à la face postérieure de la vessie.

Tels sont les plans qui concourent à former la loge de la prostate. Le lecteur ne doit pas oublier que la gaîne, ainsi constituée, n'a pas la forme géométriquement rectangulaire que les descriptions classiques semblent lui assigner. Loin de là, l'enveloppe fibreuse est si exactement moulée sur les organes qu'elle recouvre (prostate et corps fibro-caverneux) qu'elle leur paraît unie par une véritable continuité de tissu, en même temps qu'elle les fixe, et d'une manière très-efficace, sur le plancher pelvien. La loge de la prostate est fermée de toute part, excepté en avant et en bas où elle communique avec l'interstice des deux feuillets du ligament de Carcassonne, à la faveur de l'hiatus qui livre passage à l'urèthre et au corps fibro-caverneux. Il convient cependant d'ajouter que la partie inférieure de la paroi postérieure, n'étant composée que de tissu conjonctif, ne saurait offrir une barrière sérieuse aux infiltrations qui auraient tendance à se porter de ce côté.

Il nous reste à examiner l'épaisseur de la doublure que la prostate forme autour du canal. Cette notion est très-importante à enregistrer, car, dans les divers modes de cystotomie périnéale, les agissements de la médecine opératoire sont étroitement subordonnés aux renseignements fournis par l'anatomie.

En effet, la portion membraneuse de l'urèthre étant relativement superficielle et dénuée de connexions intimes, tant avec le tissu cellulaire intra-pelvien qu'avec des rameaux vasculaires importants, ses blessures participent de la bénignité qui s'attache aux lésions traumatiques des organes périphériques. La paroi de cette partie du conduit peut être impunément divisée dans toute son épaisseur.

Mais avec la prostate commence, à proprement parler, l'aire splanchnique des voies urinaires. Pratiquement, on peut dire du segment prostatique de l'urèthre, qu'il représente le *col chirurgical* de la vessie, dont le *col anatomique* est figuré par la lumière uréthro-vésicale. Telle est l'importance des rapports de l'organe (plexus veineux prostatique et tissu cellulaire sous-péritonéal), que diviser toute son épaisseur est presque aussi grave que perforer la vessie elle-même, puisqu'on s'expose, comme dans les blessures du réservoir, à provoquer :

1° Une hémorrhagie veineuse abondante et profonde ;

2° L'introduction du pus dans les ouvertures béantes des veines, quand viendra la phase, à peu près inévitable, de suppuration ;

3° L'extravasation de l'urine dans le tissu cellulaire sous-péritonéal.

Le premier accident n'est jamais exempt de gravité, surtout chez les vieillards ; les deux autres sont presque constamment mortels.

Donc, lorsqu'il s'agit d'extraire un calcul par la voie périnéale, l'art a tout intérêt, soit à dilater purement et simplement le col chirurgical de la vessie, soit, si cette dilatation ne suffit pas, à agrandir le diamètre du passage, en incisant seulement une partie de l'épaisseur de ses parois.

D'un autre côté, depuis l'invention et les perfectionnements de la lithotritie, ce sont surtout les calculs volumineux et irréductibles qui incombent à la taille, et, comme l'urèthre prostatique n'est ni assez spacieux ni assez extensible pour livrer passage aux grosses concrétions, on est constamment obligé, dans la lithotomie moderne, d'avoir recours au débridement. En fait, la cystotomie périnéale, quel qu'en soit le mode, se réduit inévitablement au double artifice opératoire que voici : mettre d'abord hors de cause la portion musculo-spongieuse de l'urèthre en transportant, pour ainsi dire, le méat à l'entrée de la portion prostatique ; puis, élargir cette portion prostatique à la faveur d'une véritable uréthrotomie interne.

Est-il possible, dans le débridement de la filière cervico-prostatique, de concilier les exigences de l'exérèse avec la sécurité du patient ? Tel est le problème qui s'impose à toute l'attention de l'opérateur.

Enregistrons d'abord les données de l'anatomie normale.

Sur une coupe transversale de la prostate, si de l'urèthre comme centre, on mène une série de lignes vers les différents points de la circonférence de la tranche, on aura autant de *rayons* dont la longueur donnera la mesure de l'épaisseur que la glande forme autour du canal. On devine tout de suite que l'étendue de ces rayons doit nécessairement varier suivant la hauteur à laquelle on aura pratiqué la coupe, puisque la glande a une forme conoïde. Toutefois, le sommet du cône prostatique se trouvant compris entre l'aponévrose périnéale supérieure et le ligament de Carcassonne, peut être complètement divisé sans danger. Aucun chirurgien n'ignore que, dans n'importe quel procédé de taille uréthrale, les limites de la pointe prostatique sont toujours dépassées par l'instrument tranchant.

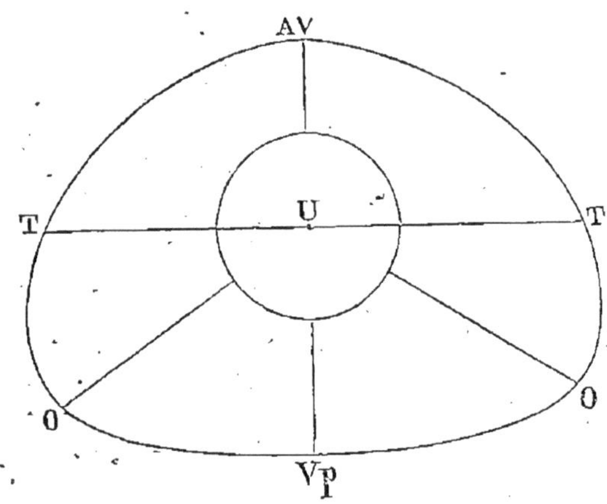

Fig. 5.— *Rayons de la base de la prostate.*

U, Urèthre à son maximum de distension (15 millim. de diamètre). — A V, Rayon vertical antérieur. — V P, Rayon vertical postérieur. — T T, Rayons transversaux. — O O, Rayons obliques.

Quand on parle des périls inhérents aux sections complètes de la prostate, c'est toujours de la moitié supérieure de la glande qu'il s'agit, parce que, seule, cette partie proémine dans l'atmosphère celluleuse sous-péritonéale, et, qu'en outre, le réseau veineux périprostatique est d'autant plus développé, qu'on l'examine plus près de la vessie. Les dimensions prises sur une coupe pratiquée à 8 ou 10 millimètres au-dessous du col vésical représentent donc les limites dans lesquelles il faut restreindre le débridement profond, si l'on ne veut pas produire une plaie pénétrante du bassin. Ces dimensions sont les suivantes :

Rayon médian supérieur ou pubien, 10 millimètres ;
Rayon médian inférieur ou rectal, 14 millimètres ;
Rayon transverse horizontal, 18 millimètres ;
Rayon oblique en bas et en dehors, 20 à 24 millimètres.

L'urèthre, porté à son maximum de distension, peut acquérir 15 millimètres de calibre, soit 45 millimètres de circonférence. Si l'on débride jusqu'à sa limite extrême un rayon oblique, on obtiendra, moyennant distension, une boutonnière de 48 millimètres de circonférence qui, ajoutée à celle de l'urèthre, donnera une ouverture de 93 millimètres, pouvant livrer passage à un sphéroïde de 3 centimètres d'épaisseur. En faisant porter le débridement sur les deux rayons obliques à la fois, on obtiendra une ouverture triangulaire isocèle de plus de 40 millimètres de côté, susceptible de livrer passage à un solide de 4 centimètres de diamètre.

Pratiquement, il faut déduire de ces résultats l'épaisseur des cuillers du forceps et celle de la mince couche périphérique de tissu glandulaire qu'on est obligé de respecter, pour ne pas s'exposer à la franchir. Et si l'on fait encore entrer en ligne de compte les inégalités, les bosselures que peut présenter la pierre, ainsi que la difficulté où l'on se trouve parfois de la saisir suivant son plus petit diamètre, on arrive à conclure, chiffres en main, qu'il est impossible d'extraire, sans effraction complète du fourreau prostatique, un calcul ayant plus de 30 à 35 millimètres d'épaisseur.

Cependant il est bien avéré que des pierres de 40 et 45 millimètres de diamètre ont été extraites par la voie périnéale sans occasionner d'épanchement d'urine dans le tissu conjonctif intra-pelvien.

L'un de nous possède, dans sa collection, un calcul extrêmement dûr mesurant près de 3 centimètres dans son plus petit diamètre, et qu'il a extrait avec succès (mars 1871), de la vessie d'un petit enfant de 30 mois, dont la prostate, assurément rudimentaire, offrait à peine quelques millimètres d'épaisseur.

Faut-il inférer de ces cas heureux que les craintes basées sur les données de l'anatomie sont purement chimériques, en d'autres termes, que l'étendue des incisions de la prostate ne doit relever que du diamètre des calculs ?

Examinons bien toutes les conditions du problème.

Les chiffres qui ont servi de base à notre évaluation laissent de côté un premier fait important : la dilatabilité des tissus. Cette extensibilité, toujours plus considérable sur le vivant que sur le cadavre, est un appoint qu'il ne faut pas négliger, et qui doit entrer en ligne de compte, surtout chez l'enfant. Il est vrai qu'en voulant l'utiliser à fond, on s'expose à contondre et à déchirer les organes. Y a-t-il à cela un bien grand mal ? — Nous ne le pensons pas. La nature « qui n'est pas toujours plus maladroite que nous », ne procède pas autrement dans ses laborieuses éliminations. Dans l'accouchement, par exemple, ne voyons-nous pas le col utérin se dilater d'abord, puis se contondre, se déchirer même sous la pression de l'ovoïde fœtal ? On sait, en outre, que les plaies contuses ou par arrachement sont remarquables par un incontestable degré d'innocuité relative.

Mais il y a encore deux autres avantages à compléter par un peu de déchirure, la division commencée par l'instrument tranchant. D'abord, le calcul ne déchire que juste l'épaisseur de tissu qui fait obstacle à sa sortie, tandis qu'à une pareille profondeur, l'action du bistouri, toujours plus ou moins incertaine, peut parfaitement dépasser le but. Et qui sait si ce n'est pas précisément par cette partie superflue de l'incision que se fera une extravasation mortelle ! En second lieu, la coque aponévrotique de la prostate résiste généralement à l'action lacérante du calcul, même sous l'influence de tractions énergiques. Elle prête, mais ne rompt pas. Or le tranchant du bistouri ou du lithotome divise tout.

Donc, et en ne poussant pas, bien entendu, les choses à l'extrême, nous pouvons dire qu'après avoir donné au débridement prostatique toute l'étendue autorisée par les mensurations cadavériques, on a encore la ressource de mettre en jeu l'extensibilité des tissus vivants et d'obvier, au prix d'un peu de contusion ou de déchirure intra-capsulaire, à l'insuffisance de la voie tracée au calcul.

Ce n'est pas tout.

Le calculeux que l'on taille a depuis longtemps déjà ses organes urinaires congestionnés et phlogosés. La prostate a augmenté de volume, surtout si le sujet a dépassé la cinquantaine. Le tissu fibro-conjonctif qui entoure la glande, principalement en arrière, s'est considérablement épaissi ; il a perdu sa perméabilité, partant il se trouve dans d'excellentes conditions pour servir de barrière à l'infiltration et aux fusées. On admet que les lithotomies secondaires donnent une plus forte proportion de succès que les lithotomies primitives. Pourquoi? — Parce que la première opération a laissé à sa suite une oblitération plastique sur les confins du trajet ouvert au calcul. Or, ce que le chirurgien produit par son intervention, la nature le réalise souvent aussi à l'aide du processus congestif et des adhérences.

D'un autre côté, le muscle vésical, irrité par la présence du corps étranger, se livre à des contractions répétées et violentes, qui sont certainement stériles au point de vue de la libération du réservoir, mais qui n'en tendent pas moins à engager continuellement la concrétion dans la cavité de la prostate. Sous l'influence de cette espèce de cathétérisme *à tergo*, le col chirurgical de la vessie finit par se dilater d'une façon parfois surprenante. L'un de nous a extrait, en 1868, un gros calcul phosphatique pesant près de 50 grammes, et dont l'extrémité antérieure portait manifestement l'empreinte du segment prostatique de l'urèthre dont elle donnait la mesure. Or, cette partie du calcul, examinée après extraction, offrait la grosseur du pouce, et nous ne sachons pas que l'anatomie normale assigne de pareilles dimensions à la cavité uréthrale de la prostate. Tout récemment encore, nous avons débarrassé, par la lithotritie, un patient dont la pierre, excessivement volumineuse du reste, résidait moitié dans le corps, moitié dans le col chirurgical de la vessie, comme on pouvait s'en assurer par le cathétérisme. Presque chaque fois que le malade voulait uriner, il était obligé de repousser dans la vessie, à l'aide de la sonde, le corps étranger qui obturait, à la manière d'un bouchon, le goulot uréthral du réservoir.

Sous l'influence de la pression exercée par la pierre, l'origine de l'urèthre s'était tellement dilatée, que le lithotrite, parvenu à cette profondeur, recouvrait tout-à-coup une notable mobilité et communiquait à la main une sensation de vide, comme s'il avait pénétré dans la cavité vésicale elle-même.

Nous n'avons mentionné ces faits que pour en tirer la conclusion suivante : dans les pierres volumineuses et par conséquent anciennes, le segment prostatique de l'urèthre peut parfois se dilater au point de permettre un certain jeu aux cuillers d'un gros lithotrite, c'est-à-dire acquérir 2 et 3 centimètres de diamètre.

On le voit, les révélations de l'anatomie pathologique venant compléter les inductions tirées de l'anatomie normale, rien n'autorise à voir dans les extractions heureuses des gros calculs la négation du dogme chirurgical de la gravité des sections complètes de la prostate. L'élasticité des tissus, l'accroissement hypertrophique ou inflammatoire de la prostate, l'oblitération plastique du tissu fibro-conjonctif ambiant, la dilatation morbide du col chirurgical de la vessie sont autant de conditions qui permettront plus d'une fois de mener à bonne fin l'extraction d'un volumineux calcul, sans faire brèche dans l'atmosphère celluleuse sous-péritonéale.

Néanmoins, toutes ces conditions favorables ne servent qu'à expliquer le succès du fait accompli ; elles constituent un appoint essentiellement variable que le chirurgien n'est nullement en droit d'escompter, le bistouri à la main. Et, une fois les rayons prostatiques débridés dans toute leur étendue normale, si l'exiguité du passage tient encore en échec des tractions méthodiques et graduées, que faire ? Débrider encore? — Naturellement. — Mais où et dans quelle direction, pour faire courir à l'opéré le moins de danger possible ? — Ici encore l'anatomie sera la plus sûre conseillère du praticien. Que redoutons-nous, en effet, dans les sections complètes de la prostate ? — L'ouverture des sinus veineux et l'épanchement d'urine dans le tissu cellulaire sous-péritonéal. Or, le plexus vasculaire périprostatique est surtout abondant sur les faces antérieure et latérales de la glande. Selon la juste remarque de Sappey, plus on approche de la ligne qui réunit les bords latéraux à la face postérieure, moins on rencontre de veines, et cette ligne correspond précisément au-dessous des bords internes des releveurs, c'est-à-dire que, prolongée transversalement, elle conduit le bistouri au-dessous de l'aponévrose périnéale supérieure et, par suite, loin du tissu conjonctif sous-péritonéal. C'est donc suivant cette ligne qu'il faudra pratiquer le débridement complémentaire et d'un côté seulement, afin de ne pas ouvrir à droite et à gauche les quelques sinus veineux qui, même à ce niveau, se trouvent encore sous le tranchant du fer.

Cependant en pareille occurrence, la base de la prostate qui plonge tout entière dans le tissu cellulaire sous-séreux se trouvant transpercée, il y a évidemment menace d'infiltration profonde. Pour y obvier dans la mesure du possible, le chirurgien devra faciliter l'écoulement ultérieur de l'urine par tous les moyens en son pouvoir: rectitude des incisions, déclivité de la plaie, grosse sonde à demeure, etc. De cette manière, l'urine s'échappera au-dehors dès son arrivée dans la vessie, et les parois de ce viscère n'étant soumises à aucune distension, l'élasticité des tissus réduira considérablement l'étendue de la boutonnière cervico-prostatique. En l'état, l'extravasation, si elle se produit, n'aura lieu que par gouttes et d'une façon intermittente ; elle ne provoquera donc que ce degré modéré de phlogose qui laisse aux exsudats plastiques le temps d'organiser une prompte barrière aux progrès de l'infiltration. On sait, en effet, que les déchirures de l'urèthre diffèrent singulièrement de gravité, suivant qu'elles permettent à l'urine de s'instiller goutte à goutte, ou de faire largement irruption dans le tissu conjonctif. Dans le premier cas, le mal se borne à la production d'un foyer inflammatoire promptement circonscrit; dans le second, toute résistance étant vaincue avant d'être organisée, la nécrose des tissus apparaît avec ses formidables conséquences.

Résumons-nous.

Quand il s'agit d'extraire par la lithotomie un calcul volumineux et irréductible, il faut :

1° Inciser la prostate suivant ses deux plus grands rayons (rayons obliques).

2° Mettre en jeu l'élasticité des tissus par des tractions méthodiques et soutenues, de manière à compléter par un peu de déchirure la division commencée par le bistouri ou le lithotome.

3° Si le dégagement est encore impossible, débrider avec l'instrument tranchant, mais seulement d'un côté, et en faisant porter l'incision libératrice sur le plan prolongé de la face inférieure de la prostate.

4° Assurer avec d'autant plus de soin le libre écoulement de l'urine que le débridement profond aura été plus étendu.

Rectum. — Immédiatement en arrière de la prostate, on rencontre l'intestin rectum qui, à ce niveau, s'éloigne de 2 ou 3 centimètres de la paroi postérieure du bassin, de façon à décrire une courbe à convexité antérieure tangente à la convexité prostatique. Au-dessus et au-dessous de ce point de contact, l'intestin se dirige en arrière et, par suite, s'éloigne en même temps du col de la vessie et de la portion membraneuse de l'urèthre. L'étude générale du rectum, considéré surtout au point de vue de ses rapports avec l'appareil urinaire, sera mieux comprise après la description complète du plancher pelvien.

Raphé coccy-rectal. Petite corde tendineuse, longue de 2 centimètres, reliant le rectum à la pointe du coccyx et recevant sur ses bords l'insertion des fibres postérieures des deux releveurs de l'anus.

B Parties latérales ou musculaires de l'étage prostatique. —Les parties latérales de la zone prostatique sont occupées par les releveurs de l'anus. Plus excentriquement, nous noterons les obturateurs internes en avant, les ischio-coccygiens et les pyramidaux en arrière.

Releveur de l'anus. C'est un muscle pair, aplati et incurvé, qui, de la paroi pelvienne se porte vers la prostate, le rectum et le raphé coccy-rectal. Définissons bien ses attaches périphériques ainsi que son mode de terminaison sur la ligne médiane, et la dernière difficulté qui s'attache à l'intelligence complète de la région sera vaincue.

Les insertions périphériques ou fixes se font d'avant en arrière :

1° A la face postérieure de la branche descendante du pubis, suivant une ligne oblique située presque au niveau de la symphyse ;

2° A la convexité d'une arcade fibreuse renversée, tendue horizontalement de la symphyse à l'épine sciatique et adhérente à l'aponévrose de l'obturateur interne, dont elle semble n'être qu'un épaississement ;

3° A la petite épine sciatique.

De cette longue ligne d'insertion, les fibres charnues se dirigent toutes en bas, en dedans et en arrière.

Les antérieures ou pubiennes forment un faisceau placé de champ sur la face externe de l'aponévrose latérale de la prostate. Nous savons que le bord postérieur de l'aponévrose latérale se fixe en haut sur les côtés du rectum, tandis qu'au-dessous il se réunit aux bords de la membrane prostato-péritonéale pour constituer le ligament ischio-prostatique. Eh bien! les fibres pubiennes du releveur se coudent en dedans au niveau du ligament ischio-prostatique, s'insinuent dans le petit intervalle qui sépare ce ligament du rectum, et vont fusionner, par derrière la membrane prostato-péritonéale, avec le faisceau pubien de l'autre releveur, de manière à former, au centre du périnée, une anse musculaire dans la concavité de laquelle se trouve placée la gaîne prostatique. C'est à cette fronde contractile que l'on donne le nom de *muscle compresseur ou adducteur de la prostate.* (Fig. 3.)

Les fibres moyennes ou ligamenteuses du releveur convergent vers le rectum, en se rapprochant d'autant plus de la direction transversale qu'elles sont plus postérieures. Arrivées au contact de l'intestin, elles se coudent verticalement en bas, se mêlent aux fibres longitudinales de l'organe, croisent perpendiculairement les fibres du sphincter et vont se fixer à la face profonde de la peau marginale de l'anus.

Les fibres postérieures ou sciatiques se réunissent à celles du côté opposé par derrière le rectum et, plus postérieurement encore, sur les bords du raphé coccy-rectal.

Considérés dans leur ensemble, les deux releveurs représentent un plancher contractile opposant sa concavité à celle du diaphragme. Ce plancher, continu d'un côté à l'autre en arrière et en avant du rectum, présente une ouverture elliptique pour le passage de l'intestin et une anse parabolique pour le passage de la prostate.

La face antéro-supérieure ou concave de ce diaphragme pelvien est recouverte par l'aponévrose périnéale supérieure, qui l'isole du tissu conjonctif sous-peritonéal, du péritoine et des anses intestinales. Sa face inférieure, convexe, contracte des rapports différents dans la région périnéale antérieure et dans la région périnéale postérieure. En avant de la ligne bi-ischiatique, le releveur est en rapport avec le feuillet supérieur du ligament de Carcassonne; seulement, comme ce feuillet est horizontal, tandis que le muscle est oblique en haut et en dehors, les rapports des deux organes ne sont bien intimes que vers la ligne médiane, près de la prostate; en dehors, les fibres du releveur abandonnent l'aponévrose moyenne, d'où résulte un petit interstice cellulo-graisseux que nous verrons se continuer avec la fosse ischio-rectale.

Dans la région périnéale postérieure, la face inférieure du releveur forme la paroi interne de la fosse ischio-rectale ; elle est séparée de l'obturateur en dehors, et de la peau directement en bas, par un volumineux peloton de graisse. Ajoutons que cette face du releveur de l'anus est tapissée par un mince feuillet celluleux analogue à celui qui recouvre tous les muscles plats de l'organisme.

Les deux releveurs, toujours synergiques dans leur action, portent en haut et en avant tout le plancher périnéal, dont ils tendent à redresser la concavité. Scrutons un peu, avec Henry Thompson, le rôle physiologique de ces muscles, par rapport aux deux conduits qu'ils embrassent : nous arriverons aux plus curieuses révélations sur le consensus fonctionnel qui relie la miction à la défécation, en même temps que nous saisirons la clef de certains phénomènes pathologiques.

On peut considérer les releveurs comme formés de deux anses concentriques, assujéties au squelette par leurs extrémités, et embrassant dans leur concavité : l'antérieure, l'urèthre prostatique ; la postérieure, le rectum. Par le seul fait de leur tonicité, et quand les deux conduits en question sont vides, elles tendent donc à clore ces conduits. L'anse antérieure maintient appliquée la luette vésicale contre la demi-circonférence antérieure du col, et ramène en avant l'origine de l'urèthre ; l'anse postérieure tient affrontée la paroi postérieure de l'intestin contre l'antérieure, et assure en même temps la permanence de la dernière courbure du rectum.

Vienne la défécation. Le bol stercoral, comprimé de haut en bas par les parois musculaires de l'abdomen, descend le long du rectum. A ce moment, qui est le premier de l'acte défécateur, le releveur se relâche dans toute son étendue : l'intestin s'ouvre donc, mais l'urèthre s'ouvre aussi, et comme, d'autre part, la poche urinaire subit également la compression des muscles abdominaux, l'urine s'écoule en même temps que le bol fécal descend. Impossible d'aller à la selle sans répandre, au début de l'acte, une certaine quantité d'urine.

Toutefois, la réciproque n'est pas vraie : nous pouvons uriner sans expulser forcément le contenu de l'intestin. Pourquoi ? — Parce que l'urine cheminant plus aisément dans ses conduits que les fèces dans le leur, il faut un moindre degré de relâchement du releveur pour laisser l'urine s'écouler que pour permettre à la masse stercorale de descendre. En fait, pendant la miction, le releveur se prête, par son relâchement, à la défécation, mais pas assez pour permettre à cet acte de s'accomplir. Si, cependant, une étroite angustie uréthrale s'oppose à la sortie de l'urine, ou que le muscle vésical, irrité par la présence d'un calcul, se livre à des efforts désordonnés d'expulsion, alors le relâchement du releveur devient complet comme pour la défécation, et la miction se complique, malgré la volonté du patient, d'une exonération fécale solide ou gazeuse.

Après l'engagement du bol fécal dans la filière recto-anale, le releveur entre en contraction et, ramenant la paroi postérieure de l'intestin en avant, provoque le détachement, l'expulsion des matières. Concurremment, la portion prostatique du releveur produit l'occlusion du col vésical, et le jet d'urine, après une lueur d'accélération, s'arrête net. Il est à remarquer que, pendant ce deuxième temps du processus défécateur, la contraction du sphincter de l'anus est isochrone à celle du releveur rectal, de même que la contraction du transverse profond, qui est le vrai sphincter des voies urinaires, est isochrone à celle du releveur prostatique.

En résumé, les releveurs, de même que le sphincter anal, le bulbo-caverneux, le transverse profond et le muscle antérieur de la prostate, appartiennent à cette classe d'agents constricteurs qui assurent l'occlusion tonique des conduits qu'ils entourent, tant que ces conduits sont à l'état de vacuité ; qui se relâchent dès que les conduits doivent être franchis par une colonne liquide ou solide ; et qui, après le passage des matières à éliminer, entrent en contraction, de manière à vider les tuyaux et les ramener à leur état d'occlusion primitive.

Pour compléter la description de cet étage du périnée, nous ne ferons que mentionner :

L'*Obturateur interne*, placé en dehors des attaches fixes du releveur et verticalement plaqué contre le pelvis en-dedans de l'ovale sous-pubien et de la surface plane quadrilatère correspondant à la cavité cotyloïde ;

L'*Ischio-coccygien*, qui semble continuer en arrière le plan du releveur, et se dirige transversalement de la face antérieure du coccyx à l'épine sciatique ;

Le *Petit ligament sacro-sciatique*, placé immédiatement au-dessus ;

Le *Pyramidal*, appliqué sur la face antérieure du sacrum et se dirigeant transversalement en dehors du bassin par dessus le petit ligament sacro-sciatique et au-dessous de la grande échancrure de ce nom.

§ 7. APONÉVROSE PÉRINÉALE SUPÉRIEURE.

Supposons un large revêtement aponévrotique tapissant la face supérieure de tous les muscles que nous venons d'étudier (releveurs, obturateurs, ischio-coccygiens, pyramidaux), se continuant de droite à gauche en avant de la prostate et en arrière du rectum, arrêté seulement au centre de la région par le col de la vessie et l'extrémité inférieure de l'intestin, et nous aurons une idée exacte de l'aponévrose périnéale supérieure. Pour en acquérir une connaissance complète, précisons avec soin : ses attaches, les feuillets intercalaires qu'elle émet par sa face profonde et les particularités de structure qu'elle présente sur les différents points de sa vaste étendue.

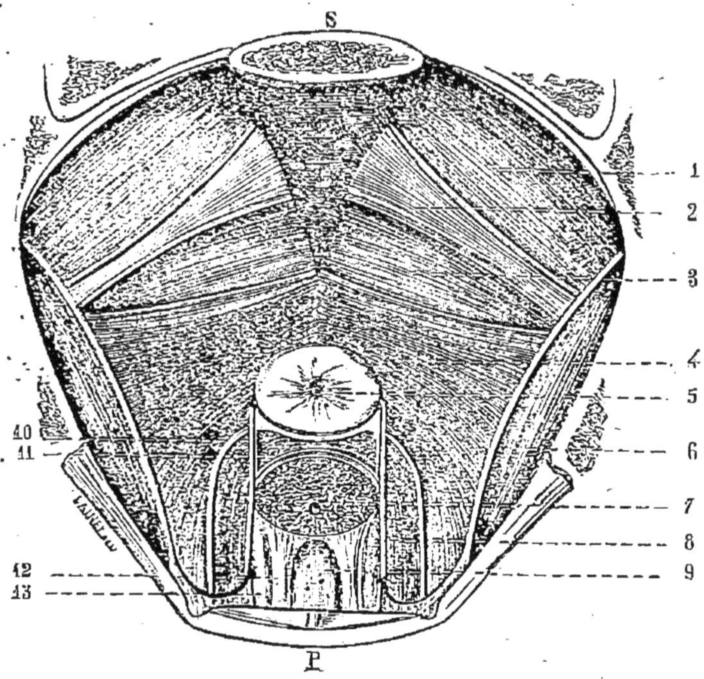

Fig. 6. — *Face supérieure ou pelvienne du périnée.*

1, Muscle pyramidal. — 2, Petit ligament sacro-sciatique. — 3, Muscle ischio-coccygien. — 4, Muscle releveur de l'anus. — 5, Rectum. — 6, Muscle obturateur interne recouvert de son aponévrose. — 7, Prostate. — 8, Faisceau interne du releveur ou muscle adducteur de la prostate. — 9, Membrane pubio-prostatique, percée de trous et déprimée en godet entre les deux ligaments antérieurs de la vessie. — 10, Aponévrose latérale de la prostate, insérée en arrière sur les côtés du rectum, et tirant en avant son origine du pubis ainsi que de l'arcade pubio-sciatique et des ligaments de la vessie. — 11. Aponévrose prostato-péritonéale. — 12. Ligaments antérieurs de la vessie. — 13, Parties latérales de la face supéreure du corps fibro-caverneux allant s'insérer à la face interne des aponévroses prostatiques latérales. — S, Sacrum. — P, Pubis.

Les attaches périphériques de la membrane sont fort simples : elles sont rigoureusement indiquées par la ligne courbe du détroit supérieur du bassin. De là, l'aponévrose se porte en bas et en dedans vers la ligne médiane où nous allons la suivre d'avant en arrière.

Entre la symphyse et le col vésical l'aponévrose, renforcée par des expansions fibreuses qui lui viennent des ligaments vésicaux antérieurs et des deux arcades pubio-sciatiques, recouvre la face antérieure de la prostate, ou, pour être plus exact, la face supérieure du corps fibro-caverneux auquel elle adhère de la manière la plus intime. Entre les deux ligaments vésicaux, elle se déprime en un godet percé de trous par lesquels passent les rameaux anastomiques qui font communiquer le plexus de Santorini avec le plexus vésical antérieur. Cette portion de l'aponévrose périnéale supérieure qui s'insère au pubis et à la base de la prostate porte le nom de *membrane pubio-prostatique.*

Sur les côtés de la région, l'aponévrose, descendant de la marge pelvienne, tapisse d'abord la moitié supérieure de la face interne de l'obturateur. Parvenue sur l'arcade fibreuse pubio-sciatique, elle rencontre le bord externe du releveur, au niveau duquel elle se dédouble en deux feuillets : un externe, qui demeure appliqué sur l'obturateur jusqu'au bord falciforme du grand ligament sacro-sciatique; un interne, qui recouvre la face supérieure du releveur. Ce dernier feuillet arrivé sur les bords de la prostate, rencontre à angle droit l'aponévrose prostatique latérale, se confond avec elle, et les deux membranes vont ensemble s'insérer sur le contour du col vésical. L'aponévrose latérale de la prostate ou *membrane pubio-rectale* est donc un feuillet intercalaire tendu entre l'aponévrose supérieure et l'aponévrose moyenne du périnée.

En arrière, le fascia périnéal supérieur descend au-devant du pyramidal, de l'ischio-coccygien et de la partie postérieure du releveur, en envoyant entre chacun de ces muscles un faible feuillet de cloisonnement. Arrivée sur la ligne médiane, la membrane perd tout-à-fait le caractère aponévrotique et disparaît sur les côtes du rectum, en se confondant avec le manchon celluleux qui entoure toute la partie sous-péritonéale de l'intestin. Sur le raphé coccy-rectal, le fascia se continue sans interruption d'un côté à l'autre ; enfin, la membrane se termine par de petites expansions digitées autour des trous sacrés antérieurs. Ajoutons qu'au niveau de la gouttière sous-pubienne et de l'échancrure sciatique, l'aponévrose ne s'insère pas directement aux rebords osseux, mais bien à de petites arcades semi-lunaires qui ne tiennent au squelette que par leurs deux extrémités ; de là, la formation de trous ostéo-fibreux pour le passage des vaisseaux et nerfs obturateurs, fessiers et ischiatiques et une certaine communication entre le tissu conjonctif de de la cavité pelvienne avec celui des régions crurale et fessière.

L'aponévrose périnéale supérieure complète la série de plans dont la superposition constitue le plancher pelvien ; mais le but de cette introduction nous oblige, on le comprend, de décrire en manière de huitième couche :

§. 8 LA ZONE VISCÉRALE SOUS-PÉRITONÉALE.

Cette zone comprend, outre le rectum dont il sera question plus tard :

La paroi inférieure ou base de la vessie ;

Le tissu cellulaire sous-péritonéal.

Paroi inférieure de la vessie. — C'est la base du conoïde que représente la poche urinaire. Étendue du cul-de-sac péritonéal à l'origine de l'urèthre, elle est, dans son ensemble, légèrement inclinée en bas et en avant. Sa forme est celle d'un triangle à base postérieure et à bords curvilignes. Au double point de vue de la structure et des rapports, la paroi inférieure de la vessie nous offre à considérer d'avant en arrière : *le col, le trigone* et *le bas-fond.*

Col de la vessie. — C'est le nom donné à l'orifice de communication entre l'urèthre et la cavité vésicale. Le chirurgien a le plus grand intérêt à bien connaître la situation, la configuration, la structure et les propriétés physiologiques de cet orifice.

Le col vésical, placé à la partie antérieure et inférieure du réservoir urinaire, répond à la base de la prostate qui l'entoure de toutes parts et lui communique le degré de fixité relative dont elle jouit elle-même. Toutefois le col

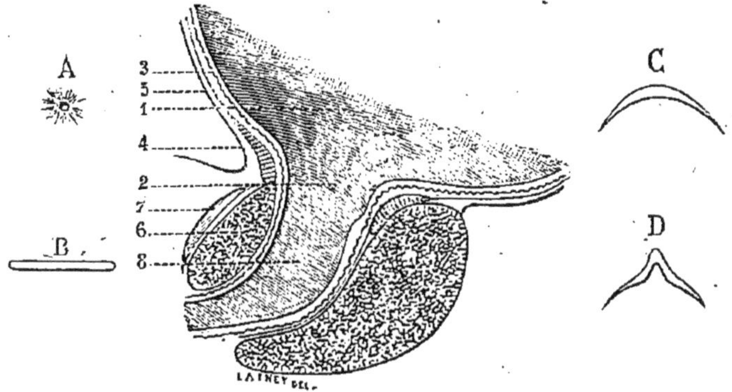

Fig. 7. — *Schéma du col de la vessie.*

1, Muqueuse vésicale.— 2, Plis rayonnés de la muqueuse au niveau du col.— 3, Ligne ondulée figurant la couche des fibres longitudinales profondes ou plexiformes de la vessie; ces fibres accompagnent la muqueuse dans la portion prostatique de l'urèthre. — 4, Condensation de la couche de fibres circulaires formant le sphincter vésical.—En avant, le sphincter est recouvert par : 5, les fibres longitudinales superficielles de la vessie. En arrière il adhère au tissu prostatique. — 6, Prostate.. — 7, Compresseur antérieur de la prostate. — 8, Portion prostatique de l'urèthre.— A, Aspect du col chez l'enfant. — B, Chez l'adulte. — C, Chez le vieillard. — D, Col en fer de lance produit par la saillie acuminée du lobe moyen qui déprime comme un coin la lèvre antérieure de l'orifice uréthro-vésical.

n'occupe pas précisément le centre de la base prostatique : il correspond à l'union du 1/3 antérieur avec les 2/3 postérieurs de cette base ; en outre, le tissu prostatique affleure exactement le col en avant, tandis qu'il remonte un peu au-dessus de lui sur les côtés, et plus encore en arrière où l'on voit, chez l'adulte, le niveau de la prostate s'élever d'un bon centimètre au-dessus du plan de la lumière uréthro-vésicale.

Nous avons déjà dit qu'un intervalle de 20 à 25 millimètres sépare de la symphyse la face antérieure de la prostate. Si, à ce chiffre, nous ajoutons 10 millimètres représentés par l'épaisseur de la partie de glande qui est en avant de l'urèthre, nous aurons, pour exprimer la distance du col à la face postéro-supérieure de la symphyse : 30 à 35 millimètres. Dans le sens vertical, le col se trouve approximativement placé chez l'adulte sur le trajet d'une ligne horizontale qui couperait la face postérieure de la symphyse à la réunion du 1/3 inférieur avec les 2/3 supérieurs. Aux deux extrémités de la vie, mais pour des raisons différentes, le col est encore plus élevé : il atteint en hauteur le milieu de la symphyse.

Vu par l'intérieur de la vessie, le col figure un infundibulum dont le sommet se dirige en bas et en avant vers l'urèthre. Lorsqu'il est ouvert par le jet d'urine ou par une sonde, le sommet de cet infundibulum a une forme circulaire, mais, à l'état d'occlusion, son aspect varie beaucoup suivant l'âge des sujets. Ainsi, chez l'enfant, dont la prostate rudimentaire n'entoure que mollement et à distance l'orifice vésico-uréthral, c'est le sphincter de la vessie qui, seul, détermine la forme du col, et ce dernier présente un aspect régulièrement rayonné. Quand la prostate se développe, au contraire, elle embrasse étroitement la région cervicale du réservoir, et tend à lui imprimer des modifications morphologiques de plus en plus profondes. L'orifice prend d'abord l'aspect d'une fente transversale, par l'affrontement de sa demi-circonférence postérieure contre l'antérieure. Plus tard, le lobe moyen de la prostate, accusant sa saillie vers le col (luette de Lieutaud), se coiffe, en quelque sorte, de la demi-circonférence postérieure, qu'il pousse contre l'antérieure, et le col prend l'aspect d'un croissant convexe en avant. Si, par l'effet de l'âge, la projection du lobe moyen devient encore plus acuminée, celui-ci tendra à pénétrer comme un coin dans le milieu de la lèvre antérieure du col, qui ressemblera alors à une étoile à trois branches ou à un fer de flèche. Enfin, l'accroissement hypertrophique de la prostate fait-il de nouveaux progrès? le col prendra, suivant les dispositions des bosselures prostatiques, les formes les plus variées.

Les considérations qui précèdent permettent de s'expliquer le désaccord des anatomistes sur un point qui, étant de pure observation, semble, de prime abord, ne pas laisser place aux affirmations contradictoires. Ce qu'il importe seulement de retenir, c'est que : chez l'enfant, le col est régulièrement circulaire, chez le jeune adulte, transversal, et, chez l'homme de 40 à 50 ans, recourbé en un croissant dont la concavité regarde en arrière. Toutes les autres formes peuvent être considérées comme pathologiques.

Examinons maintenant le mode d'agencement des éléments anatomiques qui entrent dans la composition du col. Pour bien tirer au clair ce point délicat d'anatomie, il n'est pas indifférent de rappeler d'abord, quoique très-sommairement, la structure des parois vésicales.

En procédant de dedans en dehors, nous avons: premièrement, la muqueuse; secondement, la tunique musculaire, le muscle vésical. Or, la tunique musculaire comprend elle-même trois couches de fibres superposées :

1° Une couche interne, dite plexiforme, composée de fibres dont la direction générale est verticale, mais qui s'envoient réciproquement des rubans anastomotiques transversaux. Cette couche adhère intimement à la muqueuse par un tissu cellulaire serré et lui communique, pendant l'état de vacuité, la forme réticulée qui lui est propre;

2° Une couche moyenne circulaire;

3° Une couche externe régulièrement longitudinale.

Voici comment se comportent tous ces éléments au niveau du col.

En procédant de l'intérieur à l'extérieur, on trouve d'abord la muqueuse de la vessie qui se continue sans ligne de démarcation, sauf les plis rayonnés, avec la muqueuse de l'urèthre.

Au-dessus de la muqueuse et du tissu conjonctif sous-muqueux, apparaît un anneau blanchâtre résistant, élastique, mesurant 3 à 4 millimètres d'épaisseur et 8 à 10 millimètres de hauteur: c'est le *sphincter de la vessie*, dans lequel un examen attentif permet de reconnaître une simple condensation des fibres musculaires lisses du réservoir.

Par sa face interne, le sphincter est donc en rapport avec la muqueuse, dont le sépare la couche de fibres plexiformes, qui accompagne la muqueuse dans l'urèthre. Par sa face externe, il répond : en avant, aux fibres longitudinales superficielles de la vessie qui le croisent perpendiculairement ; en arrière, il est séparé de ces mêmes fibres longitudinales par la prostate qui le recouvre entièrement, et lui adhère par continuité de tissu [1]. Son bord supérieur se continue avec les fibres circulaires de la vessie, et notamment avec les fibres les plus antérieures du trigone qui se relèvent, de chaque côté de la lumière urèthrale, pour gagner la face antérieure du réservoir. Son bord inférieur correspond : en avant, au bord supérieur du muscle strié de la prostate ; en arrière, à l'origine du verumontanum.

En résumé, on trouve, au niveau du col :

1° La muqueuse ;

2° Une mince couche de fibres plexiformes ;

3° Le sphincter, continuation des fibres vésicales circulaires ;

[1] D'après le professeur Ellis, de «University College», la prostate consiste essentiellement en un volumineux anneau musculaire lisse, continu, sans ligne de démarcation, avec les fibres circulaires de la vessie, et se prolongeant, sous forme d'une mince couche, jusque sous la muqueuse de la portion membraneuse de l'urèthre. Le sphincter vésical ne serait que le faisceau central supérieur de l'épais anneau prostatique. (Medic. Chirurgic. Transactions. — Vol. XXXIX, page 331).

4° { Les fibres longitudinales de la vessie, en avant ;
Le tissu prostatique, en arrière ;
Les fibres longitudinales et du tissu prostatique, sur les côtés.

En dehors de la miction, le col vésical est constamment fermé par la tonicité ou, ce qui revient au même, par l'élasticité organique du sphincter. Il se laisse facilement dilater à la pression, de manière à admettre sans peine l'extrémité du petit doigt.

Si la prostate est intacte, l'ouverture de la lumière vésico-uréthrale ne peut guère dépasser 15 millimètres de diamètre, mais, quand l'anneau prostatique est débridé, même peu profondément, les dimensions du col augmentent beaucoup sous l'influence d'une pression graduée et soutenue.

Le sphincter vésical est trop intimement lié au mécanisme de la réplétion et de l'évacuation du réservoir pour que nous n'essayions pas de bien définir son rôle fonctionnel.

Pendant que l'urine s'accumule graduellement dans la vessie, l'orifice uréthro-vésical est hermétiquement clos par l'élasticité du sphincter et l'inaction des fibres musculaires du corps de l'organe. Les parois de la poche urinaire se distendent ; mais, après avoir cédé pendant un certain temps, elles réagissent et se contractent.

Le résultat inévitable de cette contraction sera le redressement de la double courbure que les fibres de la vessie décrivent sur le corps et sur le col, c'est-à-dire comme l'indique le diagramme 8, le resserrement du corps, l'ouverture du col et la descente de l'urine dans la région prostatique de l'urèthre.

Alors seulement apparaît la sensation particulière connue sous le nom de *besoin d'uriner*.

Tout démontre que cette sensation naît du contact de l'urine avec la muqueuse de l'origine de l'urèthre.

En effet, il serait d'abord peu admissible que le point de

départ de la sensation fût à la muqueuse du contour cervico-vésical, puisque longtemps avant que le besoin d'uriner se fasse sentir, cette même muqueuse est baignée et pressée par l'urine.

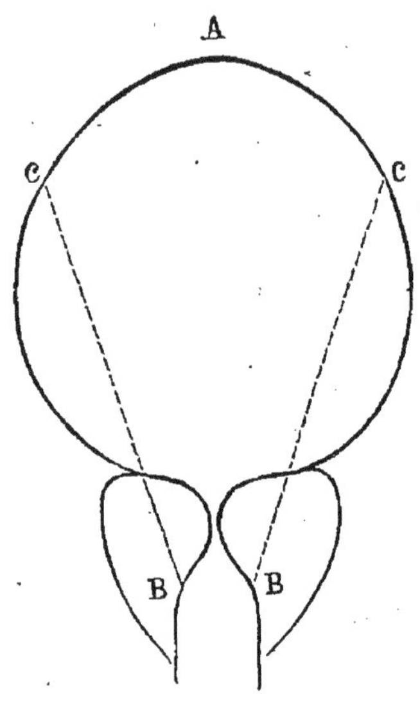

Fig. 8. — *Schéma de la miction.*

Les deux lignes courbes A B, A B, deviennent B C, B C, par leur contraction; d'où resserrement du corps et élargissement du col de la vessie.

En bonne logique, l'avertissement prémonitoire doit émaner d'une aire sensitive, ne recevant le contact provocateur qu'au moment du besoin. De plus, le cathétérisme démontre que c'est bien sur la muqueuse du segment prostato-membraneux de l'urèthre que réside la sensibilité spéciale en question. Dès que la sonde est parvenue à cette profondeur du canal, et avant même qu'elle ait atteint le col, le désir de la miction surgit, impérieux et pressant ; mais si l'on maintient l'instrument en place jusqu'à extinction de la sensation, on peut ensuite lui faire franchir le col, le besoin d'uriner n'apparait pas.

Maintenant, dira-t-on, si, au moment où se produit l'envie d'uriner, l'urine est déjà dans l'urèthre, d'où vient qu'elle ne continue pas à s'écouler vers l'extérieur et que le consentement de la volonté soit nécessaire à son évacuation effective ?

La réponse est facile.

Le liquide trouve encore devant lui le vrai sphincter des voies urinaires, le muscle compresseur de l'urèthre, dont nous pouvons doubler l'action tonique, déjà puissante, d'une véritable contraction active, si nous ne voulons pas céder à l'avertissement que nous transmet la muqueuse uréthrale.

Alors, voici ce qui advient : nous contractons le compresseur de l'urèthre (et, par synergie, le sphincter et le releveur de l'anus), et l'urine comprimée remonte dans la vessie dont le col est encore ouvert. Dans le conflit qui s'établit en ce moment entre le muscle uréthral et le muscle vésical, l'avantage reste à la fibre striée, la fibre lisse se laisse distendre, le col de la vessie se ferme et la muqueuse prostatique, se trouvant débarrassée de tout contact provocateur, le besoin de la miction, naguère si pressant, diminue et disparaît. Au bout de peu de temps, une nouvelle contraction des parois vésicales rouvrira l'orifice du réservoir et permettra à l'urine de venir, encore une fois, stimuler la muqueuse du canal, jusqu'à ce qu'enfin la miction s'opère par le relâchement du sphincter de l'urèthre et la contraction libre du muscle vésical, aidé des muscles abdominaux. Ceci nous explique pourquoi le besoin d'uriner ne sévit d'abord que par poussées intermittentes.

Des considérations qui précèdent, découlent les corollaires physiologiques et pathologiques suivants :

1° Le séjour de l'urine dans la vessie, en dehors du besoin d'uriner est un phénomène purement passif : l'occlusion du col résultant de la non-contraction des parois vésicales. La vessie du cadavre garde son contenu.

2° Le véritable col physiologique de la vessie est le segment d'urèthre qui s'étend de la lumière uréthro-vésicale au collet du bulbe. Comme le col utérin, le col vésical présente deux orifices et une cavité intermédiaire. L'orifice supérieur est entouré d'un sphincter lisse; l'orifice inférieur, représenté par la portion membraneuse de l'urèthre, est doublé d'un sphincter strié, volontaire et puissant; la cavité intermédiaire, ou portion prostatique de l'urèthre, est comprise entre deux anses musculaires plates : l'une antérieure, muscle strié de la prostate; l'autre postérieure, dépendant du releveur de l'anus.

3° Le compresseur de l'urèthre, par sa tonicité et sa contraction volontaire, permet de surseoir au besoin de la miction. Aussi, quand l'action du muscle est diminuée ou abolie par une lésion cérébro-spinale, la miction se produit, malgré la volonté du patient, dès que l'envie d'uriner se fait sentir, ou qu'une secousse abdominale (toux, rire), vient entr'ouvrir le col de la vessie. Lorsque la lésion anéantit en même temps la sensibilité de l'urèthre, l'éveil prémonitoire n'est plus perçu et le malade urine sans s'en apercevoir.

4° L'incontinence nocturne des enfants provient de la débilité du sphincter uréthral qui résiste trop peu à la colonne liquide, pour que la sensation prostatique ait le temps d'être provoquée et le sommeil interrompu. Aussi l'hydrothérapie, les strychnées, l'électro-magnétisme, et, par dessus tout, l'âge, sont-ils les agents réellement curateurs de cette infirmité. La belladone peut guérir aussi, mais en attaquant le cycle morbide par l'autre pôle, c'est-à-dire en plongeant dans la torpeur le muscle vésical.

5° Le chloroforme frappant d'akinésie la fibre striée avant d'influencer la fibre lisse, la miction s'effectue souvent quand l'anesthésie parvient à la période de résolution, car alors le muscle vésical reste sans contrepoids.

6° L'envie d'uriner n'étant produite que par deux facteurs : la contraction du muscle vésical et la sensibilité de la muqueuse prostatique, la fréquence des mictions signifie : ou bien, hyperesthésie de la muqueuse uréthrale; ou bien intolérance du muscle vésical.

Nous sommes maintenant en mesure de bien nous rendre compte des conditions pathologiques susceptibles d'opposer, en amont du collet du bulbe, des obstacles à l'émission normale de l'urine ou à la pénétration de la sonde.

Disons d'abord qu'à cette profondeur, l'hypothèse d'un rétrécissement, du moins d'un rétrécissement vrai ou blennorrhagique, doit être immédiatement écartée, à cause de l'absence de tissu spongieux périuréthral. Mais d'autres causes qu'une stricturepeuvent encombrer la voie qui du méat s'étend à la lumière vésicale. Dans la région qui nous occupe, ces obstacles sont les suivants :

1° La contracture du col ;

2° La valvule musculaire de Mercier ;

3° La barrière sus-montanale;

4° La tumeur du lobe moyen ;

5° Le gonflement inflammatoire de la prostate.

Nous omettons de mentionner à dessein :

Les corps étrangers et les coarctations cicatricielles, qui ne relèvent pas directement de la discussion anatomique ;

L'orifice de l'utricule, dans lequel ne saurait s'égarer qu'une très-fine bougie ;

Les anfractuosités consécutives à une ancienne angustie de la région bulbaire, simple épiphénomène de la lésion principale.

1° *Contracture du col.* — La genèse et la nature de cette cruelle affection ne diffèrent probablement pas de celles de la contracture du sphincter anal. Le trouble fonctionnel ne ressemble nullement à la contraction passagère que nous avons désignée sous le nom de « spasme du canal » et que provoque parfois l'introduction de la sonde ou l'injection d'un liquide irritant; en d'autres termes, le compresseur de l'urèthre est plus que contracté, il souffre de *contracture* ; aussi ne permet-il qu'avec peine le passage de l'urine, et la douleur que produit ce passage survit-elle à l'évacuation du réservoir, qui, du reste, ne peut alors s'opérer d'une façon complète.

Ici le passage de la sonde n'est pas impossible, il n'est que douloureux. Ce qui domine la scène morbide, c'est la colique vésicale que la contracture du muscle uréthral entretient, en sorte que le muscle vésical, devenu intolérant, se contracte sans cesse pour chasser l'urine, tandis que le col contracturé résiste à l'impulsion qui lui est transmise. De là, conflit entre le réservoir et son col, congestion et hémorrhagie de la muqueuse, hypertrophie de la tunique musculaire, phlogose qui, de la vessie, peut se transmettre au rein et entraîner toutes les conséquences de la cachexie dysurique.

A un pareil état, qui se montre surtout chez les hommes jeunes, comme conséquence de quelque inflammation chronique du canal, on oppose : dans les cas légers ou récents, la dilatation simple par la sonde ; dans les cas rebelles, la taille qui coupe le sphincter uréthral et fait cesser la contracture. (WILLIAM PARKER, de New-York, 1846.) La dilatation forcée du releveur par l'intérieur de l'intestin agirait d'une façon heureuse, quoique médiate, sur l'urèthre contracturé. (A. RICHARD.)

2° *Valvule de Mercier.* — C'est une sorte de pli transversal procédant de la lèvre postérieure vers la lèvre antérieure de l'orifice supérieur du col. La valvule est muqueuse à sa surface et musculaire à son centre. L'élément musculaire résulte de l'hypertrophie des fibres transversales les plus antérieures du trigone ; c'est une véritable colonne charnue cervicale. On l'observe surtout, mais non exclusivement, chez les jeunes gens. Pour qu'elle se produise, il faut que des causes d'hypertrophie l'aient provoquée; c'est, en effet, ce que l'observation démontre : la valvule n'apparaît qu'après un certain temps de contracture du col (chez les jeunes hommes), ou des accidents de dysurie prostatique (chez les vieillards). Le diagnostic se déduit du double fait que voici : le malade peut d'autant moins uriner qu'il se livre à des efforts plus violents d'expulsion, la pression du réservoir n'aboutissant qu'à mieux appliquer l'opercule sur l'orifice. D'un autre côté, la sonde passe librement, sans ressaut, attendu qu'elle déprime la membrane. Mais si on a choisi un instrument à brusque et petite courbure, on peut, en retournant le bec et tirant à soi, accrocher manifestement la valvule.

On coupe la valvule avec le scarificateur de Mercier.

3° *Barrière sus-montanale.* — Nous savons qu'à l'état normal, chez l'adulte, la lèvre postérieure de l'orifice supérieur du col présente une légère saillie obronde, désignée sous le nom de *luette*, et immédiatement placée audessus du verumontanum. L'hypertrophie de la luette vésicale constitue la barrière sus-montanale ; en d'autres termes, ladite barrière est due à l'hypertrophie de la portion uréthrale et sus-montanale du lobe moyen de la prostate. Elle est, non pas mince et membraneuse comme la valvule musculaire, mais large, épaisse et transversale, taillée à pic du côté de l'urèthre, inclinée en un glacis à pente douce vers la vessie. L'obstacle sus-montanal, ayant pour effet de porter en avant la lumière uréthro-vésicale, ne peut être franchi qu'à l'aide d'une sonde fortement courbée ; la sonde ordinaire, en effet, déprimerait le canal au-dessous du relief morbide et risquerait de produire une fausse route[1]. L'instrument fait éprouver, en entrant dans la vessie, un ressaut caractéristique.

La barrière sus-montanale est spéciale aux vieillards.

Pour la guérir, l'incision interne est dangereuse, à cause de l'hémorrhagie ; la compression par la sonde est préférable.

4° *Tumeur du lobe moyen.* — Elle est formée par l'accroissement hypertrophique de tout le lobe moyen de la

[1] La saillie du collet du bulbe produit au seuil de la portion membraneuse des conditions identiques. Aussi le cul-de-sac spongieux et la partie sus-montanale de l'urèthre sont-ils les deux sièges d'élection des fausses routes.

prostate, faisant relief, tumeur, dans la cavité vésicale, dont elle soulève le trigone. On franchit par une manœuvre et des instruments identiques avec ceux qui conviennent au cas précédent; seulement on n'obtient d'urine qu'en dépassant la tumeur, et, par suite, en enfonçant la sonde presque jusqu'au talon. Cette maladie est le partage exclusif de la vieillesse. Quand elle met obstacle à la sortie de l'urine, le cathétérisme évacuateur est le seul moyen de traitement qu'on doive lui opposer.

5° *Gonflement inflammatoire de la prostate.* — Ici, pas de tumeur, pas de valvule, pas d'obstacle limité. La prostate, douloureuse et gonflée, comprime simplement l'urèthre, et, comme la glande est plus épaisse en arrière qu'en avant du canal, et plus volumineuse à sa base qu'à sa pointe, elle comprime surtout la lumière uréthro-vésicale qu'elle projette en avant.

Le gonflement inflammatoire se montre chez les jeunes gens affectés de gonorrhée : la phlegmasie uréthrale se transmet par les canalicules au parenchyme prostatique, et souvent jusqu'aux testicules par les canaux éjaculateurs [1].

Le cathétérisme est indispensable pour mettre un terme aux angoisses du malade et prévenir le collapsus du muscle vésical. Pour franchir, on se sert d'une sonde molle et de petit calibre, afin de ne pas distendre douloureusement le canal. Mais pour réussir à enfiler naturellement, en quelque sorte, l'orifice supérieur du col, il faut qu'arrivée au fond du canal, l'algalie ait plus de tendance à augmenter de courbure qu'à se redresser. On atteindra ce but à l'aide du stratagème aussi ingénieux qu'efficace imaginé par Thompson. (Voir Leçon V).

Trigone vésical.— Le trigone vésical, ou de Lieutaud, est la partie de la paroi inférieure de la vessie comprise entre

[1] Dans la plupart des cas d'orchite, nous avons observé, à un degré plus ou moins intense, le gonflement inflammatoire de la prostate et la dysurie que ce gonflement entraîne.

la lumière uréthrale en avant et l'embouchure des uretères en arrière.

Il a la forme d'un triangle équilatéral dont les bords, légèrement concaves, offrent tous environ 3 centimètres de longueur. Le plan du trigone est horizontal, ou plutôt faiblement incliné en bas et en avant. Même dans l'état de vacuité, cette portion de la vessie est assez régulièrement plate et lisse, soutenue qu'elle est par la base de la prostate et le rectum. Le trigone est séparé du bas-fond par une crête tendue transversalement entre les orifices urétéraux, et déterminant sur la muqueuse une saillie que l'on sent très bien avec la sonde. Cette crête résulte d'un ruban musculaire produit par la divergence des fibres longitudinales des uretères au moment où ces conduits fusionnent avec les parois vésicales.

Les uretères, avant de déboucher aux deux angles postérieurs du trigone, rampent obliquement dans l'épaisseur de la poche urinaire, sur une longueur de 25 à 30 millimètres : un calcul rénal en voie de migration peut s'arrêter quelque temps dans ce parcours et se dérober au contact du cathéter. Les orifices urétéraux, par leur forme en bec de flûte, s'opposent très-efficacement au reflux de l'urine dans le rein.

Bas-fond.— Nous désignons, sous ce nom, toute la partie de base vésicale comprise entre la crête interurétérale et le cul-de-sac péritonéal. Chez les enfants et les jeunes gens, le bas-fond continue en arrière le plan du trigone, et rejoint, par une direction ascendante, la face postérieure du réservoir.

Chez l'adulte, au contraire, et surtout chez le vieillard, le poids constant de l'urine, joint au collapsus morbide ou sénile des parois vésicales, a pour effet l'affaissement du bas-fond auquel le rectum, fuyant en haut et en arrière, n'offre pas un point d'appui suffisant. Le bas-fond présente alors l'aspect d'une large gouttière transversale, placée en contre-bas du trigone, et dans laquelle les calculs vésicaux se logent volontiers. Quand l'atonie vésicale est portée à un certain degré, la gouttière, n'étant pas soulevée, ne se vide jamais d'une façon complète ; de là, une cystite chronique du bas-fond et d'excellentes conditions pour la formation des pierres phosphatiques.

Le bas-fond est en rapport : en arrière et sur les côtés, avec les vésicules séminales et les canaux déférents ; au milieu, c'est-à-dire dans l'espace triangulaire que ces organes laissent entre eux, avec le rectum, dont il est cependant séparé par la membrane prostato - péritonéale qui forme une enveloppe musculaire commune aux deux réservoirs du sperme.

Le cul-de-sac péritonéal forme, en haut, la limite naturelle du bas-fond de la vessie et de la région périnéo-pelvienne. Quand le réservoir urinaire est vide, le bas-fond s'affaisse, diminue de hauteur et augmente d'étendue transversalement. Dans cet état, les vésicules séminales s'écartent forcément l'une de l'autre par leurs extrémités libres dont le relief cependant est toujours assez prononcé pour empêcher le cul-de-sac péritonéal de venir affleurer, en aucun cas, la base de la prostate. Il y a constamment au-dessus de la prostate 12 millimètres de base vésicale dépourvue de revêtement séreux. Pendant l'état de réplétion, le bas-fond augmente de hauteur et diminue dans le sens transversal, ce qui rapproche les extrémités libres des vésicules et éloigne le cul-de-sac péritonéal de la base prostatique de 2 ou 3 centimètres de plus que dans les conditions opposées.

Dans la lithotomie, on ne serait donc exposé, du moins chez l'adulte, à intéresser la séreuse abdominale qu'en prolongeant le débridement profond au-delà de toutes les limites raisonnables. Le cul-de-sac péritonéal est placé à 5 ou 6 centimètres au-dessus du niveau de l'anus quand la vessie est vide, et à 8 centimètres lorsque la poche urinaire est à son maximum de réplétion.

Tissu cellulaire sous-péritonéal. — Entre l'aponévrose

périnéale supérieure et le péritoine, autour de la vessie et du rectum, on rencontre une abondante couche de tissu conjonctif à larges mailles, rarement chargé de graisse et destiné à faciliter les mouvements d'ampliation et de resserrement des viscères pelviens. Cette atmosphère celluleuse communique librement avec le tissu conjonctif des fosses iliaques, du mésorectum et de la paroi abdominale antérieure ; aussi les épanchements profonds d'urine n'éprouvent-ils aucun obstacle pour étendre leurs ravages dans ces diverses régions. Ajoutons que les échancrures sous-pubiennes et sciatiques peuvent également permettre aux fusées urineuses de gagner la profondeur de la cuisse et de la fesse.

Vaisseaux et nerfs de la zone viscérale. — La base de la vessie et les vésicules séminales sont enveloppées par un riche réseau veineux que l'âge et les irritations chroniques ne font que dilater et dont les rameaux, intimement mêlés aux fibres musculaires lisses de la région, restent béants comme de véritables sinus, lorsque le bistouri les a divisés. Inutile d'insister sur l'importance chirurgicale d'une pareille disposition. Nous avons déjà parlé du plexus prostatique. *Le plexus vésical* n'en est que la continuation. Ses branches efférentes vont se jeter : les unes, plus nombreuses, dans l'hypogastrique, les autres dans les hémorroïdales.

Les artères, peu nombreuses et grêles, viennent des *vésicales et des hémorrhoïdales.*

Les *lymphatiques* forment un réseau autour de la prostate et des vésicules séminales ; ils se rendent aux ganglions pelviens. Sappey a signalé, en outre, comme aboutissants d'une partie de ces vaisseaux, deux glanglions dont l'un est placé au niveau du trou sous-pubien, et l'autre sur les côtés du fond de l'excavation.

Les nerfs proviennent du *plexus hypogastrique* qui tire lui-même son origine du grand sympathique et du plexus sacré.

RÉGION PÉRINÉALE POSTÉRIEURE.

Cette région, présentant moins d'intérêt que l'antérieure au point de vue de la chirurgie urinaire, et comprenant dans sa structure des couches anatomiques qui nous sont déjà connues, va pouvoir être esquissée à grands traits. Nous ne nous attacherons, du reste, à mettre en relief que les seules déductions pathologiques ou opérations afférentes au sujet de ce livre.

Limitée : en avant, par la ligne bi-ischiatique ; en arrière, par la pointe du coccyx ; latéralement, par les grands ligaments sacro-sciatiques surplombés eux-mêmes par les bords épais des muscles grands fessiers, la région périnéale postérieure offre l'aspect d'un triangle dans lequel le scalpel rencontre de bas en haut :

La peau, percée de l'ouverture anale ;

Le sphincter externe et la couche graisseuse sous-cutanée ;

Le releveur de l'anus, au centre, et la fosse ischio-rectale sur les côtés ;

L'aponévrose périnéale supérieure.

Le tissu conjonctif sous-péritonéal, recouvert de la séreuse abdominale.

Le rectum traverse la région dans toute sa hauteur.

§ 1. COUCHE CUTANÉE.

Elle présente sur la ligne médiane, immédiatement en arrière de la ligne bi-ischiatique, *l'ouverture anale* entourée de plis rayonnés. A ce niveau, le tégument est très-peu mobile à raison des attaches qu'il fournit au sphincter externe et au releveur.

§ 2. SPHINCTER EXTERNE ET COUCHE CELLULO-GRAISSEUSE.

Sphincter externe. — Forte ellipse charnue, comprenant dans sa concavité l'extrémité inférieure de l'intestin et tendue d'arrière en avant depuis le raphé ano-coccygien (extrémité postérieure de la ligne blanche périnéale) jusqu'au raphé ano-bulbaire. L'anneau sphinctérien présente plus de 2 centimètres de hauteur. En avant, ses fibres les plus inférieures adhèrent à la peau; les plus élevées se continuent avec les fibres du releveur ; les faisceaux intermédiaires se rendent au raphé aponévrotique qui réunit le bulbe à l'anus.

Couche cellulo-graisseuse. — Mince et serrée autour de l'anus, elle est au contraire très-abondante sur les parties latérales, où elle comble le creux ischio-rectal. Ses relations avec le tissu cellulaire des régions limitrophes ressortent de l'examen de la couche suivante.

§ 3. COUCHE MUSCULAIRE ; FOSSE ISCHIO-RECTALE.

La graisse sous-tégumentaire soigneusement enlevée, on a sous les yeux le plancher musculaire du pelvis, constitué par les deux releveurs de l'anus. Dans la région périnéale postérieure, les deux releveurs, réunis sur la ligne médiane, figurent une calote sphérique, dont l'emboitement dans le cylindre de l'excavation pelvienne produit forcément un angle dièdre à sinus inférieur, exactement comparable à l'angle qui existe entre la convexité du diaphragme et le cylindroïde thoracique. Cet angle, connu depuis Velpeau, sous le nom de *fosse ischio-rectale,* mérite toute l'attention du chirurgien à cause des relations qu'il contracte avec le tissu cellulaire des différents étages du périnée.

Examinons dans le creux ischio-rectal : ses parois, son sommet, sa base, son prolongement antérieur et son prolongement postérieur.

Les parois sont au nombre de deux : l'une externe, l'autre interne.

La paroi externe est formée par l'obturateur interne verticalement appliqué contre l'ischion et recouvert d'une forte aponévrose à laquelle sert de limite inférieure le bord falciforme du grand ligament sacro-sciatique. Sur cette paroi, il faut noter l'*artère honteuse interne* qui se dirige d'arrière en avant, dans l'épaisseur même de la partie inférieure de l'aponévrose obturatrice. Le vaisseau se trouve donc efficacement abrité par le relief osseux de l'ischion.

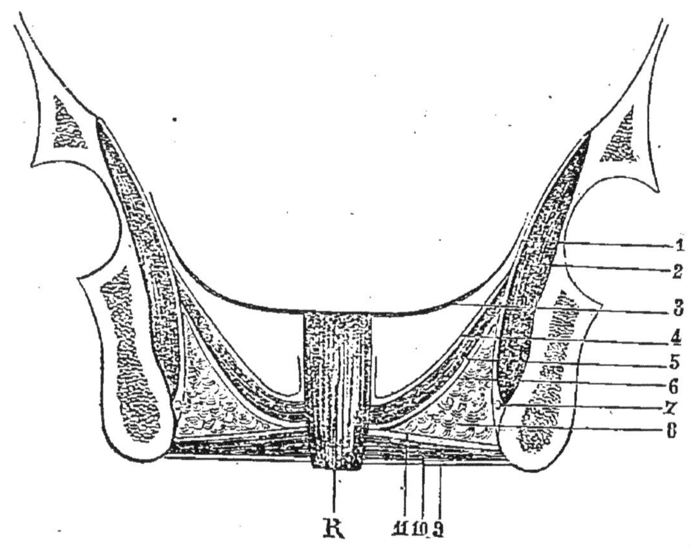

Fig. 6. — *Schéma de la fosse ischio-rectale* (coupe transversale).
1, Aponévrose de l'obturateur interne. — 2, Muscle obturateur interne. — 3, Péritoine. — 4. Aponévrose inférieure du releveur de l'anus. — 5, Muscle releveur de l'anus. — 6, Aponévrose inférieure du releveur de l'anus. — 7, Artère honteuse interne comprise dans l'épaisseur de l'aponévrose obturatrice. — 8, Creux ischio-rectal. — 9, Bord postérieur de l'aponévrose périnéale inférieure. — 10. Muscle transverse superficiel. 11, Bord postérieur de l'aponévrose moyenne. — R, Rectum.

La paroi interne est formée par la face inférieure du releveur. Celui-ci, parti de ses attaches pariétales, descend d'abord parallèlement à l'obturateur interne, contre lequel il demeure appliqué sur une hauteur de 15 millimètres; mais, à partir de ce point, il oblique vers la ligne médiane pour se porter sous la face inférieure de la prostate, sur les côtés du rectum et au raphé coccy-rectal. Un mince feuillet celluleux, dit *aponévrose inférieure du releveur* tapisse directement les fibres charnues. Essayons d'en préciser exactement les limites.

Sur la ligne médiane, pas de difficulté : la membrane, de moins en moins distincte et confondue avec le tissu cellulaire sus-dermique, peut être considérée comme se terminant à la ligne raphéale du périnée.

En dehors, l'aponévrose inférieure du releveur rencontre l'aponévrose obturatrice et se fixe angulairement sur elle, établissant ainsi la limite supérieure du sinus.

En avant, le feuillet se porte, comme le muscle qu'il tapisse, dans la région périnéale antérieure par-dessus l'aponévrose de Carcassonne. Or, cette dernière membrane est horizontale dans toute son étendue, tandis que le releveur, lui, n'est horizontal que tout près de la ligne médiane ; excentriquement, il se relève pour atteindre l'obturateur. Eh ! bien, dans la région périnéale antérieure, le bord inféro-interne de l'aponévrose du releveur se fixe sur la membrane de Carcassonne, suivant une ligne antéro-postérieure répondant à la limite des portions horizontale et oblique du muscle. D'où il suit que, si l'aponévrose moyenne du périnée, dans sa partie la plus interne, est en rapport immédiat avec les fibres charnues du releveur, elle ne contracte avec ces mêmes fibres que des rapports plus éloignés dans sa partie externe.

Ajoutons qu'au niveau de la ligne bi-ischiatique, l'aponévrose de Carcassonne est un peu inclinée en bas et en arrière, tandis que le releveur, descendant de ses attaches pelviennes, la rencontre sous une incidence oblique. Aussi le feuillet celluleux du releveur ne se soude à l'aponévrose périnéale moyenne près de la ligne médiane qu'à 10 ou 15 millimètres en avant du muscle transverse. (Fig. 10.)

Tout à fait en avant, l'aponévrose du releveur accompagne son muscle jusqu'au pubis.

La fosse ischio-rectale existe donc de fait aussi bien dans la région périnéale antérieure que dans la région périnéale postérieure ; seulement, dans cette dernière région, la fosse est à son maximum d'ampleur transversale, puisqu'elle s'étend de la ceinture pelvienne jusqu'à la ligne raphéale, tandis que dans la région génitale, la fusion de la membrane du releveur avec l'aponévrose moyenne, en dehors de la ligne médiane, restreint singulièrement l'étendue de la base de ce prisme creux. En outre les os pelviens, considérablement écartés au niveau des ischions, convergent en avant vers la symphyse, de sorte qu'un peu avant d'arriver au pubis, l'aponévrose du releveur et celle de l'obturateur se touchent réellement dans toute leur étendue verticale. Enfin, dans la région anale, la fosse est ouverte par en bas ; on y pénètre, en réalité, dès qu'on a divisé la peau ; dans la région antérieure, au contraire, la membrane de Carcassonne ferme inférieurement le sinus et le tient à bonne distance de la peau. Voilà pourquoi on ne considère que comme un simple prolongement du creux ischio-rectal la portion de ce creux qui occupe la région périnéale antérieure.

Le *prolongement antérieur de la fosse ischio-rectale* est donc un interstice prismatique et triangulaire limité ; en dedans, par la portion oblique du releveur doublé de sa membrane celluleuse; en dehors, par l'obturateur interne; en bas, par la moitié externe de la face supérieure de l'aponévrose périnéale moyenne. Il est clos, du côté du pubis, par l'accolement de l'aponévrose du releveur avec celle de l'obturateur. Du côté de l'ischion, il communique librement avec la fosse proprement dite par une ouverture triangulaire dont la base est au muscle transverse.

En arrière de la ligne bi-ischiatique, le feuillet celluleux du releveur se trouve conduit par le plan musculaire jusqu'à la rencontre du bord antérieur concave et quasi-transversal du grand ligament sacro-sciatique. De son côté, le muscle grand fessier, par son bord inférieur épais et arrondi, s'avance en arrière du même lien fibreux, qu'il dépasse en bas et en avant. Lui aussi est recouvert d'une membrane celluleuse qui se réfléchit sur son bord libre et gagne, par un trajet légèrement ascendant et rétrograde, la membrane du releveur, avec laquelle elle se termine sur le bord falciforme du grand ligament sacro-sciatique.

Il existe donc, au-dessus du bord inférieur du grand fessier et jusqu'au ligament sacro-sciatique, un cul-de-sac produit par l'insertion en un même point des deux aponé-

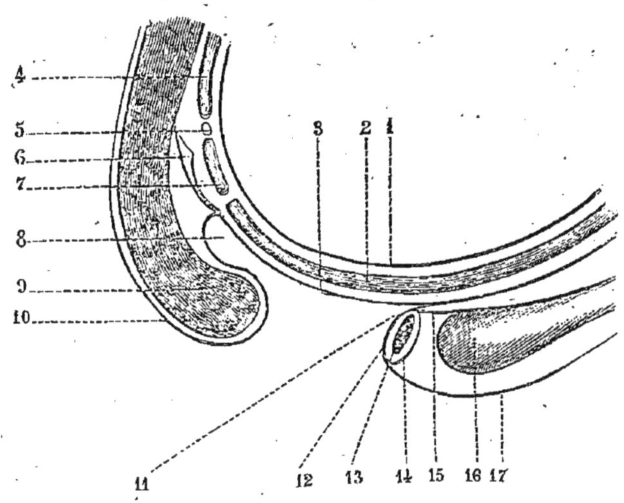

Fig. 10. — *Schéma de la fosse ischio-rectale* (coupe antéro-postérieure).

1, Aponévrose périnéale supérieure. — 2, Muscle releveur de l'anus. — 3, Aponévrose inférieure du releveur. — 4, Muscle pyramidal. — 5 Petit ligament sacro-sciatique. — 6, Grand ligament sacro-sciatique. — 7, Muscle ischio-coccygien. — 8, Prolongement postérieur de la fosse ischio-rectale. — 9. Muscle grand fessier. — 10, Son aponévrose allant s'insérer au bord falciforme du grand ligament sacro-sciatique avec l'aponévrose inférieure du releveur. — 11, Aponévrose moyenne du périnée recevant l'insertion de l'aponévrose inférieure du releveur un peu en avant du muscle transverse superficiel. — 12, Feuillet postérieur de la gaîne du transverse superficiel. — 13, Muscle transverse superficiel. — 14, Feuillet antérieur de la gaîne du transverse. — 15, Feuillet inférieur de l'aponévrose moyenne du périnée. — 16, Bulbe. — 17, Aponévrose périnéale inférieure.

vroses fessière et anale. C'est à ce cul-de-sac qu'on a donné le nom de *prolongement postérieur du creux ischio-rectal.*

La fosse ischio-rectale et ses deux prolongements sont comblés par une abondante masse de tissu conjonctif adipeux au milieu de laquelle rampent *les vaisseaux et nerfs hémorrhoïdaux inférieurs.* Il ne faut pas se dissimuler que les feuillets celluleux qui limitent la fosse en haut et en arrière ne représentent que d'insignifiantes barrières contre les fusées urinaires ou purulentes. C'est l'aponévrose périnéale supérieure, placée au-dessus du releveur, qui isole, en réalité, le tissu cellulaire pelvien de celui de la cavité ischio-rectale; et comme cette dernière aponévrose, resplendissante et forte dans sa moitié antérieure, est simplement celluleuse en arrière du rectum, nous pouvons d'ores et déjà déduire les deux corollaires suivants :

1° Une extravasation d'urine, jaillissant au-dessus de l'aponévrose supérieure du périnée (col de la vessie, base de la prostate), gagnera la fosse ischio-rectale par le prolongement postérieur ;

2° Tout épanchement qui aboutit, au contraire, vers la fosse par le prolongement antérieur, tire plutôt son origine de la couche intermédiaire entre l'aponévrose périnéale supérieure et le ligament de Carcassonne (pointe de la prostate, portion membraneuse de l'urèthre).

Nous mitigerons, du reste, le radicalisme de ces deux propositions lorsque, à propos de l'étude synthétique du périnée, nous esquisserons la marche générale des infiltrations d'urine.

§ 4. ZONE SOUS-PÉRITONÉALE ; ESPACE PELVI-RECTAL SUPÉRIEUR. (Richet.)

Au-dessus du releveur de l'anus et de l'aponévrose périnéale supérieure qui nous sont déjà connus, on rencontre le tissu conjonctif sous-péritonéal parcouru par les *vaisseaux hémorrhoïdaux moyens et vésicaux* qui, des troncs hypogastriques, se rendent au rectum et à la vessie.

Le sacrum en arrière, le releveur anal en bas, et, en avant, le péritoine qui descend du rectum vers la vessie, circonscrivent un espace prismatique à base postérieure, auquel Richet a donné le nom d'*espace pelvi-rectal supérieur*, par opposition à l'*espace pelvi-rectal inférieur* ou fosse ischio-rectale de Velpeau. Le tissu conjonctif de l'espace pelvi-rectal supérieur est en libre communication avec toute la couche celluleuse sous-péritonéale ; ce qui explique comment des épanchements d'urine, prenant point d'appui sur l'aponévrose périnéale supérieure, ont pu s'élever jusqu'à la concavité du diaphragme.

§ 5° RECTUM.

Le segment périnéal du rectum, autrement dit toute la portion d'intestin qui s'étend du cul-de-sac péritonéal à l'anus, contracte avec l'appareil urinaire des rapports extrêmement importants, dont nous allons nous efforcer de bien préciser la nature, afin d'en déduire toutes les conséquences physiologiques, pathologiques et opératoires qu'ils comportent.

Dans la cavité pelvienne, l'intestin recouvert par le péritoine descend sur la ligne médiane en décrivant une courbe antéro-postérieure concentrique à celle du sacrum. Lorsque la séreuse l'abandonne pour se porter sur la face postérieure de la vessie, l'intestin continue, au-dessous du cul-de-sac, sa marche oblique en bas et en avant, se rapprochant ainsi de plus en plus de l'appareil urinaire. A partir du col vésical, le contact est immédiat entre la prostate revêtue de ses membranes, et la face antérieure du rectum

Parvenu à 5 ou 10 millimètres de la pointe prostatique, l'intestin, changeant de direction, se coude en bas et en arrière pour gagner l'ouverture anale, tandis que le conduit excréteur de l'urine continue à fuir en avant vers la symphyse.

Au-dessous du cul-de-sac péritonéal, l'appareil urinaire et la partie inférieure de l'intestin décrivent donc deux courbes adossées par leur convexité et tangentes l'une à l'autre au niveau de la face postérieure de la prostate. Deux triangles, opposés par le sommet, existent, l'un au-dessus, l'autre au-dessous du point de contact des deux courbes.

Dans un but d'ordre et de clarté, nous diviserons la portion sous-péritonéale du rectum en deux segments : l'un supérieur ou prostato-péritonéal, l'autre inférieur ou ano-prostatique.

Segment prostato-péritonéal du rectum.— C'est le nom que nous donnons à la portion d'intestin qui s'étend depuis le cul-de-sac péritonéal jusqu'à 5 millimètres de la pointe de la prostate. La paroi antérieure de ce segment est concave dans le sens longitudinal et plate dans le sens transversal. Elle est en rapport, de haut en bas, avec le bas-fond de la vessie, le trigone et les trois quarts supérieurs de la face postérieure de la prostate ; latéralement, elle touche les vésicules séminales. Ces rapports n'ont lieu qu'à travers l'aponévrose prostato-péritonéale, doublée elle-même, du côté du rectum, par une couche de tissu conjonctif qui va, en diminuant d'épaisseur, depuis le cul-de-sac séreux, sous lequel elle est lâche et assez abondante, jusqu'au niveau de la prostate, où elle devient très-mince et plus serrée.

L'ensemble des parois contiguës du rectum et de la vessie, réunies par la couche musculo-conjonctive intermédiaire, constitue *la cloison recto-vésicale.*

Deux points méritent particulièrement d'être mis en relief dans la structure de cette cloison : sa faible épaisseur et sa laxité.

Le peu d'épaisseur de la cloison recto-vésicale explique :

1° La saillie anormale, reconnaissable au toucher rectal, que font, dans l'intestin, la prostate hypertrophiée et la vessie distendue par une rétention d'urine ;

2° La possibilité d'atteindre, par le rectum, la région sous-péritonéale du réservoir urinaire (ponction de la vessie, taille recto-vésicale de Sanson) ;

3° La perforation de l'intestin, soit par l'urine extravasée, soit par le cathéter engagé dans une fausse route.

La laxité du tissu conjonctif, placé entre le rectum et l'aponévrose prostato-péritonéale, permet de comprendre :

1° Comment les deux principaux viscères du pelvis glissent aisément l'un sur l'autre dans leurs alternatives de distension et de retrait ;

2° La faculté qu'a le chirurgien, pendant l'opération de la taille, d'attirer l'intestin en arrière afin de le sauver du couteau au moment de l'incision prostatique ;

3° La méprise dans laquelle sont tombés des lithotomistes inexpérimentés qui, arrivés sur le cathéter égaré en dehors du canal, ont pu se croire dans le col de la vessie, grâce au décollement produit au devant du rectum par le bec de l'instrument.

Segment ano-prostatique du rectum ; triangle recto-uréthral. — Parvenu à 5 millimètres de la pointe de la prostate, le rectum, avons-nous dit, se dirige en bas et en arrière pour se terminer à l'anus. Le dernier coude de l'intestin n'est pas déterminé par la pointe du coccyx, puisque le rectum est séparé de la paroi sacro-coccygienne par un intervalle de 2 centimètres ; c'est par devant que se trouvent les moyens de fixité de l'inflexion rectale, et ces moyens sont : l'anse charnue du releveur et l'aponévrose latérale de la prostate.

L'intestin rectum, ainsi dévié de sa direction première, forme le côté postérieur d'un triangle dont l'urèthre représente le côté antérieur, la peau du périnée, la base, et dont le sommet tronqué est à la pointe de la prostate. C'est dans l'aire de ce *triangle recto-uréthral* que le bistouri fraie la voie aux calculs dans les divers procédés de taille médiane : médiane ordinaire (Vacca-Berlinghieri), bilatérale (Dupuytren), pararaphéale (Bouisson), prérectale (Nélaton), médio-bilatérale (Civiale). Il est donc très-important d'en avoir une connaissance parfaite.

La paroi antérieure du triangle est constituée de haut

en bas : par la portion membraneuse de l'urèthre, entourée de son muscle compresseur, et par le relief arrondi du bulbe. Dans l'angle rentrant compris entre l'urèthre membra-

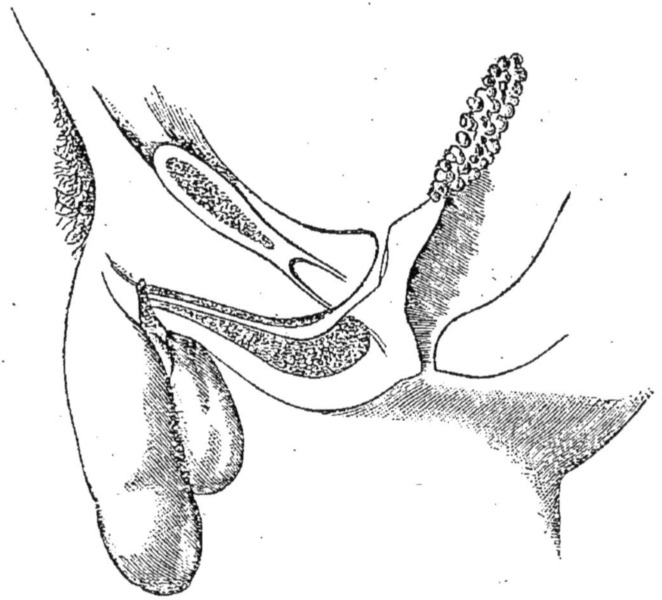

Fig. 11. — *Coupe antéro-postérieure du bassin montrant les rapports du col de la vessie avec la symphyse, du rectum avec le bas-fond vésical et l'urèthre, et du bulbe avec l'anus.* (Réduction d'un plâtre moulé sur une préparation de Sir H. Thompson.)

neux et le bulbe, on remarque les deux glandes de Cowper.

La paroi postérieure est formée par le segment ano-prostatique du rectum, dont la face antérieure, longue de 3 centimètres, se trouve en rapport : au-dessus du sphincter, avec l'urèthre membraneux; au niveau même du sphincter, avec le renflement bulbaire.

De là, la possibilité d'aider au cathétérisme par le toucher rectal et de pénétrer dans l'urèthre en incisant la paroi antérieure du rectum, soit jusqu'à l'anus inclusivement (taille recto-uréthrale de Sanson), soit seulement au-dessus du sphincter (procédé de Maisonneuve).

La base du triangle, représentée par la peau, est plus ou moins étendue dans le sens antéro-postérieur, suivant que le bulbe s'avance plus ou moins près de l'anus.

Nous avons déjà dit qu'en moyenne le cœcum bulbaire était distant de 15 à 20 millimètres de l'ouverture anale; mais dans la cystotomie médiane, lorsqu'on a sectionné le raphé ano-bulbaire ainsi que le ligament de Carcassonne, l'urèthre et le rectum acquièrent une notable mobilité : le premier peut être attiré en avant, le second repoussé en arrière, et l'angle uréthro-rectal acquérir une ouverture de 70° à 80°. C'est alors que l'espace en question constitue réellement un triangle, tandis qu'avant la section libératrice du raphé il avait plutôt l'aspect d'un pentagone dont le bulbe, l'urèthre, le sommet de la prostate, le rectum et la peau, formaient respectivement les côtés.

Le sommet tronqué du triangle est constitué par la pointe de la prostate.

Le triangle recto-uréthral est comblé, de la base au sommet : par les extrémités convergentes du sphincter anal, du bulbo-caverneux et des deux transverses superficiels, par le bord postérieur des transverses profonds, enfin par le muscle adducteur de la prostate et du tissu conjonctif. Il n'y a pas de vaisseau important dans l'aire du triangle : les artères hémorrhoïdales inférieures sont plus en dehors, et les artères transverses sont situées en avant de l'extrémité postérieure du bulbe.

Un mot sur la cavité du rectum.

Le calibre intestinal littéralement réduit à zéro au niveau de son extrémité inférieure ou sphinctérienne (Fig. 11), se dilate en ampoule immédiatement au-dessus. Les parois de l'ampoule rectale sont aplaties d'avant en arrière dans l'état de vacuité et arrondies dans l'état de replétion. O'Beirne (de Dublin) a essayé d'établir, en 1833, que le rectum n'est qu'un tuyau de passage dans lequel les matières stercorales ne séjournent pas et qui n'est, par conséquent, jamais dilaté au-dessus des sphincters. Cette assertion contient une des plus dangereuses erreurs anatomiques que l'on puisse propager. Il suffit de pratiquer le toucher rectal chez l'homme et le toucher vaginal chez la femme, pour se convaincre que, dans l'intervalle des garde-robes, la portion sus-sphinctérienne du rectum se trouve très-souvent occupée et plus ou moins distendue par des scybales.

Ce qui est vrai, c'est que la distension rectale, même considérable, se borne à refouler en avant le système vésico-prostatique; les bords de l'intestin, assujétis aux bords de la prostate par l'aponévrose pubio-rectale, ne peuvent jamais s'avancer en avant de la glande de façon à l'englober dans un demi-cylindre. Seulement, plus l'ampliation intestinale est grande, plus intime devient le contact entre la prostate et le rectum; sans compter que les tuniques de l'intestin, soutenues par le boudin qui les distend, se laisseront plus aisément diviser par le bistouri ou le lithotome, que dans l'état de flaccidité ou de rétraction.

Il est donc prudent de provoquer une bonne exonération intestinale avant de procéder à la cystotomie, et généralement avant d'entreprendre une opération de quelque importance sur l'appareil urinaire.

II.

SYNTHÈSE DU PÉRINÉE.

Un rapide coup d'œil d'ensemble promené sur la région périnéale et les organes qui la traversent, va nous permettre de mettre en relief les grandes lignes de ce labyrinthe, de jeter du jour dans toutes les gaînes qu'on y rencontre, de saisir la parfaite harmonie de tous ces agencements organiques avec ce qu'on peut appeler les lois générales de l'anatomie, enfin de donner avec clarté la formule anatomique de quelques faits pathologiques et opératoires qui n'ont pu trouver place dans notre étude analytique.

Le périnée représente, avons-nous dit, une épaisse cloison fermant en bas la cavité pelvienne. S'il ne servait qu'à cet usage, comme, par exemple, la paroi antérieure de l'abdomen, sa structure serait des plus simples; il se composerait uniquement d'une superposition de feuillets alternativement musculaires et aponévrotiques. Mais deux canaux, l'urèthre et le rectum, cheminent dans son épaisseur, circonstance qui va forcément rompre l'homogénéité de structure dont nous parlions tantôt. Et cependant, au milieu de cette complexité apparente, nulle dérogation aux lois générales qui régissent, dans tout l'organisme, les rapports des tubes perforants avec les couches pénétrées. Rappelons les deux principales de ces lois :

1° Quand une membrane aponévrotique est traversée par un conduit, elle n'offre généralement pas à ce conduit un simple trou fait à l'emporte-pièce ; bien au contraire, elle s'invagine sur elle-même, du moins dans une partie de son épaisseur, autour du conduit qui vient à sa rencontre, et se prolonge ensuite sur lui sous forme de tubulure protectrice.

2° Les plans musculaires striés n'étant généralement pas tissés, nattés comme les aponévroses, mais simplement composés de fibres parallèles, se comportent de l'une des deux manières suivantes à l'égard des conduits viscéraux :

Ou bien le plan charnu écarte ses faisceaux et forme une ellipse complète autour du tuyau membraneux ;

Ou bien les fibres musculaires s'incurvent autour d'une partie de la circonférence du cylindre, de façon à lui constituer non pas un cercle contractile complet, mais seulement une anse de constriction.

Dans l'un et l'autre cas, le plan perforé contracte des adhérences avec le tube perforant et devient ainsi pour ce dernier une véritable annexe fonctionnelle.

Eh bien ! ces deux lois sont inscrites dans tous les détails de la structure du périnée.

Jetons, en effet, les yeux sur les couches contractiles de

la cloison pelvienne ; nous avons comme résumé de la musculature de la région :

Sur le plan superficiel, deux ellipses : l'une antérieure ou uréthrale (bulbo-caverneux), l'autre postérieure ou rectale (sphincter de l'anus) ;

Sur le plan profond, trois anses concentriques, savoir : le muscle de Wilson pour la portion membraneuse de l'urèthre, le muscle adducteur de la prostate pour la portion prostatique, le relèveur de l'anus pour le rectum.

Entre l'étage inférieur occupé par les fibres elliptiques et l'étage supérieur, occupé par les fibres à anse, s'insinue une membrane forte et plate : l'aponévrose moyenne du périnée. Mais cette aponévrose n'existe que dans la moitié antérieure de la région ; il s'ensuit que si l'ellipse bulbo-caverneuse est réellement séparée des deux anses uréthrales, les choses ne se passent pas de même en arrière, où nous voyons l'ellipse sphinctérienne se continuer supérieurement avec l'anse du releveur, en sorte que les deux muscles semblent ne faire qu'un seul organe infundibuliforme dont le releveur constitue la portion évasée, et le sphincter le goulot.

De plus, les ellipses, aussi bien que les anses, n'ont pas de simples rapports de contiguité avec l'urèthre et le rectum ; elles leur sont unies par l'une ou les deux extrémités de leur grand diamètre, ce qui les transforme, pour ces conduits, en autant de muscles constricteurs physiologiquement comparables aux constricteurs du pharynx, par exemple.

Les aponévroses se conforment également à la loi qui les concerne.

En effet :

L'aponévrose inférieure livre passage, vers la pointe du triangle périnéal antérieur, au cylindre pénien. Or, nous avons vu qu'au lieu d'être circulairement interrompue à ce niveau, elle se prolonge sous forme d'un manchon fibro-celluleux sur toute la longueur de la verge jusqu'au gland.

Quant à l'aponévrose moyenne, elle se compose, avons-nous dit, de deux feuillets superposés.

Le feuillet inférieur est traversé, vers le milieu de sa surface, par la fin de l'urèthre membraneux. Va-t-il offrir au canal un simple trou circulaire ? — Nullement ; il va s'invaginer, en quelque sorte, autour du renflement bulbaire situé au-dessous ; de là, une tubulure périspongieuse qui constituera la partie moyenne de l'aponévrose périnéale inférieure et reliera solidement le bulbe au ligament de Carcassonne.

Le feuillet supérieur rencontre, à son tour, l'origine de la portion membraneuse de l'urèthre.

Ici encore nous allons observer, non pas un orifice, mais une invagination du plan fibreux; seulement l'invagination ne peut avoir lieu par en bas, attendu qu'au-dessous du feuillet aponévrotique le cylindre uréthral n'est pas libre, prolongé qu'il est, par le muscle transverse profond, jusqu'au bord osseux ischio-pubien. L'invagination se fera en haut, sur les côtés de la prostate, qui se trouvera ainsi encaissée entre deux expansions fibreuses verticalement ascendantes (aponévroses latérales de la prostate).

Reste enfin l'aponévrose périnéale supérieure. Suivons-la d'arrière en avant.

Autour du cylindre rectal la membrane ne peut envoyer de gaîne au-dessous du releveur, puisque le plan de ce muscle relie de fait la tunique périphérique de l'intestin jusqu'aux parois pelviennes, absolument comme le transverse profond continue l'urèthre jusqu'à l'ischion. Supérieurement, au contraire, le cylindre intestinal est libre et l'aponévrose se prolonge verticalement autour de lui sous forme d'un manchon celluleux. (Fig. 9.)

Au milieu du plancher périnéal, entre l'anse de l'adducteur prostatique et l'anse de Wilson, passent le col de la vessie et la base de la prostate. Eh ! bien, notre aponévrose s'invagine en bas, entre les deux anses, pour aller rejoindre les aponévroses pubio-rectales; et, de plus, elle envoie en haut une expansion infundibuliforme autour du col de la vessie et des vésicules séminales. (Aponévrose prostato-péritonéale.)

Enfin, tout à fait en avant, l'aponévrose tendrait aussi à se replier dans l'aire de l'anse de Wilson; mais, se trouvant sous-tendue par les deux ligaments antérieurs de la vessie, elle ne peut décrire entre ces deux cordes tendineuses qu'une simple dépression analogue aux fossettes qui, sur la paroi abdominale antérieure, sont interposées entre l'ouraque, l'artère ombilicale et l'artère épigastrique.

Et maintenant, ajoutons, comme annexes:

Les deux transverses superficiels et les ischio-caverneux, chacun enveloppé d'une gaîne celluleuse; le transverse profond autour de l'urèthre membraneux; le muscle strié antérieur de la prostate au-devant de l'urèthre prostatique;

Plaçons au-dessous de l'aponévrose inférieure, du tissu cellulaire et la peau;

Au-dessus de l'aponévrose supérieure, du tissu cellulaire et le péritoine;

Dans l'épaisseur des différentes couches, des vaisseaux et des nerfs;

Et nous aurons la synthèse complète du plancher pelvien.

Reprenons avec soin cet exposé synthétique afin de bien préciser les différentes couches et gaînes périnéales, dont les linéaments ne se sont peut-être que vaguement détachés au milieu d'une description analytique encombrée de détails. Nous nous trouverons ensuite en mesure d'esquisser les principaux traits d'un important sujet de pathologie urinaire: la marche des infiltrations.

A. — Entre la peau et l'aponévrose périnéale inférieure nous avons la couche sous-cutanée, composée elle-même de deux feuillets :

Uu feuillet superficiel cellulo-aréolaire, communiquant librement avec le plan homologue de toutes les régions circonvoisines ;

Et un feuillet profond, cellulo-lamelleux, continu en avant avec le fascia lamelleux du pénis et l'enveloppe dartoïque des bourses, mais arrêté latéralement sur la branche ischio-pubienne, et fixé, en arrière, sur la gaîne des transverses.

Donc : tout épanchement hématique, purulent ou urinaire, placé au-dessus ou dans l'épaisseur du feuillet lamelleux, fera saillie dans la région périnéale antérieure, gagnera le scrotum, le pénis et, par le pénis, la région abdominale antérieure. En arrière, il s'arrêtera au-devant de l'anus ; latéralement, il ne pourra fuser vers les cuisses.

Cependant, l'infiltration sous-cutanée fémorale pourra se produire *consécutivement* par un des deux mécanismes suivants :

Quand l'épanchement a gagné la paroi abdominale antérieure, il tend toujours à remonter vers la poitrine, parce qu'en bas, le feuillet lamelleux abdominal adhère par sa face profonde au ligament de Poupart. Mais si l'épanchement s'étend en largeur en même temps qu'en hauteur, il atteindra les flancs par-dessus la crête iliaque et, contournant les régions fessière et trocantérienne, il apparaîtra sous la peau de la cuisse.

Le liquide migrateur peut encore envahir la couche sous-cutanée fémorale sans prendre un aussi long détour. Il lui sufit, en effet, d'user l'épaisseur du fascia lamelleux pour faire irruption dans le tissu aréolaire et, dès lors, ne plus connaître de bornes à sa propagation. Or, la puissance destructive de l'urine amène rapidement ce résultat.

Quoi qu'il en soit, *au début*, l'épanchement se maintiendra dans les limites que nous avons indiquées.

B. — Entre l'aponévrose inférieure et l'aponévrose moyenne apparaît la triple racine de la verge. Pratiquement, nous pouvons considérer l'aponévrose inférieure comme une membrane continue, se reliant derrière les transverses avec le ligament de Carcassonne et, en avant, avec le fourreau aponévrotique du pénis. Nous avons conséquemment ici une longue gaîne, triangulaire et aplatie dans la région périnéale, cylindrique dans la région pénienne. Cette gaîne est partout close ; elle ne communique ni avec les bourses, au-dessus desquelles elle passe comme un tuyau, ni avec la région ano-coccygienne, dont la sépare la gaîne du transverse, ni avec la région crurale, à cause des insertions ischio-pubiennes. Ce n'est que sur les côtés du ligament suspenseur de la verge que la gaîne, réduite à l'état de membrane conjonctive, ne forme plus une barrière sérieuse aux infiltrations.

Donc, tout épanchement produit au-dessus de l'aponévrose périnéale inférieure et contenu dans la loge périnéo-pénienne, ne pourra proéminer d'abord qu'au périnée et sur le pénis. Il respectera les bourses, en avant, et le pourtour de l'anus, en arrière. Toutefois, pour peu que l'extravasation soit abondante, elle ne tardera pas à s'ouvrir, sur les côtés du ligament suspenseur, un libre débouché vers la région hypogastrique.

Si l'aponévrose inférieure, qui est peu résistante, du reste, vient à céder, l'épanchement prendra les caractères de l'infiltration lamelleuse. Après la cystotomie médiane qui intéresse si fréquemment le bulbe, on observe presque toujours l'ecchymose du scrotum ; c'est parce que le bistouri, avant de léser le bulbe, a forcément coupé l'aponévrose périnéale inférieure et, par cette boutonnière, le sang s'extravase dans la couche lamelleuse qui le conduit sous la peau des bourses.

C. — Entre le feuillet inférieur de l'aponévrose de Carcassonne et l'aponévrose périnéale supérieure on rencontre trois gaînes : une médiane, occupée par la portion membraneuse de l'urèthre et la prostate ; deux latérales, occupées par les releveurs et le prolongement antérieur du creux ischio-rectal. (Fig. 1.)

La gaîne prostatique, la plus importante de toutes, est complétement close de toutes parts. Effectivement, nous la voyons fermée : en bas, par le feuillet inférieur de l'aponévrose moyenne; sur les côtés, par les aponévroses pubio-rectales; en haut, par l'aponévrose pubio-prostatique; en arrière, par l'aponévrose prostato-péritonéale; en avant, par le tiers inférieur de la symphyse et le ligament triangulaire sous-pubien.

Qu'arrivera-t-il si de l'urine vient à tomber dans cette cavité, qu'elle y soit amenée par un abcès de la prostate, par une crevasse de la portion membraneuse de l'urèthre, par une fausse route ou par un débridement chirurgical? — Le liquide, trouvant partout porte close, ne pourra que refluer vers l'urèthre. De là, la bénignité si connue des fausses routes qui n'intéressent que le tissu de la prostate, sans faire brèche à sa coque fibreuse. Aussi, comme disait Velpeau, que de fausses routes prostatiques ignorées et conséquemment absoutes!

De là encore l'idée du cathétérisme forcé dans la rétention de cause prostatique, cathétérisme qui n'est, au fond, qu'une ponction de la vessie par la prostate.

De là enfin, dans les différents procédés cystotomiques, le précepte de maintenir le débridement profond dans les limites de la prostate, précepte qui a conduit à l'invention du lithotome.

Si, cependant, l'épanchement, par son abondance, parvient à forcer les parois capsulaires, qu'adviendra-t-il? — Il adviendra que, de toutes les parois, la postérieure étant la plus faible, cédera la première, spécialement vers sa partie inférieure, ce qui permettra au liquide d'arriver au-dessous des releveurs où il rencontrera le tissu cellulaire de la fosse ischio-rectale qu'il enflammera vivement autour de l'anus.

Les ouvertures faites à la gaîne prostatique par l'instrument tranchant sont très-exposées à conduire le liquide destructeur dans le tissu conjonctif sous-péritonéal. Le plus souvent, en effet, l'incision, dépassant en haut la base de la glande, atteint la vessie, qui, elle, est entourée par l'atmosphère celluleuse sous-péritonéale. De plus, près de la base du cône prostatique, l'aponévrose pubio-rectale ne fait plus qu'un seul feuillet avec l'aponévrose périnéale supérieure (fig. 1); conséquemment, à cette hauteur, couper l'aponévrose latérale de la prostate, c'est diviser la suprême barrière qui garantit le tissu cellulaire intra-pelvien. Pratiquée un peu plus bas, au contraire, la boutonnière de l'aponévrose latérale conduira l'urine dans la loge des releveurs que nous allons examiner, mais laissera intacte la zone sous-péritonéale. Voilà pourquoi, dans les opérations de taille, la division complète du sommet de la prostate n'entraîne pas les mêmes conséquences que la division complète de la base[1].

De chaque côté de la loge prostatique se trouve la loge des releveurs, limitée : en haut, par l'aponévrose périnéale supérieure ; en bas, par la partie horizontale du feuillet supérieur de l'aponévrose moyenne; en dehors, par l'aponévrose de l'obturateur interne. Au-dessous des fibres musculaires existe un peu de tissu cellulo-graisseux, prolongement de la graisse ischio-rectale. Une fuite d'urine, s'en-

[1] Quelques auteurs modernes, dont le nom fait justement autorité, se fondant sur ce fait que, dans toute cystotomie périnéale, le sommet du cône prostatique est toujours complétement divisé par l'instrument tranchant, estiment que dépasser la coque fibreuse de la glande n'est pas chose aussi grave qu'on l'avait cru jusqu'ici. D'où ils concluent qu'il vaut mieux débrider largement la filière que de s'exposer, par des tractions intempestives, à faire plus de dégâts que n'en produirait le couteau. Le conseil, s'il était fondé, mériterait assurément d'être pris en grande considération ; mais, pour cela, il faudrait prouver que les sections totales du sommet de la glande font brèche, aussi bien que celles de la base, dans le tissu cellulaire du pelvis. M. Richet l'assure. Nos dissections nous portent à penser le contraire, non pas si l'on coupe la prostate suivant le diamètre transversal, mais si on l'incise suivant les rayons inférieurs ou obliques.

gageant dans cette gaîne, ne peut évidemment aboutir qu'au creux ischio-rectal.

Donc, tout épanchement urinaire qui prendra sa source entre le feuillet inférieur de l'aponévrose de Carcassonne et l'aponévrose périnéale supérieure sera d'abord arrêté dans tous les sens.

Plus tard, si le feuillet supérieur de l'aponévrose moyenne vient à céder, ou bien la membrane pubio-rectale, ou bien la membrane prostato-péritonéale, l'infiltration gagnera non le périnée, les bourses ou la verge, mais les côtés et le pourtour de l'anus.

D. — Au-dessus de l'aponévrose périnéale supérieure il n'y a plus que la vessie et le rectum, plongés l'un et l'autre dans une atmosphère de tissu conjonctif à larges mailles qui confine au péritoine.

L'urine venant à faire irruption dans cette couche sera arrêtée, en bas, par l'aponévrose supérieure qui l'empêchera de se porter vers les régions superficielles; le liquide promènera conséquemment ses ravages dans tout le tissu cellulaire abdomino-pelvien. L'insulte traumatique subie, les lésions vésico-prostatiques supposées et, par dessus tout, la sévérité des symptômes généraux seront, dans ces graves conjonctures, les principaux éléments du diagnostic. En arrière du rectum, cependant, l'aponévrose étant dépourvue de résistance permet généralement au phlegmon de fuser entre les fibres du releveur jusqu'autour de l'anus. Par les orifices inguinaux, fessiers, obturateurs, ischiatiques, les régions abdominale antérieure, fessière et crurale peuvent à leur tour être envahies. Nous avons vu un phlegmon urineux, consécutif à une fracture du pubis, disséquer toute la cuisse et fuser jusqu'au genou sans proéminer au périnée ni autour de l'anus.

En résumé, tout épanchement d'urine appartient, par ses manifestations primitives, à l'une des quatre variétés anatomiques suivantes :

1° *Variété périnéo-scrotale.* — Le périnée, le scrotum, le

pénis, l'hypogastre sont envahis ; l'anus, les cuisses restent intacts. L'infiltration procède d'une crevasse uréthrale, bulbaire ou spongieuse, avec rupture de l'aponévrose périnéale inférieure.

2° *Variété périnéo-pénienne.*— Ne diffère de la précédente que par l'intégrité du scrotum : l'épanchement s'étend du périnée au pénis, en traversant les bourses, à la manière d'un cylindre noueux. Le siége de la lésion uréthrale est le même que dans la première variété; seulement l'aponévrose périnéale inférieure a résisté.

3° *Variété anale.* — Le pourtour de l'anus, la fosse ischio-rectale, sont envahis primitivement ; le périnée reste indemne ainsi que le pénis et le scrotum.

L'infiltration prend sa source dans le segment uréthral compris entre le feuillet inférieur de l'aponévrose moyenne et l'aponévrose périnéale supérieure.

4° *Variété intra-pelvienne.* — L'urine, retenue dans le bassin, ne donne lieu à aucune intumescence extérieure. La déchirure occupe la face inférieure de la vessie ou la partie supérieure du segment prostatique de l'urèthre ; dans ce dernier cas, la coque prostatique est rompue.

Telle est la formule anatomique des épanchements d'urine.

Mitigeons, à présent, l'absolutisme de ces propositions par l'inévitable correctif clinique :

Tenons compte, par exemple, des barrières improvisées que l'inflammation des tissus peut opposer à la marche du liquide, surtout si l'épanchement ne se produit que par une petite ouverture ;

Souvenons-nous aussi que les membranes aponévrotiques les plus fortes peuvent livrer passage à l'urine à travers les interstices de leurs faisceaux ;

Et nous serons en possession de toutes les données positives de la science.

MALADIES

DES

ORGANES URINAIRES.

PREMIÈRE LEÇON.

INTRODUCTION : DIAGNOSTIC.

MESSIEURS,

La série de conférences que je me propose de vous faire sur les maladies chirurgicales de l'appareil urinaire, aura surtout pour but de vous donner les connaissances qui vous seront les plus utiles au lit du malade. Afin de ne pas trop charger notre cadre, nous laisserons volontairement de côté l'anatomie et la physiologie de ces organes.

L'enseignement didactique de la chaire ne saurait vous apprendre toutes ces manœuvres cliniques, tous ces petits détails du diagnostic ou du traitement qu'on n'acquiert que par l'expérience et qui sont ensuite si utiles dans la pratique. — La fréquentation des hôpitaux elle-même ne peut pas davantage vous conduire à cette précieuse initiation, car il n'est pas d'hôpital qui fournisse des sujets en assez grand nombre. — C'est ici, Messieurs, c'est dans nos entretiens familiers que vous trouverez en grande partie le dernier complément de votre éducation professionnelle. Quant à moi, mon objectif constant sera de mettre à votre portée le fruit de longues années d'expérience, autant du moins qu'il me sera possible de le faire dans les quelques heures que j'aurai à vous consacrer.

Deux raisons m'ont fait choisir les maladies des organes urinaires pour sujet de ces leçons cliniques.

La première, c'est que nos salles, réunissant toujours un certain groupe de ces affections, la matière ne saurait manquer à notre enseignement clinique hebdomadaire.

La seconde, c'est qu'il n'est pas, à mon sens, de classe de maladies où le manque d'instruction expose à de plus grossières méprises ; qu'il n'en est pas, non plus, qui soient traitées avec autant de succès, quand les indications en sont bien saisies ; qu'on n'en saurait trouver enfin, dans lesquelles une main habile puisse faire autant pour le soulagement des malades et pour l'honneur de l'art. Il est donc on ne peut plus important que vous en ayez une connaissance parfaite.

Voici la classification que j'ai adoptée, et dans une série de seize leçons, j'espère vous faire parcourir la plupart des affections comprises dans la première partie.

I.

MALADIES DES VOIES URINAIRES.

A. *Maladies essentiellement inflammatoires :*

Uréthrite, } Aiguës et chroniques.
Prostatite, }
Cystite, }

B. *Maladies essentiellement obstructives :*

Rétrécissement de l'urèthre,
Hypertrophie de la prostate.

C. *Affections calculeuses :*

De l'urèthre,
De la prostate,
De la vessie,
Des bassinets.

D. *Tumeurs malignes et bénignes :*

De la prostate,
De la vessie.

II.

MALADIES DES ORGANES SÉCRÉTEURS :

Lésions organiques du rein ;

Altérations de l'urine produites par des maladies constitutionnelles : maladie de Bright, diabète sucré.

Avant de commencer cette étude, permettez-moi de m'expliquer sur le titre que j'ai donné à ces leçons : « Maladies *chirurgicales* des organes urinaires. »

Vous êtes en droit de me demander : Quelles sont, parmi les maladies des organes urinaires, celles qui sont chirurgicales ? — quelles sont celles qui ne le sont pas ?

J'avoue qu'il m'est plus facile de répondre à la première question qu'à la seconde.

On admet généralement que les lésions que nous avons groupées dans la première partie de notre tableau, celles qui intéressent les voies urinaires jusqu'aux reins exclusivement, sont le lot du chirurgien. Les autres sont dévolues au médecin.

Je ne saurais souscrire à cette manière de voir. Il est, en effet, impossible de diagnostiquer une seule de ces maladies sans les bien connaître toutes; et, dans l'espèce, le diagnostic implique un degré suffisant d'habileté à manier la sonde ou le cathéter. Or, le médecin ne se livre à aucune exploration instrumentale ; je ne dis pas qu'il en soit incapable, mais l'usage veut qu'il n'en fasse pas. Et pourtant, on ne saurait pas plus traiter les maladies des organes urinaires sans le secours de la sonde, qu'on ne pourrait traiter les affections de la poitrine sans être familiarisé avec l'emploi du stéthoscope. Je me trouve donc conduit, à l'encontre de l'opinion généralement reçue, à regarder toutes les maladies des organes urinaires comme faisant partie du domaine de la chirurgie.

Notre route étant ainsi tracée, essayons de la parcourir.

Dès nos premiers pas, nous rencontrons la question du *diagnostic*. Je ne dirai presque rien aujourd'hui de la pathologie ni du traitement des maladies urinaires. Le problème qu'il nous faut envisager d'abord est celui du diagnostic, et vous n'ignorez pas que, dans toute maladie, c'est le plus important. Connaissez à fond ce que vous avez à traiter, le traitement lui-même n'offrira que peu de difficultés. On trouve toujours un traitement dans les livres, on n'y saurait apprendre un diagnostic, celui-ci ne pouvant être réalisé que par l'application de certaines règles déduites de l'expérience. C'est la première chose qu'il faille apprendre et pratiquer, c'est la dernière qu'on puisse parfaitement acquérir. En fait, nul homme, quelle que soit sa longévité, n'arrivera jamais à être un diagnosticien accompli. Il pourra, sans doute, approcher de la perfection, mais, s'il est actif et laborieux, comme il doit toujours être, il verra constamment augmenter sa puissance diagnostique aussi longtemps qu'il vivra. Voilà pourquoi l'âge et l'expérience donnent de la valeur à une opinion. Il n'y a qu'une longue observation et une vaste expérience qui permettent à un homme d'arriver au diagnostic avec plus de certitude que ne le peut un praticien plus jeune.

Il ne suffit pas d'étudier l'art du diagnostic : il faut encore apprendre l'art de *porter un diagnostic rapide*.

Appelé auprès du malade, votre conduite dépendra

souvent des trois ou quatre premières minutes de votre entrevue. Sans doute il peut vous paraître aisé de rentrer tranquillement chez vous, réfléchir sur le cas, consulter vos auteurs, puis conclure que le malade a telle ou telle chose.

Pauvre et infidèle expédient, Messieurs, tout au plus préférable à la conduite du praticien qui tenterait le traitement d'une maladie sans avoir cherché, au préalable, à se former de sa nature une idée plus ou moins plausible. Le vrai garant du succès dans la pratique, le véritable cachet de la supériorité professionnelle, c'est la faculté d'établir un diagnostic aussi rapide qu'approfondi du cas qui se présente.

En vous conviant à cette étude, je ne saurais vous promettre que dans une heure vous sortirez de cet amphithéâtre diagnosticiens de première force. Mais je puis vous donner la *méthode*, celle qu'après beaucoup de méditation et d'expérience j'ai trouvée la meilleure, et vous pourrez ensuite l'appliquer vous-même.

Vous devez d'abord poursuivre votre diagnostic d'après un plan uniforme, c'est-à-dire adopter pour tous les cas de maladies de l'appareil urinaire le même mode d'investigation. Et, soit dit en passant, cette ligne de conduite est applicable à la plupart des autres maladies.

Vous vous proposez de recueillir des *faits*, et votre diagnostic consistera dans l'*induction* que vous tirerez de ces faits. Efforcez-vous donc d'arriver aux faits par la voie la plus courte et la méthode la plus sûre. Questions orales, observation visuelle, exploration manuelle et instrumentale, examen des sécrétions : réunissez et coordonnez tous ces éléments d'information.

D'abord, l'observation par questions. Puis, l'exploration par la vue, par la main, par les instruments qui ne sont, après tout, que les auxiliaires de nos sens. Ainsi, vous n'avez pas le doigt assez long pour pénétrer dans ces étroits passages, vous le prolongez au moyen de la sonde. De même pour la vue : l'endoscope, quelle qu'en soit la valeur, — nous y reviendrons plus tard — n'est qu'un moyen de reculer les bornes de nos facultés visuelles.

Voyons d'abord les questions :

Vous pourrez tirer au clair la plupart des cas d'affections urinaires, — cinq sur six, — par quatre questions principales et les questions secondaires que chacune d'elle comporte.

J'adresse toujours au malade, et dans l'ordre suivant, les quatre questions que voici :

1° « *Urinez-vous souvent ?* » Si oui, « combien de fois par jour ? » — Puis, comme sous-question, je demande si la miction est plus fréquente pendant le jour ou pendant la nuit, — si elle est influencée par les mouvements ou quelque autre circonstance particulière. Je vous dirai plus tard ce que vise cette première question ;

2° « *Éprouvez-vous de la douleur en urinant ? avant, pendant ou après le passage de l'urine ?* » — Je note si cette douleur ne se produit pas aussi dans d'autres moments, — si elle est provoquée ou aggravée par un brusque mouvement du corps; — enfin, j'en précise le siége;

3° « *Votre urine a-t-elle changé de caractère* » ? — Je m'informe, en outre, si le malade a remarqué quelque chose d'insolite dans son jet, — si son urine est claire ou trouble. Il est possible que le malade vous réponde que son urine est trouble et, qu'en poursuivant votre interrogatoire, vous appreniez qu'elle sort parfaitement claire et ne s'épaissit que par le refroidissement et le repos.

Subsidiairement, vous vous enquérez du poids spécifique et de la quantité d'urine rendue. Il faut accorder à la quantité physiologique d'urine des limites très-larges, quoique, vous le savez déjà, cette quantité soit un élément très-important pour le diagnostic des maladies du rein.

Enfin, le jet peut être mince, biffurqué, tordu, ou s'arrêter brusquement au milieu de la miction;

4° « *Urinez-vous ou avez-vous uriné du sang?* » — Ce sang est-il noir ou vermeil, — apparaît-il à la fin ou au commencement, voire même en dehors de la miction? — etc., etc.

Telles sont mes quatre questions diagnostiques. Mais, permettez-moi de vous le faire observer, les réponses que vous en obtiendrez, dépendront beaucoup de la manière dont vous les aurez posées. Le malade ne se possède pas toujours, ou bien il ne comprend pas clairement ce que vous lui demandez. Si vous voulez des réponses exactes, soyez très-clair, très-précis dans vos demandes. En réalité, dans toute espèce de recherches, en médecine comme ailleurs, la plus sérieuse difficulté est d'arriver aux faits; et, laissez-moi vous le répéter encore, le diagnostic consiste dans la connaissance des faits : sans eux, il est impossible.

Appliquons maintenant ces données au diagnostic des maladies inscrites sur notre tableau :

1° FRÉQUENCE DES MICTIONS.

Il n'est pas de maladie sérieuse des organes urinaires, — sauf une ou deux exceptions que je vais vous faire connaître — qui ne s'accompagne de plus ou moins de fréquence dans la miction. Voici d'abord une de ces exceptions : un homme peut avoir un rétrécissement très-étendu, avec grande finesse du jet, et pourtant ne se point plaindre, durant plusieurs années, de la moindre fréquence dans l'émission de ses urines.

Maintenant, jetez les yeux sur notre tableau où les maladies sont surtout classées dans l'ordre le plus commode pour l'étude. Vous remarquez d'abord : les maladies inflammatoires : de l'urèthre, de la prostate, de la vessie. Or, dans toutes, il y a des envies fréquentes d'uriner. Toutefois — et voici la deuxième exception dont je vous parlais tantôt — l'uréthrite ne s'accompagne nécessairement de ces envies fréquentes, qu'autant qu'elle a envahi les parties profondes du canal. Je ne me propose pas de traiter ici de l'uréthrite, que vous pourrez suffisamment étudier dans la salle des consultations ; je ne m'occupe que de la fréquence des mictions comme symptôme concomitant, tardif ou précoce, de ces trois maladies inflammatoires.

La fréquence des mictions accompagne donc :

a L'*uréthrite*, quand celle-ci a envahi les parties profondes du canal.

b La *prostatite chronique*, dans laquelle elle est généralement peu intense.

c La *cystite*, dont elle est un des symptômes caractéristiques.

d Le *rétrécissement de l'urèthre*, ancien et compliqué.

e L'*hypertrophie de la prostate*, et cela, circonstance à noter, à un degré plus prononcé la nuit que le jour.

f Les *affections calculeuses*, où on l'observe d'une façon saillante et presque toujours proportionnelle à la somme de mouvement que s'est permis le malade.

g Les *tumeurs malignes* et *non malignes*, la *pyélite* et presque toutes les *lésions organiques du rein*, la *maladie* de *Bright* et le *diabète*.

h Enfin, *toutes les conditions morbides qui altèrent la composition normale de l'urine avant son arrivée dans la vessie*. Ce fait mérite de nous arrêter un instant. Des urines pâles et aqueuses sont souvent regardées comme non irritantes ; c'est le contraire qui est vrai : ces urines sont en général mal tolérées par la vessie. En fait, la vessie n'est jamais aussi à l'aise que lorsque l'urine qu'elle renferme est d'un poids spécifique moyen ou supérieur à la moyenne. Certaines personnes nerveuses, les *hystériques* entr'autres, ont l'urine presque aussi claire que de l'eau pure, et leur vessie en est toujours plus ou moins incommodée. Dans le *diabète*, où l'urine, modifiée dans sa composition, est encore considérablement accrue dans sa quantité, les mictions fréquentes apparaissent aussi comme une conséquence naturelle.

Notons enfin, avant de quitter ce sujet, que, si l'augmentation de la quantité d'urine s'observe *surtout* dans les affections rénales, la suppression de l'urine révèle *toujours* une maladie des reins.

2° DOULEUR.

La douleur, quand vous en aurez pénétré la nature et précisé le siége, vous mettra déjà sur la voie de votre diagnostic.

Dans la *prostatite*, il y a ordinairement de la douleur à la fin de la miction, douleur semblable, quoique moins sévère, à celle que produit un calcul: la vessie, une fois vide, se contractant sur une prostate sensible.

Dans la *cystite*, la douleur existe généralement *avant* la miction, parce que la muqueuse enflammée est irritée par la distension, et l'organe impatient de se débarrasser de son contenu. La sensation douloureuse siége au-dessus des pubis; elle peut aussi, dans la *cystite aiguë*, s'irradier vers le périnée, mais dans la *cystite chronique* ou *sub-aiguë*, elle est ressentie au-dessus des pubis et au commencement de la miction, non à la fin, à moins cependant que la prostate ne soit affectée, car alors celle-ci provoque une petite douleur à la fin, ainsi que je viens de vous le dire.

Les *rétrécissements de l'urèthre* s'accompagnent souvent de douleur vers le siége de l'obstruction. Vous pouvez vous en assurer par une expérience bien simple : quand vous urinez à plein jet, comprimez brusquement votre canal avec le doigt, de façon à diminuer le jet de la moitié ou même davantage, vous éprouverez à l'instant une douleur aiguë.

Il peut y avoir de la douleur dans *l'hypertrophie de la prostate*, d'autant plus que cette affection est souvent associée à une cystite chronique ; mais ici, la douleur précède l'évacuation, ce qui écarte toute idée de calcul. La vessie, impatiente de se débarrasser de son contenu, ne le peut faire que lentement, la prostate hypertrophiée lui barrant la voie d'expulsion. Aussi, pendant les premières contractions qui ne chassent qu'une faible quantité d'urine, existe-t-il de la douleur au-dessus des pubis et profondément dans le périnée ; mais après la sortie du tiers ou de la moitié du contenu vésical, le malade est soulagé.

Je ne m'arrêterai pas aux *affections calculeuses de l'urèthre*. Le calcul n'est ici qu'un hôte temporaire que la main peut souvent percevoir à l'extérieur, et dont, pour ce motif, le diagnostic n'offre que rarement de difficulté.

Les *calculs de la prostate* sont rares ; je craindrais, en m'y arrêtant, de trop compliquer cet exposé que je m'efforce, avant tout, de rendre simple. Mais j'appellerai votre attention sur une affection plus fréquente :

Les calculs de la vessie. La douleur revêt ici des traits vraiment caractéristiques. D'abord, elle apparaît à la fin de la miction, alors que l'urine expulsée laisse en contact immédiat avec la rude surface de la pierre la membrane muqueuse de la vessie, et, selon toute probabilité, la muqueuse du col dont la sensibilité est exquise. Puis, quand l'urine, descendant goutte à goutte par les uretères, est arrivée en quantité suffisante pour isoler de nouveau la pierre des parois vésicales, le soulagement est obtenu. De plus, la douleur est ressentie vers l'extrémité du pénis, à un pouce environ de celle-ci, vers la base du gland. Dans la *prostatite*, le col de la vessie, engagé dans la glande, en partage l'irritation et provoque généralement aussi une douleur pénienne, circonstance qui peut faire prendre pour une affection calculeuse une simple inflammation chronique de la prostate. Enfin, la douleur produite par les calculs vésicaux est *aggravée par le mouvement*, ce qui n'arrive pas nécessairement dans les autres maladies. Placez le malade dans un véhicule mal suspendu, dites-lui de sauter une marche d'escalier ou d'exécuter tel autre mouvement brusque, et à l'instant, il accusera une douleur considérable au col de la vessie aussi bien qu'à l'extrémité du pénis.

Quant aux *calculs du rein*, j'ai peu de choses à en dire pour le moment. Ils s'accompagnent naturellement d'une douleur locale, à droite ou à gauche, rarement généralisée aux deux côtés, mais toujours avec tendance à l'exacerbation par le mouvement. La douleur existe presque constamment d'un seul côté, et peut-être plus fréquemment à gauche qu'à droite; elle est souvent ressentie au-dessus de la hanche et vers la région inguinale du côté affecté, même quand le calcul est immobile; l'irradiation inguinale de la douleur n'autorise donc pas à conclure à l'engagement du calcul dans l'uretère. Enfin, dans les affections rénales, le foyer unique ou principal de la douleur réside parfois autour de la vessie et de l'urèthre, circonstance qu'il ne faut jamais perdre de vue.

Les *tumeurs* n'offrent rien de caractéristique au point de vue de la douleur. Elles peuvent occuper tous les points de la vessie, gêner plus ou moins l'émission des urines, et la souffrance qu'elles occasionnent variera suivant qu'elles susciteront de la dysurie ou de la cystite.

3° CARACTÈRES DE L'URINE.

Supposez que votre malade vous ait appris qu'il urine fréquemment, qu'il souffre au bout du pénis et au col de la vessie, et que ses souffrances sont augmentées par le mouvement. Vous vous dites déjà : « Cet homme a probablement une pierre dans la vessie, il faudra que je le sonde. » Deux questions seulement vous ont conduit à cette probabilité, et vous allez vous enquérir des caractères de l'urine. Voyez quel nouveau pas va imprimer à votre enquête la solution de cette troisième question !

Mais avant de reprendre notre tableau à ce point de vue, je vous dois une remarque préliminaire relativement à l'examen de l'urine. Vous devinez qu'il ne saurait être question ici des procédés scientifiques d'analyse que vous êtes censés connaître et dont l'exposé m'entraînerait en dehors de mes attributions ; je désire seulement vous donner un conseil clinique que vous apprécierez, je crois. Chaque fois que vous aurez besoin, pour votre examen, d'un échantillon d'urine, ne vous bornez pas à dire vaguement à votre client de vous en envoyer une certaine quantité dans un flacon : vous n'auriez ainsi qu'un mélange d'une signification équivoque. Ce qu'il vous faut, c'est la sécrétion rénale, plus et seulement, ce qui peut se trouver dans la vessie, c'est-à-dire, un liquide exempt de tout mélange avec les humeurs uréthrales. Conséquemment, que votre malade, afin de balayer son urèthre, laisse d'abord passer quelques cuillerées d'urine qui pourront être recueillies dans un récipient à part. Ce qui s'écoulera ensuite constituera un véritable spécimen d'urine, un spécimen, du moins, dont vous saurez la provenance : ce sera le produit exclusif des secrétions du rein et de la vessie. Supposez que votre patient soit atteint d'une gonorrhée ou d'une prostatite chronique : il a dans le canal une certaine quantité de matière muco-purulente, et si cette dernière est entraînée avec l'urine dans un même vase, comment déterminerez-vous l'origine de ces différents produits ? Comment déciderez-vous, soit à l'œil nu, soit au microscope, que tel ou tel élément provient de l'urèthre, de la vessie, ou des reins ? Ce sera impossible. Mais, supprimez cette cause d'erreur, nettoyez d'abord l'urèthre à la faveur d'un premier jet que vous recevrez dans un verre spécial, un verre à vin, par exemple ; recueillez ensuite le reste dans un grand verre, et vous aurez un échantillon d'urine dont vous pourrez tirer parti. Si je me sentais quelque goût pour l'anecdote, que de bévues ne pourrais-je pas vous citer — et des plus lourdes — causées par l'oubli de cette simple précaution ! Une fois, entr'autres, j'ai vu un praticien instruit, traiter, pour une pyélite, un malade qui n'avait qu'un abondant écoulement de l'urèthre. L'urine était envoyée chez le médecin, deux fois par semaine, dans un flacon soigneusement nettoyé pour la circonstance ; une certaine quantité de pus y ayant été trouvée, et quelqu'autre symptôme étant venu corroborer l'idée d'une pyélite, le malade fut traité pendant des mois pour cette affection, jusqu'à ce qu'enfin un autre chirurgien trouvat que tout le pus venait de l'urèthre, à telles enseignes que la première verrée d'urine, qui avait lavé le canal, renfermait tout le pus, tandis que le reste était parfaitement clair et normal !... Et la « pyélite » disparut par un traitement local de l'urèthre. J'ignore si vous trouverez formulé ailleurs le conseil que je vous donne en ce moment, mais j'espère que vous saurez désormais vous mettre à l'abri de semblables méprises. On ne saurait trop appeler l'attention sur ce petit détail de pratique, malheureusement trop peu connu [1].

Reportons-nous maintenant à notre tableau.

La *prostatite* occasionne dans l'urine des grumeaux plus ou moins abondants, émanés de la portion prostatique de l'urèthre ; mais si, suivant le précepte sus-énoncé, vous faites deux parts du liquide urinaire, vous trouverez toute la matière épaisse dans le pre-

[1] Voyez à la fin de la XVIIe leçon, de plus amples développements à ce sujet.

mier verre, tandis que le contenu du second sera parfaitement limpide.

Dans les *calculs vésicaux*, le premier verre pourra contenir du muco-pus, mais le second en renfermera encore davantage, car il est rare qu'une pierre vésicale ne provoque pas une sécrétion muco-purulente dans la vessie elle-même. Je n'ai rencontré que très-peu de calculeux dont l'urine fut absolument claire. Quand un patient rend des urines limpides, je m'abstiens généralement de le sonder en vue d'un calcul, à moins d'y être invité par la coexistence d'autres symptômes caractéristiques ; la pierre, en effet, provoque presqu'infailliblement un certain degré de cystite et des dépôts en conséquence. Si votre malade présente les symptômes d'une pierre vésicale, mais qu'il rende des grumeaux de matière épaisse dans le premier verre et de l'urine claire dans le second, croyez plutôt à un cas de prostatique chronique.

La *cystite chronique* présente deux formes au point de vue de l'aspect de l'urine. Dans l'une, la plus connue, on trouve au fond du vase un dépôt épais, mucilagineux, qui ne s'écoule pas avec l'urine, mais se détache ensuite en masse ; dans l'autre, qui n'est pas moins fréquente, l'urine est simplement louche, sans dépôt glaireux.

Dans la *cystite aiguë*, l'urine est nuageuse et laisse déposer une quantité considérable de pus.

Les *rétrécissements*, sauf le cas de cystite chronique concomitante, ne donnent naissance à aucun dépôt urinaire. Ici, la prééminence séméiotique réside dans le caractère du jet. Un jet mince, s'éparpillant à peu de distance du méat, ou bien réduit à une série de gouttes, indique une obstruction et très-probablement un rétrécissement. En effet, dans l'hypertrophie de la prostate, le jet peut bien se trouver notablement diminué, mais il présente encore cette particularité de tomber brusquement dès sa sortie du canal. Cette différence tient à ce que, dans le rétrécissement, on peut employer de la force pour pousser son jet et celui-ci, quelque petit qu'il soit, peut souvent être très-bien lancé; dans l'hypertrophie, au contraire, l'appareil expulseur lui-même est compromis, le muscle vésical est dans l'impuissance d'agir efficacement, et le jet, mince ou large, tombe presque toujours perpendiculairement [1].

Dans les *calculs de la vessie*, le jet présente pour toute particularité de s'interrompre brusquement, symptôme d'ailleurs qui est loin d'être constant.

Quant aux débris de *tumeurs* trouvés dans l'urine, le microscope pourra, dans certains cas, non dans tous, vous en révéler la nature. Sans doute il est possible de voir des cellules cancéreuses dans l'urine, mais il est difficile d'en établir l'identité, à raison de leur ressemblance avec les jeunes cellules d'épithélium pavimenteux. J'ai vu de bons observateurs affirmer l'existence de semblables cellules dans des cas où il n'y avait pas de cancer.

Remontant enfin jusqu'au rein, nous rencontrons la *pyélite* à divers degrés de chronicité, dans laquelle les altérations de l'urine ne constituent qu'un symp-

[1] Voyez leçon V.

tôme au milieu de beaucoup d'autres qu'il faut observer avant de conclure.

Dans tous les cas, vous devrez vous assurer avec soin si l'urine ne renferme pas de l'albumine ou du sucre, et prendre bien garde d'attribuer, comme on le fait souvent, à une lésion organique du rein, l'albumine du sang ou du pus provenant d'un point quelconque des voies urinaires.

4° PRÉSENCE DU SANG DANS L'URINE.

Cette dernière question : « Le malade urine-t-il du sang ? » doit dans la plupart des cas vous conduire à une presque certitude ; je dis « presque » car, ne l'oublions pas, le dernier mot peut toujours appartenir à la sonde.

Dans la *prostatite*, il y a souvent un peu de sang à la fin de la miction, comme dans la pierre.

La *cystite* ne s'accompagne pas nécessairement d'hématurie, à moins que les désordres nutritifs qu'elle a produits ne soient très-avancés ou que le processus phlogistique ne soit très-aigu.

La présence du sang n'est pas davantage un symptôme nécessaire des *rétrécissements* de l'*urèthre* ou de l'*hypertrophie prostatique ;* quand on la constate, elle n'est le plus souvent que le résultat d'une injure instrumentale.

Mais, dans la *pierre*, le sang est un symptôme de la plus grande valeur. De même que la plupart des phthisiques ont des hémoptysies à une époque ou à une autre, de même, et à peu près dans la même proportion — quatre fois sur cinq — les calculeux ont des hématuries.

J'appelle de nouveau toute votre attention sur ces quatre questions ; j'aurai besoin désormais de vous en supposer la parfaite connaissance pour les développements ultérieurs que comporte notre sujet.

Ce que je pourrais ajouter touchant l'observation par l'œil, par la main et par les instruments, trouvera mieux sa place à propos de chaque maladie en particulier. Je n'en ferai aujourd'hui qu'une mention succinte.

La *vue*, aidée de la *palpation* et de la *percussion*, vous révèle si la vessie est ou non distendue ; dans les cas de rétention, la partie inférieure de l'abdomen est souvent très-proéminente.

Vous examinez aussi le périnée et le scrotum en vue d'un épanchement d'urine, d'un abcès périnéal, d'une fistule, etc. Par le toucher rectal vous reconnaissez l'état de la vessie et de la prostate.

Quelques mots maintenant sur le diagnostic par les *instruments*.

Supposons un cas semblable à celui auquel j'ai déjà fait allusion : envies fréquentes d'uriner, douleur à la fin de la miction et à chaque mouvement considérable, urines épaisses et parfois mêlées de sang, surtout si le malade s'est livré à quelque exercice ; vous tiendrez pour fort probable que vous avez affaire à un calcul. Néanmoins, le cathéter pourra seul convertir cette probabilité en certitude. Il est, en effet, certaines altérations du rein, un calcul néphrétique, par exemple, qui peuvent revêtir la même expression symptomatique, et vous ne parviendrez à les différencier que par une exploration méthodique de la vessie à l'aide de la sonde. Je désire toutefois être bien compris. Quelque valeur que j'accorde à l'instrument, je ne vous engage nullement à dire à tout malade qui viendra se plaindre d'un peu de fréquence ou de douleur dans la miction : « Etendez-vous là et me laissez vous sonder. » J'estime que l'intervention instrumentale est une faute quand elle n'est pas une nécessité. L'instrument est toujours, et *per se*, un mal — grand ou petit, suivant la manière dont il est employé — auquel on ne doit avoir recours sans de bonnes raisons de croire qu'un mal plus grand existe qu'on pourra pallier ou guérir. Mais dans l'hypothèse précédente, vous feriez grand tort à votre client si vous négligiez de le sonder.

L'instrument est encore nécessaire dans les rétrécissements de l'urèthre, pour s'assurer de l'état de plénitude ou de vacuité de la vessie. Un homme peut uriner très-fréquemment, dépenser à cet effet de violents efforts, avoir conséquemment la conviction qu'il vide complètement sa vessie, et se tromper du tout au tout. Comment pouvez-vous vous en assurer ? — Vous trouvez au-dessus des pubis une saillie qui ne vous laisse aucun doute : c'est la vessie distendue. Il se peut cependant que ce soit une tumeur solide. Vous ne pouvez positivement savoir si la vessie est vide qu'en y introduisant une sonde. Maintes fois l'instrument a révélé une pinte d'urine dans la vessie d'un homme qui, sur la foi de ses sensations personnelles, croyait en avoir expulsé jusqu'à la dernière goutte. Nous reviendrons plus amplement sur ce sujet à propos de la rétention d'urine et de l'hypertrophie de la prostate.

Cette étude générale sur le diagnostic me conduit à vous montrer un appareil, l'endoscope, imaginé pour reculer les limites de l'exploration visuelle. Ce n'est, en somme, que l'instrument que nous avons depuis longtemps l'habitude d'introduire dans les cavités du corps : l'oreille, le vagin, le rectum, pour y porter la lumière réfléchie.

On en a fait, dans ces dernières années, l'application à l'urèthre. C'est par Mr. Avery, de « Charing Cross Hospital, » que j'ai vu pour la première fois, il y a seize ans, l'endoscope ainsi employé. A cette époque, comme je m'occupais déjà spécialement des affections urinaires, Mr. Avery me pria de voir quelques-uns de ses malades et me montra un nouvel instrument qu'il s'appliquait à construire. C'était un long tube, pareil à celui que je tiens à la main, disposé de manière à permettre à la vue d'atteindre les parties profondes de l'urèthre. Mr. Avery me fit voir ainsi plusieurs cas de rétrécissement, mais je ne pense pas qu'il se servît de son appareil pour l'inspection de la vessie. Il poursuivait ses recherches et avait déjà porté son instrument à un certain degré de perfection ; malheureusement il mourut peu de temps après, et l'idée fut perdue de vue. Différentes tentatives ont été faites dans le même but, longtemps avant et depuis, mais je ne saurais affirmer qu'il y ait sur cette table quelque chose de vraiment supérieur à ce que montrait Mr. Avery. Dans ces dernières années,

M. Desormeaux, de Paris, s'est beaucoup occupé de l'endoscope ; il en a perfectionné un qui lui est propre et qui consiste toujours en un tube, mais avec des applications différentes.

Tous les endoscopes ne diffèrent au fond que par le mode d'éclairage ; ils se réduisent inévitablement à un tube dont la forme ne varie guère et qu'on passe dans la cavité à explorer. Depuis six ans j'ai l'endoscope de M. Desormeaux, c'est l'instrument que vous voyez ici. Le docteur Cruise, de Dublin, l'a perfectionné et en a fait le meilleur instrument du genre. Le voici ; vous me l'avez vu souvent appliquer dans nos salles, tant à l'urèthre qu'au rectum.

Eh ! bien, je puis vous dire qu'un chirurgien possédant une main douée et suffisamment exercée, et avec cela, une certaine somme d'intelligence, ne gagnera pas grand'chose à l'emploi de l'endoscope ; et s'il n'a pas ces qualités, l'endoscope ne lui servira de rien. Cet appareil n'a de valeur réelle que dans un nombre fort restreint de circonstances. N'en attendez pas des miracles diagnostiques dans les maladies chirurgicales des voies urinaires. Dix-neuf fois sur vingt, vous devez pouvoir arriver, sans lui, aux constatations qui vous sont nécessaires ; en outre, ce n'est pas la chose la plus aisée du monde à manier. Comme je vous l'ai déjà fait observer, on ne doit jamais infliger sans nécessité à un malade la douleur et tous les inconvénients de la sonde ou du cathéter ; or, l'examen endoscopique constitue un procédé bien plus irritant et bien plus pénible. Toutefois, dans certains cas exceptionnels où l'on ne peut arriver sans son secours à une conclusion positive, son emploi deviendra légitime et parfois avantageux. Nous avons précisément ici un malade auquel nous n'avons jamais appliqué l'endoscope. Ce cas va nous fournir l'occasion d'en mettre le mérite à l'épreuve.

L'homme qui est devant vous avait un rétrécissement extrêmement rebelle que j'ai opéré par l'uréthrotomie interne, il y a eu mardi huit jours. Avant l'opération, le malade ne pouvait même pas chasser une seule goutte d'urine; aujourd'hui il se porte parfaitement bien, il urine comme tout le monde. Vous m'accorderez qu'il a dû être fait quelque chose de sérieux pour opérer un pareil changement. J'ai fendu profondément les coarctations uréthrales. Nous allons voir si, à l'aide de l'endoscope de M. Desormeaux, éclairé par la lampe du docteur Cruise, il nous sera possible de trouver les cicatrices.

[Exploration.]

Nous venons de faire un long et minutieux examen: le canal est d'un rouge un peu plus sombre vers la partie qui était affectée, mais c'est tout ce que nous avons pu observer. Les changements de couleur et de texture de la muqueuse de l'urèthre et de la vessie sont les seules choses que l'on puisse bien voir et qu'il faille noter. On peut quelquefois découvrir l'orifice d'un rétrécissement, mais il n'y a pas à cela grande utilité pratique. L'endoscope permet encore de voir une pierre dans la vessie, ou plutôt, la petite portion de pierre sur laquelle vient heurter l'extrémité du tube. Eh ! bien, j'avoue n'avoir jamais rien gagné à cette inspection. Par un cathétérisme délicat, il est possible, facile même, de découvrir un calcul plus petit qu'un pois, et il est plus aisé d'en tirer une note perceptible avec l'extrémité de la sonde que de le voir avec le tube de l'endoscope.

A l'appui de mon dire, je puis vous affirmer que personne, avec l'endoscope, n'a jamais pu reconnaître le *verumontanum*. Or, si vous ne pouvez voir le *verumontanum*, je pense que de légères altérations pathologiques devront, à plus forte raison, vous échapper.

On doit à Mr. Warwick un endoscope très-simple, auquel s'applique indifféremment la lumière solaire ou celle d'un bec de gaz, et qui donne, à mon avis, d'aussi bons résultats que les instruments plus volumineux et plus compliqués.

DEUXIÈME LEÇON.

RÉTRÉCISSEMENT DE L'URÈTHRE.

Messieurs,

Le sujet de la dernière conférence était plutôt général que spécial. J'aborde aujourd'hui le détail de notre programme par l'étude du rétrécissement de l'urèthre.

Nous étudierons cette affection la première parce qu'elle passe pour un des désordres les plus fréquents des voies urinaires, quoique, à vrai dire, il s'en faille de beaucoup qu'il en soit ainsi. De toutes les maladies de ces organes pour lesquelles vous pourrez être consulté, on ne vous parlera peut-être d'aucune plus souvent que du rétrécissement de l'urèthre. L'expression est devenue populaire ; la plus légère difficulté dans l'émission des urines éveille aussitôt chez le patient l'idée d'un rétrécissement. Gardez-vous de croire à tant de fréquence de cette lésion ; elle est moins commune qu'on ne suppose, et je dois à la vérité de dire que, consulté pour des coarctations uréthrales, trois fois sur quatre je n'en puis trouver ; le plus souvent, je ne découvre qu'une cause passagère d'irritation.

Avouons aussi que, même parmi les chirurgiens, il règne une certaine confusion sur la manière dont il faut entendre le mot « *rétrécissement.* »

On dit — et je l'ai dit moi-même autrefois, parce que dans le principe j'avais adopté la classification traditionnelle — qu'il y a trois sortes de rétrécissements : *organique, inflammatoire* et *spasmodique.*

Aujourd'hui, pour la clarté et la correction du langage, nous n'admettrons que le rétrécissement organique.

Qu'est-ce donc qu'un rétrécissement organique ? — C'est un dépôt, autour d'un point quelconque du canal, de lymphe plastique qui rend celui-ci incapable de s'ouvrir convenablement pour le passage de l'urine et rapetisse le courant *pro tanto*. Au début, il y a eu généralement une phlegmasie chronique, le plus souvent dans la portion bulbeuse, suivie d'une exsudation dans les tissus vasculaire et sous-muqueux. Avec le temps l'exsudat s'organise, se rétracte, et forme des bandes fibreuses qui étreignent plus ou moins le canal.

Quand nous parlons de rétraction [1] du canal, nous sacrifions à une conception vulguaire et peu correcte du sujet, quoiqu'elle réponde suffisamment à tous les

[1] Dans l'anglais, il y a *contraction*.

besoins de la pratique. Il convient cependant de ne pas oublier, pour la pathologie et le traitement, que l'urèthre n'est pas un tube béant, comme un tuyau à gaz par exemple, dans lequel on puisse verser un liquide. En réalité il n'a forme de tube qu'au moment de sa distension par le passage du courant urinaire ; le reste du temps, il est hermétiquement clos par la tonicité des muscles ambiants ; et c'est lorsque le conduit est empêché d'une façon permanente de s'ouvrir complètement pour le passage de l'urine, qu'il y a rétrécissement.

Le rétrécissement organique est un état permanent. Une fois acquis, il ne peut disparaître par aucun moyen connu ; quoiqu'on en ait dit, il est réfractaire à l'absorption. Vous pourrez le dilater, le fendre de part en part, il existera toujours. Quand un homme a un vrai rétrécissement organique, c'est pour la vie. Sous ce rapport, les exceptions, si tant est qu'on en puisse produire, sont tellement rares, qu'elles ne sauraient pratiquement infirmer la règle. Quelque traitement que vous mettiez en œuvre, il y aura toujours tendance à des rétractions ultérieures.

Examinons à présent les rétrécissements dits : *Inflammatoire* et *spasmodique*.

Le rétrécissement inflammatoire n'est autre chose qu'une inflammation temporaire, locale, d'une partie du canal qu'elle rapetisse tant qu'elle dure. Le malade, aussi longtemps que l'inflammation persiste, est incapable d'uriner ; du moins, il ne le peut qu'avec difficulté. Il n'y a d'ailleurs que l'inflammation de la région prostatique de l'urèthre qui puisse produire un pareil résultat, et, vous le savez, ce n'est jamais là que réside le rétrécissement organique. Eh ! bien, si dans ces conditions, vous vous servez du terme « *rétrécissement* », pourquoi ne pas dire aussi que la gorge est rétrécie quand elle est enflammée et que les amygdales sont tuméfiées ? J'en dirai autant du pharynx et de l'œsophage à propos desquels on ne parle de rétrécissement que lorsque le calibre en est diminué d'une façon permanente par une modification organique ou un tissu de nouvelle formation.

Le même raisonnement peut s'appliquer au spasme. Oui, l'urèthre peut, jusqu'à un certain point, se trouver rétréci par un spasme, c'est-à-dire, qu'une action anormale des muscles périuréthraux peut devenir un obstacle à la sortie de l'urine. Mais cet état n'est que temporaire, et, bien qu'il puisse être provoqué par une lésion organique, il n'en implique pas nécessairement l'idée, partant, il ne constitue pas un rétrécissement.

Voulez-vous savoir le fond de ma pensée sur le rétrécissement spasmodique? Je n'y vois qu'un prétexte commode pour excuser l'insuccès du manuel opératoire, « qu'un véritable refuge pour l'incapacité ». Quand vous échouez à passer le catéther et que les difficultés du cas vous font une nécessité de renoncer à de nouvelles tentatives, c'est pour vous, docteur, un argument très-commode, quoique pas nouveau, d'accuser « le spasme ». En fait, la croyance au spasme n'est qu'un « baume flatteur » sur l'âme du médecin. « Il y a maintenant, un spasme dans les muscles, a-t-on coutume de dire, la prudence nous commande pour le moment de ne pas insister. » Et, à force de se dire ces choses-là, on finit par les croire. Quant à moi, je pense que le spasme n'existe pas, ou du moins qu'il n'apparaît que très-rarement; en tout cas, qu'il ne suffit jamais à rendre impossible le passage de la sonde. Le spasme peut à la rigueur empêcher l'urine de sortir, je ne sache pas qu'il ait jamais empêché un instrument d'entrer. La plupart du temps, la faute est à la main, non au spasme. Toutefois, je le reconnais, l'excuse est commode et sa légitimité apparente en fait pour le malade la meilleure des explications quand l'instrument ne passe pas.

Il reste donc convenu que, lorsque nous parlerons ici de rétrécissement, nous n'aurons en vue que le rétrécissement organique dans le sens déjà défini. Tout le traitement mécanique dont j'aurai à vous parler ne visera que ce genre de rétrécissement.

Dans le rétrécissement inflammatoire, vous n'avez pas, bien entendu, d'instrument à employer, à moins qu'il n'y ait rétention d'urine.

Quels sont les symptômes du rétrécissement?

Nous avons d'abord à noter, comme conséquence naturelle de l'exiguité du canal, la *petitesse du jet*, celle-ci étant généralement proportionnelle à celle-là. Il ne faut pas oublier que bon nombre de circonstances étrangères au rétrécissement lui-même, telles que l'impression du froid, un écart de régime, etc. peuvent influer sur le volume du jet et qu'en définitive il n'y a de constant que la diminution absolue et permanente du calibre normal du jet.

Nous avons ensuite des *efforts* pour uriner; ils sont en raison de l'obstruction du passage. Le jet lui-même sort *aplati*, *tordu* ou *divisé* et provoque, au moment de son émission, de la douleur au niveau du rétrécissement, et parfois jusqu'au-dessus des pubis quand il y a de la cystite.

A ces symptômes se joint ordinairement un peu d'*écoulement uréthral*; dans un certain nombre de cas, c'est la seule chose dont se plaigne le malade, tandis que le chirurgien, trouvant la guérison peu rapide, introduit une sonde et découvre la coarctation.

Les *envies fréquentes* d'uriner, je vous l'ai déjà dit, ne sont pas constantes, quoiqu'elles surviennent toujours dans les cas sérieux ou de longue durée.

Supposons maintenant un malade venant à vous avec tous ces symptômes.

Vous tâcherez d'abord de le voir uriner. Le patient attachera probablement beaucoup d'importance à la torsion et à la division de son jet. N'accordez pas vous-même une trop grande valeur à cette particularité qui peut se produire indépendamment de toute altération du calibre uréthral. Il suffit, en effet, que les lèvres du méat, sous l'influence de phlegmasies répétées, soient devenues épaisses et rigides pour que le jet ne puisse se dégager qu'aplati et, par suite, tordu. Ce fait est loin d'être rare; mais dans ce cas, le courant, quoique aplati, n'a rien perdu de son volume normal.

Arrivons au point important du diagnostic, l'exploration instrumentale :

Règle générale : Chaque fois que vous voudrez

explorer l'urèthre en vue d'un rétrécissement, prenez un instrument de fort calibre, soit n° 8 ou 9. Le malade se récriera peut-être : « Ça ne passera pas, vous dira-t-il, inutile d'employer un si gros instrument ! » — Répondez-lui que votre intention n'est pas de le passer, mais seulement de découvrir la profondeur de l'obstacle. En effet, une petite sonde peut traverser un rétrécissement, s'il y en a un, sans l'indiquer; mais, si un volumineux catéther pénètre aisément dans la vessie, vous avez la satisfaction d'annoncer à votre malade qu'il n'a pas de rétrécissement, et vous cherchez plus loin la cause du trouble fonctionnel. Donc, quoique puisse vous dire un homme, quelque petit que soit son jet, choisissez un instrument qui ne soit pas moindre que le n° 8 ou 9 et conduisez-le doucement dans le canal : s'il y a un rétrécissement, le point où vous serez arrêté vous en indiquera exactement le siége; vous le noterez : — quatre ou cinq pouces du méat, suivant les cas. Pour la dilatation ultérieure, cette détermination ne vous sera pas indifférente.

Avant d'aller plus loin, je dois vous mettre en garde contre certaines conditions qui, pendant le passage de la sonde, peuvent égarer votre jugement. Il est possible, en effet, que l'instrument explorateur se trouve arrêté dans sa marche, sans qu'il existe la moindre coarctation uréthrale; et, après vous avoir parlé des erreurs commises par les malades, je dois vous signaler celles qui attendent le chirurgien inexpérimenté. Il est sans doute des situations médicales qui ne fournissent que de rares occasions d'observer des cas de chirurgie urinaire, et dans lesquelles il n'y aurait pas grand déshonneur à s'imaginer qu'on a trouvé un rétrécissement quand il n'y en a pas du tout. Le chirurgien de profession, au contraire, se couvrirait ici de honte. Néanmoins, quoique vous ne deviez pas tous faire de la chirurgie votre spécialité, je désire vous prémunir contre toute cause d'erreur, au moins dans le sujet que je traite, afin de m'épargner pour plus tard le désagrément d'apprendre que vous ayez commis une méprise semblable à celle que je signale.

Quels sont donc les écueils et les illusions du cathétérisme ?

Laissez-moi d'abord vous rappeler encore ce que je vous ai dit de l'urèthre en tant que canal fermé. Oubliez les diagrammes et les coupes des livres d'anatomie qui vous représentent l'urèthre comme un canal ouvert : l'urèthre n'est jamais dans cet état, excepté pendant la courte durée de la miction.

A partir du méat, première cause d'erreur : la lacuna magna.

Cinq ou six pouces plus loin, deuxième cause d'erreur : le point de jonction du bulbe et avec portion membraneuse : le canal perd ici l'ampleur et l'extensibilité dont il jouissait dans la portion pénienne.

Troisième cause d'erreur : le col de la vessie.

Tels sont les trois points qui peuvent arrêter le cathéter et faire illusion sur la présence d'un rétrécissement.

Toutes les fois que vous passez un instrument, pénétrez-vous bien de cette vérité, que l'urèthre, loin d'être un tube béant, n'est qu'un conduit sinueux dont les parois molles, délicates et vasculaires sont appliquées l'une contre l'autre, en sorte que, si vous ne suivez pas la bonne direction, rien n'est plus facile que de trouver un obstacle dans les plis et les lacunes de la muqueuse, d'autant plus que le canal offre plus d'extensibilité dans certains points que dans d'autres. Faites une section transversale de l'urèthre, vous verrez que ses parois sont disposées en quatre ou cinq replis longitudinaux exactement accolés, et, qu'en réalité, dans l'état de repos, il n'y a pas le moindre passage ouvert. Sans doute, si nous avions affaire à un tube béant, la difficulté pour le traverser serait moindre, mais comme en dehors de la miction l'urèthre n'est à proprement parler qu'un canal virtuel, le bec de votre instrument est exposé à déprimer les parties molles et à s'accrocher aux parois.

D'abord, vous ai-je dit, vous pourrez être arrêté dès l'entrée, ce qui est ennuyeux pour commencer, en engageant la pointe de votre instrument dans la lacuna magna. Donc, afin d'éviter cet obtacle, toutes les fois que vous procédez à l'introduction d'une sonde, ayez pour premier soin d'en maintenir le bec appliqué contre la paroi inférieure du canal.

Vous désirez, j'imagine, vous tirer convenablement d'affaire aux yeux de votre malade; ce dernier, a peut-être été sondé par un confrère, et vous voulez réussir au moins aussi bien que le chirurgien qui vous a précédé. Or, il n'y a rien que le malade apprécie autant que la douceur et la facilité du cathétérisme. C'est une opération toujours désagréable, et, si vous la réussissez plus aisément que d'autres, vous aurez toute chance de conserver votre client aussi longtemps qu'il aura besoin de soins de cette nature. Si, au contraire, vous heurtez au début et vous engagez dans la lacuna magna, il en conclut que vous êtes un maladroit, et peut-être ne vous reviendra-t-il plus.

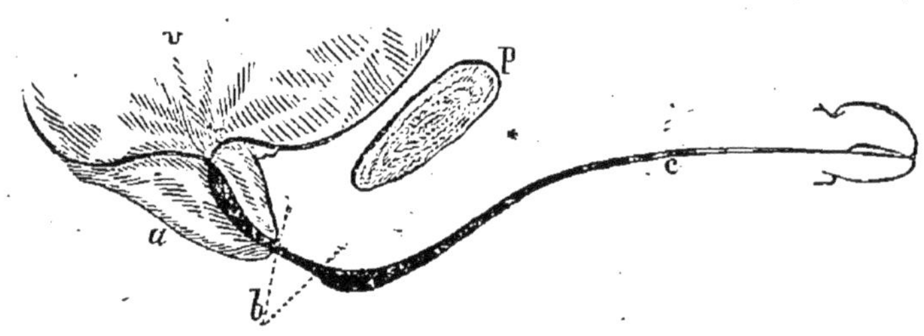

Fig. 12. — Diagramme de l'urèthre dans l'état naturel. *a*, portion prostatique, *b*, portion membraneuse, *c*, portion spongieuse [1].

Vous voyez représenté dans ce diagramme le bulbe de l'urèthre. Le canal est très-extensible à cet endroit. tandis qu'il l'est très-peu au niveau de l'aponévrose profonde du périnée [2]. Pratiquement, on peut donc dire que l'urèthre est beaucoup plus large dans la portion bulbeuse qu'à l'entrée de la partie membraneuse ; aussi l'instrument parvenu à cette profondeur a-t-il une grande tendance à heurter. C'est là, du reste — au point de jonction — que se font presque toutes les fausses routes ; l'instrument poussé hors du canal s'engage sous la paroi inférieure, où il chemine à travers un tissu spongieux plus abondant et à

[1] L'urèthre aurait dû être représenté ici comme il est en réalité : un canal fermé. La ligne figurant les portions bulbeuse et prostatique a été dessinée par moi un peu plus épaisse, afin d'indiquer la plus grande dilatabilité de ces parties. (Note de Thompson).

[2] En France, nous appelons cette aponévrose : Aponévrose moyenne du périnée, ligament de Carcassonne, ligament triangulaire de l'urèthre. (Voyez page 11.)

mailles plus lâches et plus fines que partout ailleurs. L'extensibilité de l'urèthre est en raison directe de la souplesse des tissus environnants, et la sonde qui a facilement et correctetement pénétré jusque-là, peut fort bien, si vous n'y prenez garde, ne pas continuer à le faire dans la portion membraneuse.

Conclusion : Ayez soin de tenir tourné en haut le

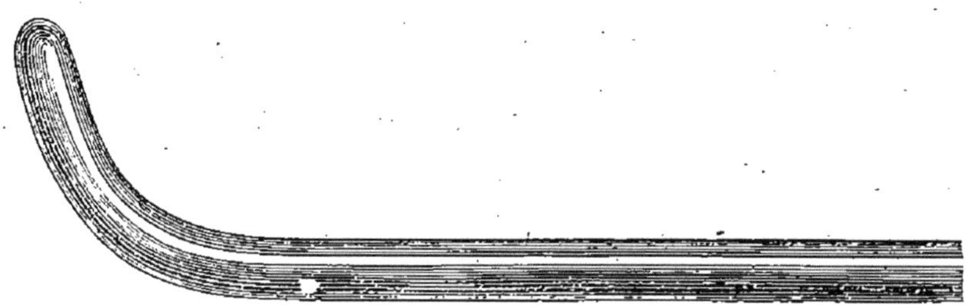

Fig. 13. — Bougie à bec tourné en haut.

bec de votre instrument de manière à éviter ce cul-de-sac placé en contre-bas de la portion membraneuse. Pour atteindre ce but, rien ne vaut un instrument muni d'une suffisante courbure. Vous connaissez ma démonstration : J'aime à prendre, à la salle de consultation, un étudiant qui n'ait encore jamais manié la sonde, et lui présentant une bougie droite ou légèrement courbe, je lui dis : « Passez cette bougie. » L'élève la passe très-bien jusqu'à l'entrée de la région membraneuse où invariablement il est arrêté. Reprenant alors la même sonde, je lui imprime la courbure représentée dans la figure 13 et je la rends à l'élève qui la passe immédiatement jusque dans la vessie. En effet, le bec de l'instrument ainsi disposé, côtoie la paroi supérieure du canal, au lieu de s'engager dans la partie dépressible du bulbe.

Cette courbure brusque était recommandée, il y a plus de trente ans, par Sir. B. Brodie. En France, on l'a utilisée dans l'instrument appelé « bougie coudée. »

Le troisième et dernier obstacle réside au col de la vessie, et telle est sa fréquence que vous entendrez souvent parler de « rétrécissement du col vésical », chose qui n'existe jamais, pas plus du reste, que les rétrécissements de la portion prostatique ; mais le terme était très-répandu il y a quelques années, et, même aujourd'hui, il vous arrivera de l'entendre, quoiqu'il ne réponde à rien de réel. Ce qui a accrédité l'erreur, c'est la difficulté qu'on éprouve parfois à franchir le col de la vessie. Ici encore, un instrument de bonne courbure est le meilleur garant d'un facile passage.

Résumons brièvement les trois sources de difficultés :

1° La lacuna magna. qu'on évite en suivant le plancher inférieur du canal ;

2° L'étroite portion membraneuse qui succède au bulbe : on élude cette difficulté en portant en haut le bec de l'instrument ;

3° Le col de la vessie, qu'on franchit par la même manœuvre.

Reprenons notre diagnostic.

Vous avez, je suppose, établi à l'aide de votre bougie, l'existence d'un rétrécissement organique à quatre pouces et demi du méat, mais vous ne savez pas encore à quel degré est arrivée la coarctation ; en d'autres termes, vous savez que votre malade a un rétrécissement, mais vous en ignorez le calibre. Invitez alors le patient à uriner devant vous : s'il peut le faire naturellement, le volume du jet vous permettra de présumer le degré d'étroitesse de la coarctation. Si, au contraire — comme c'est probable — le malade ne peut uriner en votre présence, prenez une petite sonde de gomme élastique, soit n° 1 ou 2 ; passez d'abord le n° 1 qui peut-être traversera aisément, puis le n° 2 qui franchira avec moins de liberté, enfin le n° 3 qui, je suppose, sera serré au passage. Le n° 3 sera le calibre du rétrécissement.

Vous voila donc en possession des deux données fondamentales du problème : siége et calibre du rétrécissement.

Certainement, l'état général du malade, la fréquence des mictions, le degré de cystite chronique sont des éléments dont il faut aussi tenir compte. Mais aujourd'hui je n'envisage les choses qu'au point de vue mécanique.

Je dois cependant ajouter que votre malade peut avoir plusieurs rétrécissements, circonstance qui est loin d'être rare bien qu'elle soit rangée dans les cas exceptionnels. La première obstruction peut alors occuper n'importe quel point des trois ou quatre pouces antérieurs de l'urèthre ; le plus souvent vous la rencontrerez à deux pouces et demi de profondeur, et quelquefois près du méat. C'est en cet endroit que la bougie exploratrice est arrêtée d'abord. Ce premier obstacle une fois franchi, vous allez à la recherche de l'autre, recherche rendue plus difficile par l'étreinte que cause le premier point rétréci. Pour faciliter votre tâche, prenez un instrument de petit calibre terminé en olive; il est à peu près indifférent qu'il soit de gomme ou de métal ; dans le plus grand nombre

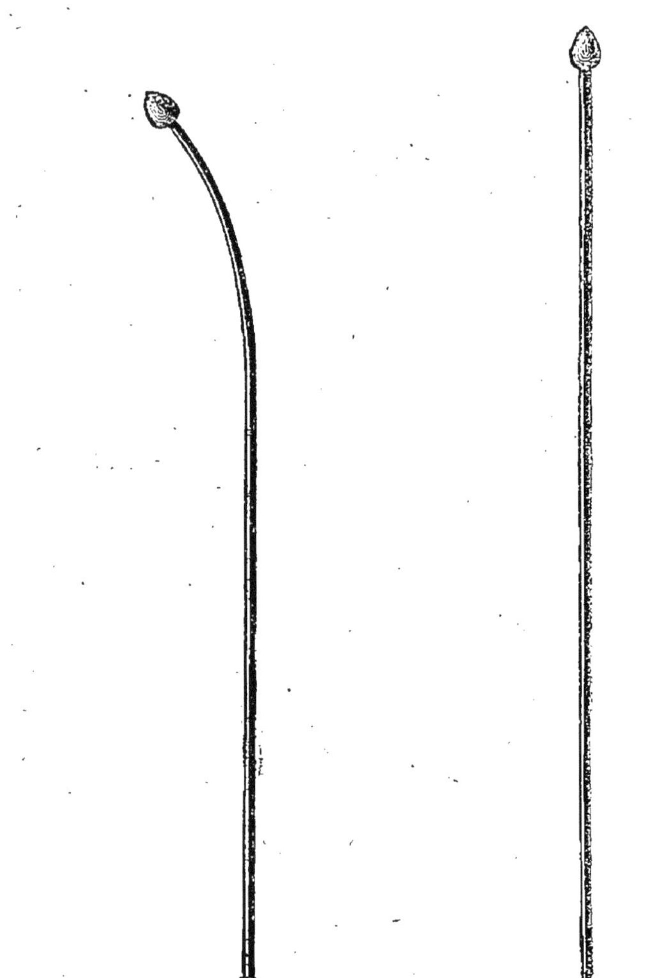

Fig. 14. — Bougies olivaires droite et courbe pour le diagnostic des rétrécissements.

des cas cependant vous vous trouverez peut-être mieux de l'instrument métallique. La grosseur de l'olive doit être telle qu'elle passe un peu à frottement dans le rétrécissement. Quand celui-ci est traversé, vous avancez aisément jusqu'à ce que le second, s'il existe, soit à son tour rencontré et franchi. Puis, retirant votre instrument, vous reconnaissez chaque étranglement à la secousse que produisent les dégagements successifs de l'olive. Cette façon de procéder n'est certainement pas indispensable, l'habitude apprend à s'en passer, mais il vous faut connaître la vraie méthode afin d'être à même de l'appliquer si le cas l'exige.

Passons au traitement.

Admettons que le malade n'ait qu'un rétrécissement et que la lésion occupe la portion bulbeuse, ou bien que, s'il existe deux rétrécissements, le premier ne soit ni très-étroit, ni très-résistant.

Qu'allons-nous faire pour cet homme?

D'abord et avant tout : la dilatation, la dilatation toujours, la dilatation sans exception, chaque fois qu'elle présente des chances de succès.

C'est toujours par elle qu'il faut commencer, attendu qu'elle constitue le mode de traitement le plus simple et le plus commode. Même à l'égard des rétrécissements les plus étroits, les plus serrés, il ne faut pas penser à l'opération avant d'avoir tenté la cure par la dilatation.

Qu'est-ce donc que la dilatation?

C'est un procédé mécanique pour distendre cette lymphe plastique qui, à l'endroit rétréci, forme des brides autour du canal. La dilatation peut-elle aussi provoquer la résorption de ces exsudats plastiques? Je ne le nierai pas, je dirai simplement que cette assertion, bien des fois émise, ne peut s'étayer d'aucune preuve.

Vous voici donc en présence d'un homme porteur d'un rétrécissement. — A la première séance, vous êtes parvenu à lui passer une bougie ou un cathéter et cela, non-seulement à travers l'obstacle, mais jusque dans la vessie, afin de rendre l'épreuve péremptoire. Supposons que ce soit au n° 3 que vous ayez senti votre instrument étreint par la coarctation; vous dites alors à votre malade : « C'est assez pour aujourd'hui. Revenez dans deux ou trois jours, je vous passerai une bougie plus grosse. »

A la deuxième séance, ne débutez pas par l'instrument le plus volumineux de la série précédemment employée. Avez-vous déjà introduit les n°s 1, 2, 3? Prenez cette fois les n°s 2, 3, 4; puis, 3, 4, 5; et ainsi de suite, de manière que, à chaque séance, les premiers cathéters servent d'avant-coureurs aux plus volumineux.

Autre recommandation : Retirez de suite votre instrument de l'urèthre sans l'y laisser séjourner; autrement, vous ne feriez qu'augmenter l'irritation sans rien ajouter à la dilatation. Cela est si vrai, que, plus une bougie reste en place, plus elle se trouve serrée, et plus l'extraction en est difficile et douloureuse. Ce ne serait qu'au bout de 2 ou 3 heures de séjour de la sonde que le rétrécissement commencerait à se détendre de nouveau, ainsi que nous le verrons plus tard à propos de la *dilatatation continue*.

Examinons maintenant à quel genre d'instruments

il convient de donner la préférence. Nous ne saurions mieux subordonner notre choix qu'à ce grand principe qui régit tout le traitement mécanique des maladies urinaires, qu'il s'agisse des rétrécissements ou de l'hypertrophie de la prostate, de la rétention d'urine ou de la pierre. Ce principe, le voici :

L'INSTRUMENT EST TOUJOURS, PLUS OU MOINS, UN MAL ; IL NE FAUT Y RECOURIR QU'EN PRÉSENCE D'UN MAL PLUS GRAND ENCORE.

Le passage d'un instrument quelconque dans l'urèthre est *per se* une cause d'irritation. Faites-en l'épreuve sur vous-même ; il serait bon du reste qu'un chirurgien s'exerçât d'abord sur sa propre personne à la manœuvre des instruments qu'il doit appliquer à ses semblables, il apprendrait ainsi à les manier avec toute la douceur requise. Il est encore de toute évidence que la somme d'irritation produite dépendra en grande partie du *modus faciendi* et de la nature de l'instrument.

Permettez-moi une comparaison commerciale. Tout traitement peut être considéré comme un compte à solder avec un côté du *débit* et un côté du *crédit*. Vous vous proposez apparemment de faire un bien réel : voila pour le *crédit* ; mais vous ne pouvez obtenir ce bien, sans causer quelque irritation : c'est le côté du *débit*. Eh ! bien, que votre préoccupation constante soit de diminuer le *débit* le plus possible ; n'usez jamais de l'instrument sans de bonnes raisons, je veux dire, sans y être autorisé par l'importance du but curateur à atteindre. Guidés par ce principe, vous choisirez le genre d'instruments dont l'expérience ou toute autre source d'information vous aura démontré l'innocuité relative. Ceci nous conduit à l'examen comparatif des cathéters rigides et flexibles. Je sens ici que je marche sur un terrain délicat. Voici pourquoi :

Dominé par les idées de cette école, j'étais il y a quelques années un des partisans les plus convaincus des instruments rigides. Un de nos plus grands maîtres, mort il y a quelque vingt ans, l'homme qui donna le ton à cette école et instruisit presque tous nos aînés, Liston, affirmait hautement sa préférence pour l'instrument rigide. Il y a juste aujourd'hui (1867) vingt-sept ans, j'assistais, assis sur ces bancs, aux leçons qu'il professait sur le sujet qui nous occupe. Ses fortes plaidoiries en faveur du cathéter d'argent étaient de notoriété publique, non moins que le peu de cas qu'il faisait de toutes les autres sondes. Imbu de ces idées et jurant sur la parole du maître comme sur un oracle — tribut que nous payons tous, dans une certaine mesure, à ceux qui se sont acquittés avec conscience et talent de notre éducation professionnelle — j'étais, à mes débuts, partisan avéré des instruments rigides.

Messieurs, il y a quelque chose qui vaut encore mieux que tous les oracles, c'est une vaste expérience personnelle : c'est d'elle que j'ai appris l'incontestable supériorité de la sonde flexible pour le traitement des coarctations et même de toutes les affections du canal, si on sait la manier avec habileté et l'appliquer avec discernement.

Telle est à cet égard la solidité de mes convictions que je vous dirai sans détour : « Adoptez l'instrument flexible; le succès dans la pratique est à ce prix. » Quel est en effet le malade qui se laissera volontiers passer une sonde métallique, si vous lui en avez passé une molle avec la dextérité voulue, tant cette dernière est moins irritante, tant — pour continuer ma comparaison commerciale — elle dégrève le côté du débit, tant, en un mot, elle est féconde en avantages et exempte d'inconvénients ! Un grand changement s'est donc opéré dans mes idées, je l'avoue, depuis la publication de mon premier travail sur ce sujet.

A mon avis, l'accomplissement de notre destinée en ce monde est lié aux évolutions que subissent nos opinions. Tenez ceci pour vrai : Sur n'importe quel terrain : politique, religieux où professionnel, si nous avons à quarante ans les mêmes idées que nous avions à vingt ; je dirai plus, si à soixante ans nos opinions sont les mêmes qu'à quarante, nous vivons pour bien peu de chose. Dans n'importe quelle branche de l'enseignement, compter, en fait d'opinion, sur la constance de ceux qui pensent par eux-mêmes, est une erreur, rien de plus. Ce que vous devez attendre de vos maîtres, c'est qu'ils progressent absolument comme, je l'espère, vous progressez vous-mêmes tous les jours. Je vous devais ces explications, parce que je sais combien de contradictions on pourrait relever entre mes idées d'il y a vingt ans et celles que je professe aujourd'hui. Vous eussiez pu me demander, par exemple, pourquoi, après avoir été l'avocat convaincu des instruments rigides, j'optais aujourd'hui pour les autres. Vous avez à présent mes raisons, c'est que j'ai mieux appris.

Nous avons deux sortes d'instruments flexibles : les instruments anglais et les intruments français. Ces derniers sont les plus souples, ce qui meles fait souvent préférer. Il y aurait peut-être aujourd'hui un argument nouveau à introduire dans le débat entre les cathéters rigides et les cathéters flexibles. Ceux-ci, de nos jours, sont bien plus parfaits que du temps de Liston, et il est permis de penser, sans se poser en prophète, que si Liston eut vécu assez longtemps, il les aurait adoptés à son tour. Voici l'espèce d'instrument flexible qu'on employait alors : on lui donne encore le nom de *bougie*, et à bon droit, car ce n'est en quelque sorte qu'une chandelle de cire constituant, à mon avis, un instrument des plus imparfaits. Quoique vous puissiez, en le chauffant, lui imprimer toutes les courbures, vous n'avez, en somme, qu'un engin bien inférieur à ceux que nous possédons aujourd'hui.

L'instrument de gomme anglais, possède une qualité très-précieuse qui n'appartient pas à l'instrument français : il conserve, après le refroidissement, l'inflexion qu'on lui a donnée sous l'influence de la chaleur. Si je désire une petite courbure, je plonge mon instrument dans l'eau chaude, je l'incurve à mon gré, puis, le plongeant dans l'eau froide, j'assure la permanence de la forme que je lui ai donnée.

L'instrument français, lui, est excessivement flexible, si bien que vous pouvez aisément l'enrouler autour de votre doigt. Une autre précieuse qualité lui vient encore du mode de construction de sa pointe ; une extrémité effilée n'est en effet avantageuse, qu'à la condition de ne pouvoir s'engager dans les lacunes du canal ; or, dans l'instrument français, le problème est ingénieusement résolu à l'aide d'une petite olive placée au bout de la sonde. (Fig. 15.)

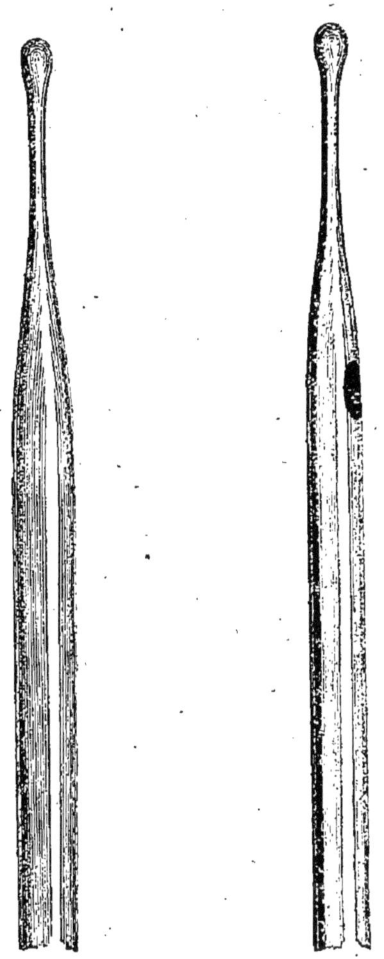

Fig. 15. — Bougie et Sonde à bout olivaire.

La longue extrémité effilée, garantie par son olive, s'insinue dans l'urèthre sain ou médiocrement rétréci de la façon la plus sûre et la plus aisée. Un pareil instrument peut être passé sans difficulté par le malade lui-même. Vraiment on peut presque dire que « c'est la chirurgie rendue trop facile. »

Le premier venu passera cette sonde aisément 9 fois sur 10, quitte peut-être à échouer la dixième fois. C'est une des preuves les plus extraordinaires du conservatisme anglais, que ces instruments se trouvent chez nous en si peu de mains. Pendant des années nous ne pouvions nous les procurer qu'à Paris; à la fin, grâce à la multiplication des demandes, nos fabricants se sont mis en mesure de nous en préparer. Si vous voulez expérimenter cet instrument sur vous-mêmes, vous vous convaincrez avec quelle facilité et sans faire le moindre appel à vos connaissances anatomiques, vous pourrez franchir votre canal.

Je vais sans doute vous paraître paradoxal, mais je vous donne le conseil, au moment de procéder au cathétérisme, d'oublier toute votre anatomie de l'urèthre. On vous enseigne l'anatomie de l'autre côté de la rue [1], et il est de la plus haute importance que vous la connaissiez; mais, pour passer une sonde, oubliez tous les détails anatomiques de la région, ne vous occupez ni de l'aponévrose profonde, ni de la portion membraneuse, ni du compresseur de l'urèthre. Le cathéter rigide n'est jamais plus dangereux qu'entre les mains d'un anatomiste qui le pousse sur la seule foi de ses connaissances, comme si tous les urèthres étaient coulés dans le même moule et ne différaient pas entre eux autant que les nez ou les autres traits de visage.

C'est cependant la seule raison qui faisait préférer autrefois les sondes résistantes: « Sachez exac-

[1] A « University College », où ont lieu les cours d'anatomie et où se trouvent les salles de dissection.

tement votre anatomie, disait-on, et conduisez votre instrument d'après ses données ». Et moi, Messieurs, je plains le malade qui se voit enfoncer un instrument rigide dans le corps, par un homme qui ne prend conseil que de son anatomie ! Ce qu'il vous faut, c'est une bougie que vous puissiez manier avec délicatesse, tenir avec légèreté entre le pouce et l'index, toujours prêt, au premier obstacle, soit à la retirer, soit à la changer de direction ; tandis que votre main, éduquée par l'exercice, doit posséder l'exquise faculté de percevoir, au moyen de l'instrument dont elle est armée, les caractères physiques du passage qu'elle explore. Vous ne devez que bien rarement, pour ne pas dire jamais, pousser un cathéter résistant dans une direction préconçue ; aussi, pour combiner le maximum de dilatation avec le minimum d'irritation, l'instrument flexible est-il assurément sans rival.

Les sondes anglaises et françaises diffèrent encore au point de vue de leurs filières respectives.

Nos numéros vont de 1 à 12; voici le n° 12, et généralement, quand vous l'avez atteint, vous considérez la dilatation comme complète. Malheureusement, en Angleterre, nos mensurations, faute d'une filière uniforme, sont essentiellement arbitraires; chaque fabricant à la sienne ; de plus, la filière écossaise diffère de l'anglaise d'un numéro et demi, si bien que le malade qui passe le n° 12 écossais ne passe, en réalité, que le 10 1/2 anglais.

Nos voisins de l'autre côté du détroit ont fait preuve de plus de correction en adoptant pour unité de graduation le millimètre. Chez eux, le numéro d'un instrument en indique le volume, de sorte que

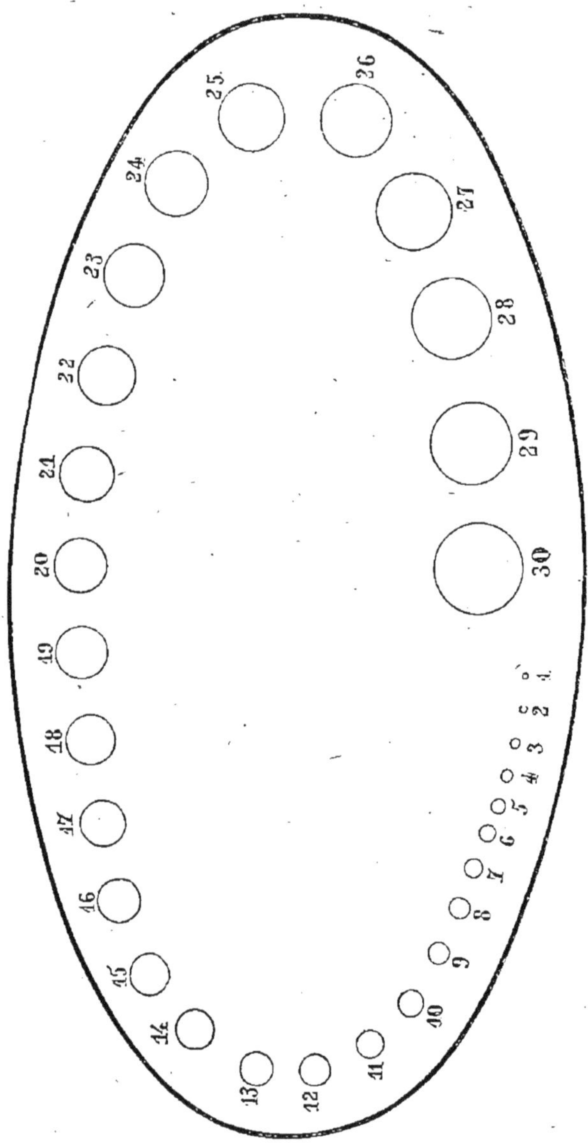

Fig. 16.— Filière française.

nommer ce numéro, c'est désigner à la fois et le calibre de l'instrument, et la dimension du canal.

De plus, au lieu de douze numéros les Français en

ont trente (Voir fig. 16). Leur série commence plus bas et s'étend plus haut; la progression en est conséquemment moins brusque, ce qui ne peut que diminuer les chances d'irritation. Vous pouvez, par exemple, passer très-facilement le n° 4 anglais, tandis que le n° 5 ne passera qu'avec difficulté ou même ne passera pas du tout; c'est donc le numéro intermédiaire qui serait le bon.

Les numéros français de 3 à 21 correspondent à

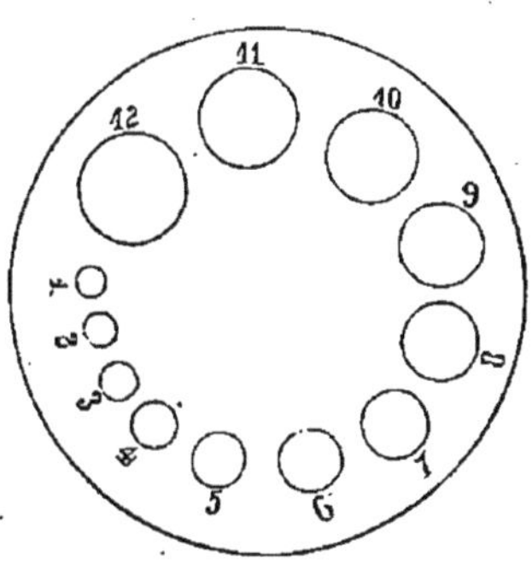

Fig. 17. — Filière anglaise.

notre série de 1 à 12, ce qui vous prouve combien leur graduation est plus douce.

Le n° 1 a un millimètre de circonférence, le n° 2 a deux millimètres, et ainsi de suite, en sorte que l'augmentation de calibre est aussi uniforme qu'insensible. Si j'ai un malade qui admette le n° 21, je sais que son urèthre, pouvant recevoir un instrument de 21 millimètres de circonférence, possède lui-même 7 millimètres de diamètre.

Soyez donc en ceci, comme en toutes choses, quelque peu cosmopolite, et adoptez tous les perfectionnements, quelle qu'en soit l'origine.

La *dilatation simple* consiste, vous ai-je dit, à introduire, tous les deux ou trois jours, une sonde de plus en plus large, jusqu'à ce que vous ayez atteint le plus fort numéro de la série. Dans bon nombre de cas, tout marche sans encombre du commencement jusqu'à la fin. Vous apprenez alors à votre malade à se passer lui-même l'instrument, ce qu'il devra faire ensuite une fois tous les mois ou toutes les six semaines pour maintenir le calibre de son urèthre.

Je serai plus bref sur la *dilatation continue*, autrement dit, sur la dilatation par la sonde à demeure. Nous avons en ce moment dans nos salles un malade qui subit avec succès ce mode de traitement.

La dilatation simple ne vous a pas donné, je suppose, les résultats que vous en attendiez, ou bien encore les occupations du malade vous font un devoir de lui procurer une guérison plus prompte. Dans l'une ou l'autre alternative, vous avez encore la ressource de dire à votre malade : « Si vous pouvez, pendant dix à quatorze jours, garder la chambre, non pas nécessairement au lit, mais vous tenir au repos sur un sopha, je puis presque vous promettre de vous faire arriver, dans cet intervalle de temps, du plus petit numéro jusqu'au plus volumineux. » C'est la dilatation continue qui vous permettra de tenir votre promesse.

Dans la dilatation simple, vous vous bornez à introduire et à retirer la sonde ; dans la dilatation continue, au contraire, l'instrument est fixé à demeure dans le canal durant plusieurs jours. Vous laissez à demeure un petit cathéter, autant que possible, en gomme élastique ; vous le faites arriver jusque dans la vessie, sans le pousser trop avant dans ce réservoir; enfin vous le choisissez assez petit pour qu'il passe librement dans le canal.

Moyennant ces trois conditions, la dilatation continue est une des meilleures et des plus sûres méthodes qu'on puisse appliquer au traitement des rétrécissements de l'urèthre. Nous l'avons employée chez le malade dont je vous parlais tantôt, et j'apprends par l'interne qu'il passe aujourd'hui le n° 11 avec facilité. Cet homme n'éprouve plus maintenant ni douleur, ni envies fréquentes d'uriner, et, bien qu'à son entrée sa position fût fort critique, il est actuellement, de son aveu, mieux portant qu'il n'a jamais été depuis vingt ans. Je l'avais d'abord traité à la consultation, et c'est en présence du peu de progrès que nous faisions que je lui conseillai d'entrer dans les salles, et d'essayer de la dilatation continue.

Je le répète, trois conditions sont indispensables au succès :

1° Employer un instrument flexible ;

2° Ne pas l'introduire trop avant dans la vessie ;

3° Choisir un numéro qui ne remplisse pas exactement le rétrécissement.

Il ne s'agit pas ici, comprenez-le bien, d'un simple procédé mécanique ; on ne se propose pas de dilater le rétrécissement comme on ferait d'un gant de dame, mais on laisse le corps étranger séjourner dans le canal.

Si vous y laissez le n° 1 un temps suffisant, vous

pourrez, après l'avoir retiré, introduire le n° 10 sans être obligé de passer par les numéros intermédiaires, fait assurément bien curieux et que j'ai, je pense, démontré le premier; en tout cas, je n'en avais jamais entendu parler et je l'ignorais absolument avant de l'avoir découvert.

En pratique cependant, vous ne laissez pas continuellement en place un aussi petit cathéter, parce que l'urine pourrait l'entraîner hors du canal. Vous le remplacez par un plus large qui remplisse davantage l'urèthre et offre par conséquent un peu plus de résistance; mais, encore ici, gardez-vous bien d'enfreindre le principe sus-énoncé, n'engagez pas un numéro qui soit juste du calibre du canal, car vous produiriez de la douleur et de l'irritation, et les progrès seraient moins satisfaisants.

Dans la dilatation continue comme dans la dilatation simple, le meilleur plan est celui qui diminue le plus la somme de douleur et d'irritation produites, qui ajoute le moins au *débit*, et apporte le plus au *crédit*.

Quand, au bout de six, huit, ou dix jours, vous avez cessé l'emploi de l'instrument à demeure, vous faites encore, pendant deux ou trois jours, de la dilatation simple, que vous espacez ensuite par des intervalles de plus en plus longs, afin de maintenir autant que possible le calibre acquis.

Dans la majorité des cas, il vous arrivera, sans doute, de perdre un ou deux des plus forts numéros que la dilatation continue vous avait permis d'atteindre, c'est-à-dire que, parvenu au n° 11, par exemple, vous ne pourrez maintenir que les nos 9 ou 10 ; le résultat n'en sera pas moins encore excellent pour votre malade, qui, au début, n'admettait peut-être qu'avec peine le no 1.

Pendant le cours du traitement, il est fort commun de voir survenir de la fièvre ; celle-ci est rarement intense. Un frisson unique, suivi de chaleur et de sueur, n'est pas un motif suffisant pour interrompre la cure. Souvent même cet accident n'arrive qu'un jour ou deux après l'extraction de la sonde à demeure, alors que le malade urine déjà sans instrument.

Quand il existe des altérations organiques anciennes du rein ou des uretères, causées par un rétrécissement étroit et de vieille date, la dilatation continue peut provoquer les accidents les plus sévères et les plus dangereux ; mais, dans ces conditions, toute intervention mécanique serait également hérissée de périls.

Enfin, même parmi les cas les plus favorables en apparence, il en est un certain nombre dans lesquels la coarctation reparaît avec rapidité, si bien qu'on perd en peu de jours tout ce qu'on avait gagné.

Pour ces cas, il est évident qu'il faut une autre méthode que la dilatation.

Ce sujet embrasse d'autres procédés opératoires dont je vous parlerai dans notre prochaine réunion.

TROISIÈME LEÇON.

RÉTRÉCISSEMENT DE L'URÈTHRE (Suite).

MESSIEURS,

Nous avons commencé, dans notre dernière séance, l'étude du rétrécissement de l'urèthre, et nous en avons considéré le traitement par la dilatation simple et par la dilatation continue.

Je vous ferai remarquer, sans plus tarder, que ces deux méthodes de traitement impliquent, l'une et l'autre, l'introduction préalable d'un instrument jusque dans la vessie. Pour guérir, en effet, un rétrécissement par la dilatation, soit simple, soit continue, il est de toute nécessité que l'obstacle se laisse franchir; sans cela, pas de dilatation possible.

Malheureusement, tous les rétrécissements ne sont pas justiciables d'un traitement aussi simple. Trop souvent, après une ou plusieurs tentatives, le cathéter ne parvient point à traverser la coarctation, ou bien il ne la franchit que d'une manière incomplète, si même il n'abandonne pas tout-à-fait le canal pour s'engager dans une fausse route. En un mot, pour une cause ou pour une autre, vous pouvez vous trouver dans l'impossibilité de franchir complètement l'obstacle et d'arriver, comme il conviendrait, jusque dans la vessie.

C'est là une circonstance difficile qui va fournir aujourd'hui un nouveau thème à nos réflexions.

Nous voici en présence des cas les plus ardus pour lesquels vous n'aurez pas trop de toute votre attention et de toute votre expérience, si vous en possédez déjà. De l'aveu même de Liston, il n'est pas d'opération chirurgicale qui présente plus de difficulté ni qui exige autant d'attention et de patience que l'introduction d'un cathéter à travers un rétrécissement opiniâtre et très-étroit. Vous trouverez cette opinion consignée dans la dernière édition de sa « Chirurgie pratique » (page 476). Il serait, je crois, difficile d'invoquer une plus haute autorité à l'appui du fait que je mentionne.

On se sert souvent, à propos des angusties uréthrales, d'une locution contre laquelle je ne saurais trop m'élever et que je voudrais voir au plus tôt rayée du vocabulaire chirurgical. Un rétrécissement de la nature de celui auquel je fais allusion en ce moment, est souvent qualifié d' « infranchissable ». Pesons la valeur de cette expression. D'abord, elle ne saurait désigner une propriété intrinsèque, inhérente au rétrécissement lui-même ; elle sert plutôt à qualifier le chirurgien, car tel rétrécissement « infranchissable » pour A, ne le sera pas pour B qui pourra, lui, introduire une sonde avec facilité.

Il y a ensuite contradiction dans les termes : [1] rétrécissement veut dire diminution de diamètre et non pas oblitération complète. Il faut toujours qu'il y ait une ouverture, et, s'il y a une ouverture, il doit y avoir place pour un instrument : le rétrécissement n'est donc pas absolument infranchissable. Ce n'est qu'une question de calibre instrumental et d'habileté opératoire. Plus ou moins, l'urèthre rétréci laisse toujours passer de l'urine, et je maintiens la vérité de l'axiôme énoncé pour la première fois par le professeur Syme : « Quand l'urine passe à travers un rétrécissement, moyennant de l'attention et de la patience l'instrument doit passer aussi. » Croyez, Messieurs, à cette doctrine ! Je ne dis pas qu'elle vous soit actuellement applicable : votre expérience n'est pas encore suffisante pour vous rendre capables de franchir un rétrécissement dans tous les cas ; autrement, — ai-je besoin de le dire ? — vous n'auriez que faire ici, je n'aurais rien à vous apprendre. Mais, s'il est vrai que l'on rencontre des cas dans lesquels le passage d'un instrument soit chose extrêmement difficile, l'expérience finira par vous convaincre qu'il en est bien peu où l'on ne puisse réussir. Et lorsque vous aurez devant vous un de ces cas réellement

[1] La contradiction existe surtout en anglais, où notre locution « rétrécissement infranchissable » est rendue par « impermeable stricture. » On dit aussi « impassable stricture », mais c'est « impermeable » qu'il y a dans le texte.

épineux, je dis encore que le résultat que vous obtiendrez sera bien différent, suivant la doctrine qui inspirera votre conduite. Celui qui professe qu'il y a un certain nombre de rétrécissements « infranchissables » pour tous les chirurgiens, peut être assuré d'échouer dans un certain nombre de cas; celui, au contraire, qui n'imputant son insuccès qu'à lui-même, croit qu'avec du temps et de la patience un cathéter peut toujours passer, réussira dans tous les cas, ou, du moins, réussira plus souvent que l'autre.

On entend moins parler aujourd'hui qu'il y a vingt ans de « rétrécissements infranchissables. » Alors on y croyait beaucoup, et les opérations qu'on leur opposait étaient fréquemment pratiquées dans les hôpitaux. Je puis vous garantir qu'il n'en est plus de même aujourd'hui. On ouvrait l'urèthre par le périnée sur un large cathéter introduit jusqu'au rétrécissement, puis on divisait celui-ci comme on pouvait, en suivant plus ou moins bien le canal jusqu'en arrière de l'obstruction. Très-rarement suivait-on la bonne route; mais enfin, à force de couper, on frayait un chemin au cathéter jusqu'à la partie de l'urèthre située en amont de l'obstacle.

Ce n'était pas une opération très-heureuse. Dans les livres de l'époque elle était connue sous le nom d'« opération pour le rétrécissement infranchissable » ou de « section périnéale ». Je n'ai eu l'occasion de la pratiquer en ma vie que trois fois, dont deux pour des rétrécissements traumatiques. J'estime que la nécessité s'en impose bien rarement aujourd'hui, et j'ai déjà rendu au professeur Syme l'honneur d'avoir le premier formulé cette doctrine qu'il a énergiquement soutenue, au grand avantage des malades affectés d'angusties uréthrales sévères.

On peut cependant rencontrer des oblitérations complètes de l'urèthre, mais ces cas, très-rares du reste, ne constituent pas des rétrécissements ; on ne les observe qu'à la suite de blessures du périnée, de ruptures de l'urèthre ou de plaies transversales qui intéressent tout ou partie de la circonférence du canal. Si la plaie reste alors béante, l'urine s'échappe en totalité par l'ouverture accidentelle, et la cicatrisation isolée du bout antérieur de l'urèthre finit par oblitérer entièrement le canal en avant de la fistule.

Maintenant, quelle sera votre conduite en présence d'un rétrécissement réellement étroit et difficile ?

Vous avez essayé, je suppose, à trois ou quatre reprises, de passer la sonde, et vous avez échoué. Faites alors uriner le malade devant vous. Votre insuccès peut fort bien ne pas provenir du rétrécissement : il peut y avoir une fausse route ; il peut même arriver qu'il n'y ait pas de rétrécissement du tout. Que de fautes, et des plus lourdes, se trouvent chaque jour commises sur des malades dont le canal n'est que peu ou point rétréci, et n'ont d'autre cause que l'inexpérience du chirurgien ou la présence d'une fausse route ! Donc, avant toute chose, observez le jet de l'urine, et jugez par lui du calibre de l'instrument que vous devrez employer. Que ce calibre corresponde à celui du jet, ou mieux, qu'il lui soit un peu inférieur, car la largeur du jet, au moment où il s'échappe du méat, ne donne pas la mesure exacte du diamètre de l'urèthre dans sa partie la plus étroite, semblable en cela à un cours d'eau dont la marche se précipite quand ses rives se ressèrent pour se ralentir ensuite, en s'élargissant, quand son lit devient plus spacieux. Que le diamètre de votre instrument soit donc un peu plus petit que celui du jet. Plusieurs d'entre vous ont pu voir, dans la salle n° 10, un malade qui n'a plus de jet du tout ; on ne constate chez lui qu'une succession de gouttes. Quelle ne doit pas être la finesse de l'instrument que réclame un pareil cas !

Plaçons ici une remarque de la plus haute importance : On ne saurait introduire dans l'urèthre d'arme plus dangereuse qu'un très-petit cathéter, à moins de proportionner la légèreté de la main et la circonspection de la manœuvre à la ténuité de l'instrument. Dans ces circonstances, on ne déploiera jamais trop de soin. Jugez avec quelle facilité un instrument pareil à celui que je vous montre doit s'engager, soit dans une lacune, soit dans une fausse route, soit au travers des molles parois de l'urèthre, et, par conséquent, quelle légèreté de main doit présider à son emploi ! (Fig. 18.)

Gardez-vous d'empoigner ce mince cathéter avec la pensée de lui faire traverser un obstacle, mais le tenez assez délicatement pour qu'il puisse glisser entre vos doigts à la première résistance anormale. N'importe quoi plutôt qu'une blessure de l'urèthre ! Aussi ne saurais-je vous conseiller l'usage d'un semblable instrument avant que vous n'ayez acquis, avec de plus larges, une bonne dose d'expérience.

Dans les cas difficiles, une petite sonde de gomme

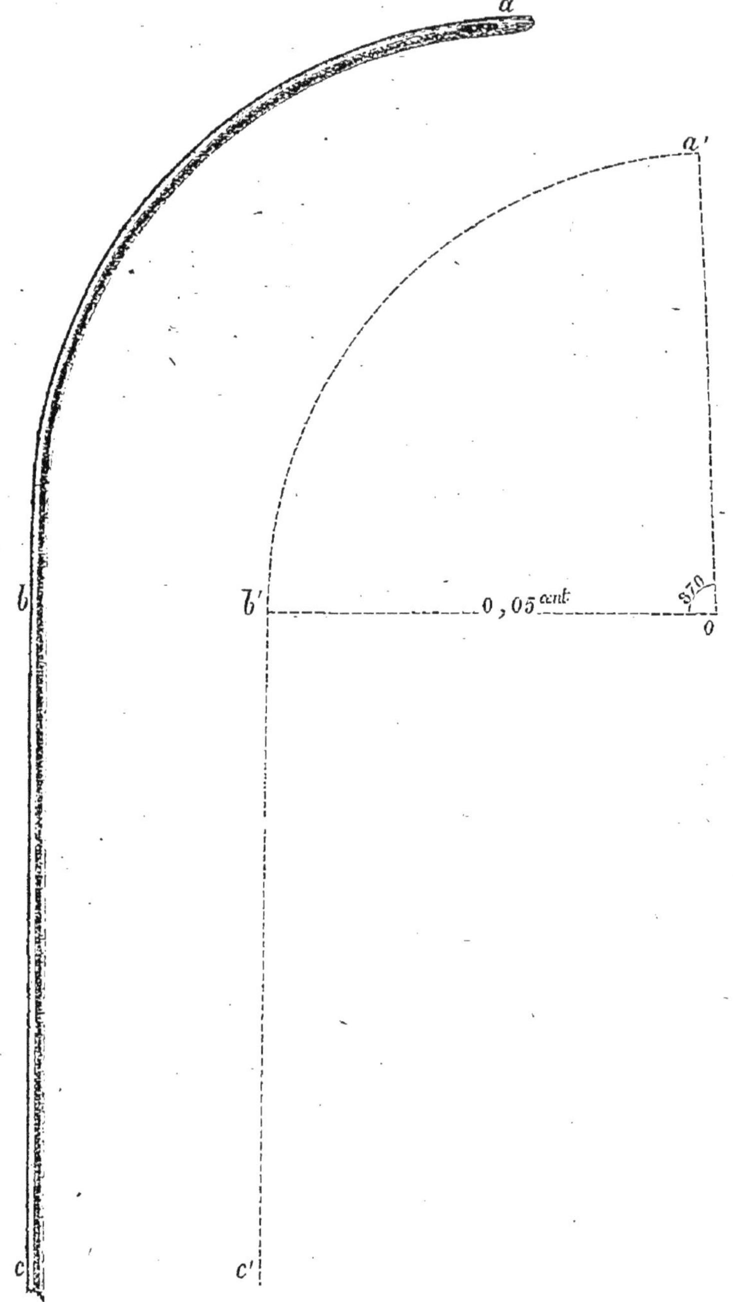

Fig. 18.— *Petit cathéter métallique de Thompson pour franchir les rétrécissements difficiles.*— L'instrument ici représenté appartient au numéro 1 de la filière anglaise. — L'extrémité courbe *a b* figure un arc de 87° appartenant à une circonférence de 5 centimètres de rayon.

est rarement d'un grand secours, quoique cependant elle puisse réussir et, qu'on doive, par conséquent, l'essayer d'abord. J'ai déjà érigé en principe la préférence à donner aux instruments en gomme élastique; mais quand vous avez affaire à un rétrécissement très-serré, et qu'une ou deux tentatives avec la sonde en gomme sont restées infructueuses, vous devez recourir à l'instrument d'argent.

Maintenant un mot sur l'emploi de la force dans le cathétérisme :

Dans aucune circonstance, quelle qu'elle soit, il ne faut employer la force pour traverser un rétrécissement ou pour pénétrer dans la vessie.

Tel est aujourd'hui mon axiôme. Il y a quelques années on discutait sur le degré de force qu'on peut se permettre ; plus anciennement encore, on voyait des personnes manier l'instrument avec une grande violence. Aujourd'hui, je suis parfaitement édifié et je pense que tous les chirurgiens modernes vous diront qu'il faut absolument bannir la force de la pratique du cathétérisme. Il est difficile assurément de définir ce que l'on doit entendre ici par le mot force. Retenez seulement ceci : il ne faut jamais ni peser ni presser assez sur un instrument, de façon à courir le risque de le pousser hors du canal,—et une très-petite force suffit pour cela. Plus le rétrécissement présente de difficulté, moins il vous faut songer à l'emploi de la force. N'oubliez pas qu'au-dessus du point rétréci l'urèthre peut être de pleine largeur, disposition qui rend l'ouverture fort difficile à trouver. Si vous forcez, vous risquez de perforer d'un côté ou d'un autre les molles parois du canal, ce qui ne fera qu'augmenter la difficulté, puisque la pointe de votre instrument aura ensuite la plus grande tendance à s'engager dans la fausse route.

Souvenez-vous encore qu'un rétrécissement situé sur le trajet d'un canal n'en suit pas nécessairement l'exacte direction, qu'il peut être tortueux et en dehors de l'axe naturel du conduit. Vous pourrez plus d'une fois vérifier le fait sur le cadavre, faites-en votre profit pour le vivant.

Quand vous avez à lutter contre un rétrécissement très-étroit, prenez un instrument d'argent que vous entendiez guider. N'attendez pas des hasards du tâtonnement la rencontre de l'orifice, pratique essentiellement aveugle, pour ne parler que de son moindre défaut.

Adoptez une méthode, celle qu'il vous plaira, pourvu qu'elle vous paraisse épuiser tous les modes d'exploration de l'urèthre. Quelques-uns d'entre vous ont vu le plan que j'ai suivi aujourd'hui chez un malade; c'est, à mon avis, le meilleur. Vous devez procéder méthodiquement et faire descendre votre instrument le long d'une paroi ou d'une autre à partir du méat. Ce diagramme rendra ma pensée plus claire. Si je descends de ce côté, je n'arriverai probablement pas dans le rétrécissement ; mais si je glisse petit à petit le long de l'autre paroi, j'engagerai probablement mon instrument, car je rencontrerai moins d'obstacles. Commencez donc par la paroi supérieure ; c'est la plus ferme, et, en la suivant, la pointe du cathéter s'engagera très-probablement. La paroi inférieure, au contraire, est, de toutes, la plus molle, la plus lâche, la plus spongieuse, la plus susceptible de céder sous la pression, et de laisser échapper l'instrument hors du canal.

Conséquemment, si votre première tentative sur la paroi supérieure ne réussit point, prenez le côté droit; si vous échouez par là, prenez le côté gauche; et, enfin, si vous ne pénétrez pas encore, suivez le plancher inférieur. Je ne connais pas de méthode aussi bien calculée pour vous aider à franchir un rétrécissement difficile. Une main légère peut ainsi se permettre des recherches de vingt à trente minutes sans causer le moindre dommage; mais si le malade souffre beaucoup, ou qu'il saigne un peu abondamment, si vous-même vous perdez patience, arrêtez-vous, vous feriez probablement une fausse route et décupleriez la difficulté.

J'en ai dit assez au sujet de l'introduction de la sonde dans les cas de coarctation extrême du canal. Envisageons à présent les difficultés que peut créer une fausse route. J'admettrai naturellement que cette fausse route n'est point votre œuvre — vous serez beaucoup trop prudents pour cela,— mais vous n'êtes peut-être pas le premier chirurgien qu'ait appelé le malade, un autre l'a vu avant vous et a fait une fausse route.

Nous avons présentement dans nos salles un malade qui s'est fait une fausse route lui-même; nous n'en pouvons douter, car il s'est enfoncé une grosse sonde jusque *dans le rectum*. Il se traitait son propre rétrécissement à l'aide d'une bougie n° 9 ou 10 qu'il a poussée à travers toute l'épaisseur de la cloison recto-uréthrale. Quand ce héros du vieil adage « Se soigner soi-même c'est avoir un fou pour malade » s'est présenté à la salle de consultation, il ne se plaignait que d'une chose : de ramener chaque fois souillé d'excréments le cathéter qu'il avait introduit dans sa vessie. La vérité est que son instrument n'avait jamais pénétré dans le réservoir urinaire. Me doutant de la cause de sa mésaventure, je le fis coucher sur le dos et j'obtins bientôt la preuve que j'avais deviné juste. Le patient, comme vous savez, est actuellement dans nos salles. Aujourd'hui, après deux tentatives prolongées, j'ai fini par introduire dans sa vessie un cathéter d'argent n° 1.

Il vous est facile d'entrevoir les difficultés que la fausse route oppose au passage correct de la sonde. Pour les surmonter, il faut avoir bien soin d'éviter le côté qui a été l'objet de la déchirure, c'est-à-dire, dans la majorité des cas, le plancher inférieur du canal qui doit, vous le savez, cette fâcheuse prérogative à la laxité plus grande de sa structure.

Quand on explore un malade porteur d'une fausse route, la sonde peut fort bien s'engager tout entière sans donner une seule goutte d'urine, et c'est là ce qui a fait croire à tort à l'existence des rétrécissements du col vésical. Quand vous serez témoins de faits de ce genre, introduisez votre doigt dans le rectum, vous saurez de suite à quoi vous en tenir : s'il y a une fausse route, votre doigt, séparé seulement du cathéter par la mince paroi de l'intestin, percevra le contact de l'instrument avec une netteté insolite. En outre, le cathéter vous paraîtra le plus souvent dévié de la ligne médiane et porté un peu à gauche ou un peu à droite. Si l'instrument, au contraire, est dans le bon chemin, vous sentirez entre lui et votre doigt toute l'épaisseur de la prostate qui, bien que peu considérable parfois, l'est toujours assez pour vous prouver que vous êtes dans la bonne voie.

C'est presque toujours dans la région bulbeuse, vous ai-je dit, que le cathéter sort de l'urèthre et passe sous la prostate. Voici alors ce qu'il faut faire : retirez votre instrument de deux pouces, ou même davantage, puis poussez-le de nouveau en le tenant le plus possible appliqué contre la paroi supérieure de l'urèthre, en même temps qu'à l'aide de votre doigt introduit dans le rectum vous vous assurerez qu'il ne passe pas de nouveau dans la route accidentelle; car, ne l'oubliez pas, c'est là qu'il tendra toujours à s'engager plutôt que de suivre la bonne direction.

Le temps dont je dispose pour ces leçons ne me permet pas de m'étendre davantage sur ce sujet, et pourtant je ne vous ai donné que des conseils généraux. La pratique, je l'espère, vous apprendra le reste. Vous trouverez fréquemment dans nos salles des cas de fausse route ; je vous engage à vérifier vous-mêmes la position du cathéter et à constater par le toucher rectal, combien peu de tissu se trouve interposé entre votre doigt et l'instrument. Si au contraire, le cathétérisme a été convenablement exécuté, votre doigt sera séparé de la sonde par toute l'épaisseur de la prostate. Exercez-vous donc au toucher si vous voulez bien apprécier toutes ces choses ;

de plus longs discours ne vous en apprendraient pas davantage.

Un mot au sujet de l'injection d'huile.

Lorsque vous cherchez à franchir un rétrécissement très-étroit, il est préférable, au lieu d'huiler l'instrument, d'injecter une demi-once ou une once d'huile d'olive dans l'urèthre en tenant la seringue bien appliquée sur le méat. Cette quantité d'huile peut passer aisément même à travers une stricture très-étroite. Non-seulement elle lubréfie les parois de l'urèthre, mais si l'on en prévient la sortie en comprimant l'extrémité du canal entre le pouce et l'index, elle dilatera suffisamment les tissus pour permettre le passage d'une sonde dont vous aviez déjà vainement essayé l'introduction. Ce procédé vaut la peine d'être noté. Il ne réussit pas quand il y a beaucoup de sang dans le canal ou que les tissus sont déchirés, mais, en dehors de ces circonstances, il est parfois utile.

Supposez maintenant qu'en suivant ces conseils vous ayez réussi à introduire une sonde. Votre instrument, serré par la coarctation, vous donnera la sensation d'une sorte d'étreinte qu'on est toujours heureux de constater, car elle indique que le rétrécissement a été franchi. Toutefois, ce pincement caractéristique ne donne pas une satisfaction sans mélange ; il rend, en effet, moins commode la direction ultérieure de la pointe du cathéter, et vous avez encore, plus avant das l'urèthre, de nouveaux écueils à éviter. Ainsi, la dilatation des lacunes transforme souvent la membrane muqueuse située en arrière du rétrécissement en une surface réticulée capable d'arrêter le bec de la sonde

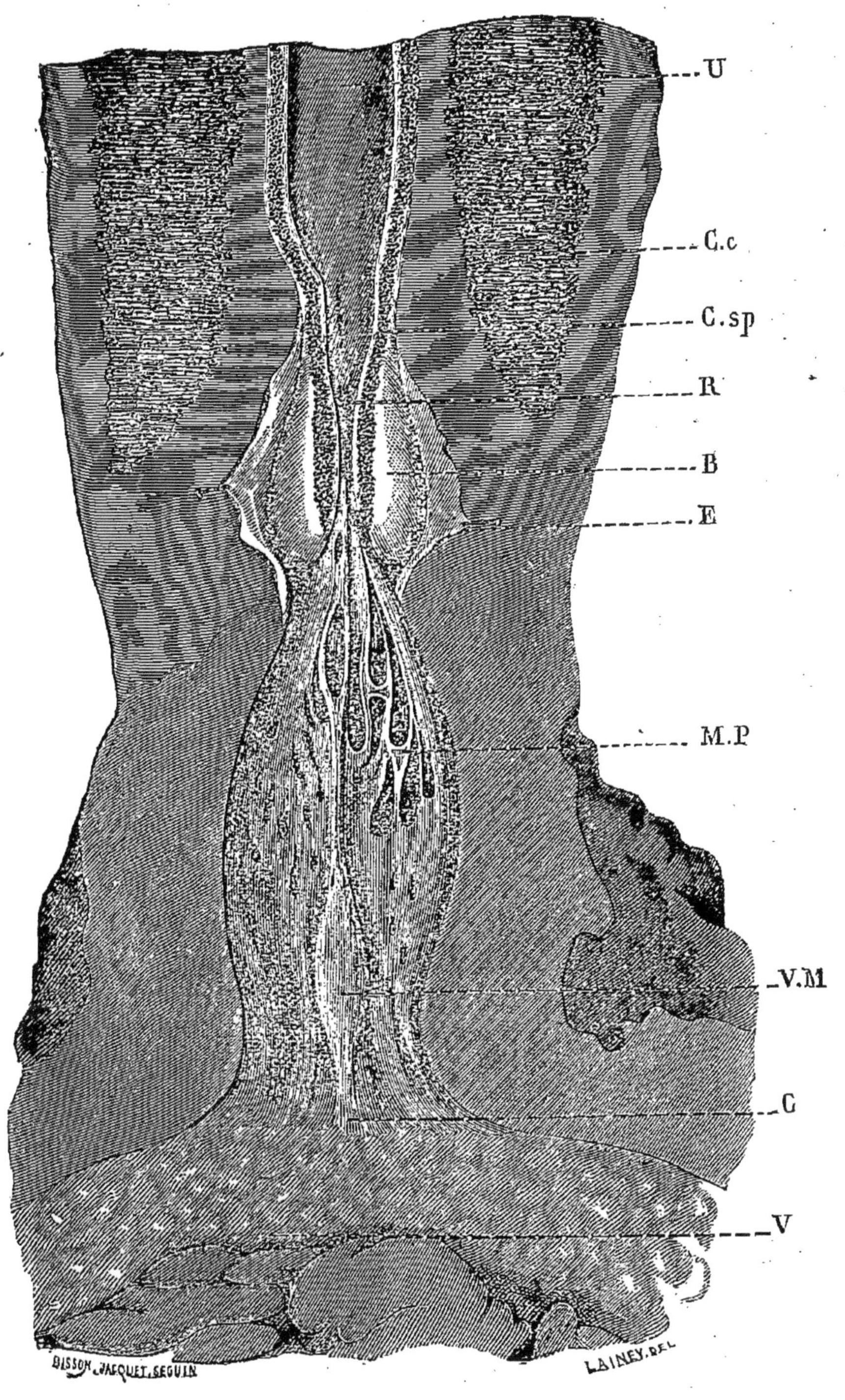
U
C.c
C.sp
R
B
E
M.P
V.M
G
V
BISSON, JACQUET, SEGUIN
LAINEY. DEL

Fig. 19, — *Urèthre incisé permettant de voir un rétrécissement très-étroit et, en arrière de ce dernier, les portions membraneuse et prostatique dilatées et réticulées.*

U, Urèthre.—C. c, Corps caverneux.—C. s p, Fourreau spongieux de l'urèthre. — R, Rétrécissement. — B, Cul-de-sac du bulbe mis à nu par la dissection. — M. P. Segment membrano-prostatique de l'urèthre, creusé de nombreuses anfractuosités. — V. M, Verumontanum. — V, Vessie.

et de lui faire produire une fausse route. Donc, arrivés à cette profondeur, gardez-vous encore d'employer la force, et, même quand vous l'avez dépassée, tâchez d'arriver doucement et légèrement dans la vessie. La figure ci-contre, dessinée d'après nature, vous donnera une idée exacte de la disposition dont je parle.

Enfin, après bien des difficultés vaincues, voilà votre cathéter dans la vessie. Ne le retirez pas. Dites-vous plutôt : « J'ai eu assez de peine à l'introduire, je vais le fixer à demeure ». Et, en agissant ainsi, vous ne cesserez pas d'être prudents, même avec un cathéter métallique, que vous pourrez laisser en place quarante-huit ou soixante-douze heures.

Donc, si votre malade ne souffre pas, ne vous hâtez pas de retirer l'instrument. Quel désagrément en effet pour votre malade, et pour vous quelle déception, si la tâche était tout entière à recommencer ! Laissez le cathéter à demeure environ trois jours, au bout desquels vous pourrez probablement le remplacer par une sonde en gomme élastique. Puis vous poursuivrez la dilatation continue telle que je l'ai déjà décrite, en augmentant de temps en temps le calibre de la sonde. Vous arriverez peut-être ainsi jusqu'au n° 10 et pourrez dire à votre malade : « Voilà un grand point de gagné ».

Mais il peut arriver qu'au bout d'un certain temps, une dizaine de jours par exemple, le canal ne puisse admettre, à votre grand désappointement, qu'un n° 2 ou un n° 3. Dans ce cas, vous avez affaire à ce qu'on nomme un rétrécissement « à répétition » ou « rétractile. » Vous vous heurtez ici à une question de rétractilité bien plus qu'à une question de calibre. En dix jours, le rétrécissement est presque revenu à son premier état, et c'est à peine si vous pouvez introduire, par exemple, le troisième numéro de la filière. Il serait oiseux de recourir de nouveau à la dilatation ; c'est pour ces cas exceptionnels que vous réserverez d'autres moyens de traitement. Je tiens cependant à être bien compris. Etroitesse et rétractilité ne sont pas deux termes qui se commandent : un rétrécissement peut fort bien, quoique très-étroit, se prêter à la dilatation, et celle-ci donner des résultats aussi satisfaisants que durables ; tandis qu'un canal médiocrement rétréci, admettant aisément un n° 5 ou un n° 6, peut rendre le malade incapable de chasser une seule goutte d'urine et tenir en échec tous les agents de dilatation. Vos efforts, dans ce dernier cas, ne vous feront pas gagner plus d'un numéro ou deux. Vous avez été témoins dans nos salles d'un cas de ce genre : l'autre jour, chez le malade auquel je fais allusion, la dysurie était à son comble, et pourtant nous passions aisément un n° 6.

Ces rétrécissements rétractiles ont été, de temps immémorial, le fléau des chirurgiens dont ils ont jusqu'à nos jours défié les ressources. Vous pourrez vous en convaincre par la lecture des anciens mémoires, même de ceux qui remontent à pusieurs siècles. Il n'est pas de moyens ni de substances qu'on n'ait cherché à leur opposer et je dois renoncer à vous en donner, même en abrégé, l'interminable nomenclature. Certes, j'estime que l'estomac de l'homme doit avoir été construit d'une façon toute particulière, pour se montrer, plus qu'aucun organe, l'instrument tolérant que vous savez de toutes les débauches de la thérapeutique. Eh! bien, consultez les anciens auteurs de chirurgie ; que dis-je ? ouvrez certains ouvrages modernes, vous verrez que l'urèthre a été traité d'une façon presque aussi brutale, et ce n'est pas peu dire. Depuis la sabine et le vert de gris jusqu'aux sels métalliques de toute sorte, depuis les agents les plus irritants jusqu'aux moyens les plus désagréables que l'imagination ait pu enfanter, tout a été mis en réquisition contre ces malheureux rétrécissements. J'ai à peine besoin de citer le nitrate d'argent et la potasse caustique qui ne sont ni l'un ni l'autre de doux remèdes.

Le débat, Messieurs, peut être vidé d'un seul mot : « Tous ces irritants chimiques, sont, dans l'affection qui nous occupe, toujours inutiles, et le plus souvent ils sont dangereux. » Cette opinion rallie aujourd'hui la majorité des chirurgiens aussi bien à l'étranger que chez nous. Je suis cependant obligé de convenir que les caustiques comptent encore quelques partisans ; mais quel est le système qui n'a pas les siens! N'insistons pas.

Que nous reste-t-il donc que nous puissions efficacement opposer à ces coarctations rebelles ?

Il nous reste plusieurs procédés mécaniques, savoir : la divulsion, la distension forcée et l'incision de ce tissu réfractaire et rétractile qui constitue le rétrécissement. De tous ces moyens, l'uréthrotomie — car tel est le nom qu'on a donné à l'incision, par un instrument tranchant, de l'urèthre rétréci — est peut-être, tout bien considéré, le plus universellement employé. On peut la pratiquer de deux manières ; ou bien par le périnée : uréthrotomie externe ; ou bien à l'aide d'un bistouri ou de tout autre instrument introduit dans le canal : uréthrotomie interne. C'est de cette dernière que je vais d'abord m'occuper.

L'uréthrotomie interne comprend elle-même deux procédés, suivant que l'on coupe la stricture d'avant en arrière, ou d'arrière en avant ; mais c'est la section d'arrière en avant qui a conquis la préférence des chirurgiens, à raison du degré de sûreté et de précision qu'elle imprime au manuel opératoire.

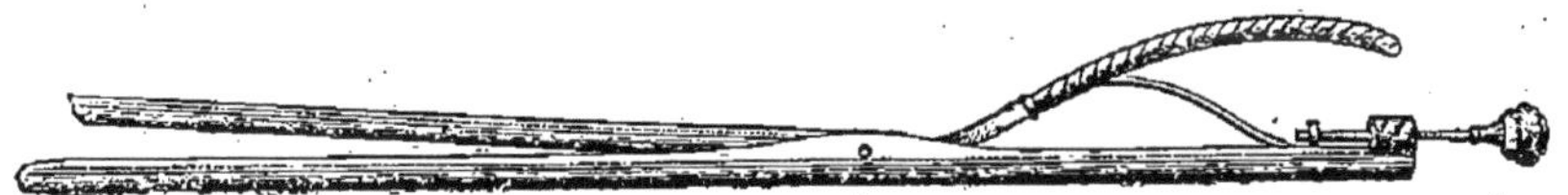

Fig. 20. — *Petit bistouri à lame cachée.*

Au point de vue des indications de l'uréthrotomie, nous diviserons les rétrécissements en deux catégories :

1° Ceux qui siégent au méat ou dans la partie adjacente du canal ;

2° Ceux qui résident à cinq pouces de profondeur.

Les premiers occupent une région très peu dilatable, comme bien vous savez, et rien n'est simple, dans ces cas, comme d'introduire dans le canal un petit bistouri caché pareil à celui que j'ai en main. (Fig. 20). Il suffit ensuite de dégager la lame et de tirer à soi pour sectionner l'obstacle. Une vis placée dans le manche de l'instrument permet de graduer à l'avance la saillie que devra faire la lame, et l'on peut inciser franchement, car ici il n'y a aucun danger. En thèse générale, plus le rétrécissement se trouve rapproché du méat, plus la section en est indiquée et exempte de danger ; plus, au contraire, le rétrécissement s'éloigne de l'orifice externe, moins la section s'impose, en même temps peut-être qu'elle s'accompagne d'un peu plus de danger. Tous les rétrécissements, soit du méat, soit des trois pouces voisins, qui ont résisté à la dilatation — et ils y résistent presque toujours — doivent être incisés. Sans doute, on peut parfois les dilater, mais l'amendement obtenu n'est que temporaire, tandis que l'incision réunit ici toutes les conditions d'aisance et de sécurité. La figure suivante, dessinée d'après une préparation, met tous ces détails parfaitement en relief. Les rétrécissements, préalablement constatés, ont été mis à découvert; seulement l'incision du canal leur donne une apparence d'ampleur qu'ils étaient loin de présenter pendant la vie. (Voir fig. 21).

La seconde catégorie de strictures comprend celles qui résident à une profondeur de cinq pouces en arrière du méat. L'innocuité de l'incision est ici moins absolue, en raison de l'abondance du tissu érectile ambiant. Cependant, depuis 16 ou 17 ans que je pratique l'uréthrotomie interne, tant en ville qu'à l'hôpital, je n'ai eu à déplorer qu'un seul cas de mort sur un chiffre d'opérations que je ne puis évaluer exactement, mais qui n'est probablement pas inférieur à deux cents.

On peut voir se développer à la suite de l'uréthrotomie un appareil fébrile intense, mais c'est fort rare, et la cystite, en tant que complication, est un accident plus rare encore. Ai-je besoin d'ajouter que tous ces accidents sont étroitement subordonnés au degré d'habileté du chirurgien et aux conditions plus ou moins favorables dans lesquelles se trouve l'opéré? Le cas de mort que je viens de vous mentionner, fut celui d'un homme qui entra l'année dernière (1871) dans nos salles et chez lequel je pratiquai l'opération comme dernière ressource. L'autopsie nous révéla une telle désorganisation des uretères et des reins que je ne fus nullement étonné du résultat.

Si cette opération m'a causé des surprises, c'est, je puis le dire, par sa constante bénignité. Dans le principe, je ne la tenais nullement pour une œuvre exempte de périls, j'hésitais à y avoir recours, sauf pour les cas d'urgence. Aujourd'hui, l'expérience a dissipé tous mes doutes et je ne crois, pour ainsi dire, plus au danger. Je ne parle bien entendu que du seul procédé uréthrotomique que vous me voyez mettre en usage et dont je vous donnerai la description dans notre prochaine conférence.

L'uréthrotomie externe est généralement connue sous le nom d'« opération de Syme ». Elle implique la nécessité d'introduire comme guide un cathéter can-

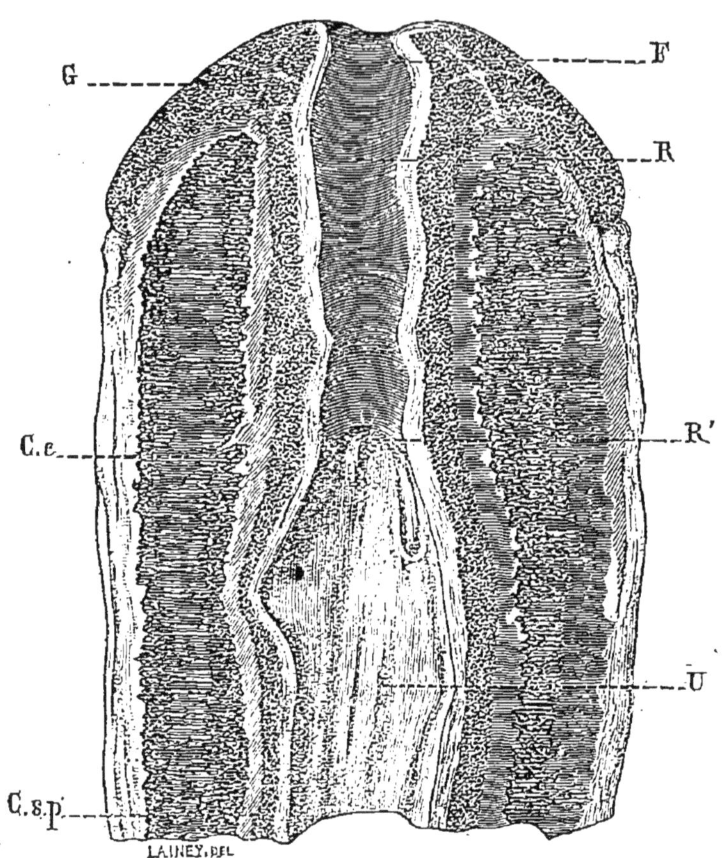

Fig. 21. — *Rétrécissements multiples du segment pénien de l'urèthre.*

F, Fossette naviculaire. — R R', Rétrécissements. — U, Portion d'urèthre normale. — G, Gland. — C. c, Corps caverneux. — C. sp, Corps spongieux de l'urèthre.

nelé à travers le rétrécissement. On incise le périnée comme dans la taille médiane et l'on divise complètement la portion rétrécie en coupant franchement sur la cannelure du cathéter. Ce dernier, en un point de sa longueur, s'amincit brusquement de manière à passer sans transition du n° 10 au n° 2, d'où résulte la formation sur la tige d'une sorte d' « épaule » qu'on fait arc-bouter contre le talus antérieur du rétrécissement. Le chirurgien peut, en outre, utiliser ce point de repère pour fixer les limites de son incision. La partie grêle de la tige du cathéter se trouve cannelée et doit être engagée avec les plus grands ménagements jusque dans la vessie. Il serait même à désirer qu'un petit canal s'étendît depuis la cannelure jusqu'au pavillon, afin d'indiquer par la sortie de l'urine que l'instrument a suivi la bonne route, et qu'il se trouve conséquemment bien placé.

On peut résumer brièvement les conditions de succès de l'uréthrotomie externe :

Il faut d'abord que le conducteur soit logé en toute certitude dans la vessie.

Il est nécessaire ensuite d'inciser l'obstruction en totalité.

Enfin, pendant la phase de cicatrisation on doit introduire une bougie de fort calibre afin de prévenir une rétraction trop prononcée. Le grand écueil à éviter est celui qui consiste à prolonger l'incision trop en arrière du côté de la vessie, et à laisser intactes, à la partie antérieure, un certain nombre des fibres de la coarctation.

Après l'opération, on place pour quarante-huit heures, une sonde à demeure ; puis, on passe de temps en temps une bougie, pour assurer le maintien d'un bon calibre.

L'uréthrotomie externe était fréquemment pratiquée il y a douze ou quinze ans. Aujourd'hui elle est à peu près tombée en désuétude au profit de méthodes nouvelles. Cependant elle peut encore trouver son emploi, notamment dans ces coarctations compliquées de fistules périnéales larges ou invétérées qui ne peuvent guérir que par l'incision.

Passons à la méthode de la rupture ou de la divulsion.

Je vais d'abord mettre sous vos yeux un instrument qui porte le nom de Mr. Holt, de « Westminster Hospital, » bien qu'il ait été inventé, depuis plus de vingt ans, par M. Perrève, de Paris. M. Perrève s'en servait surtout, pas exclusivement cependant, pour la dilatation simple [1]. Mr. Holt, dans une notice, a appelé l'attention sur cet instrument, ainsi que sur une nouvelle manière de l'utiliser qui lui appartienen propre. Il l'introduit à travers la stricture; puis, au lieu de passer à différents intervalles une série de mandrins de plus en plus volumineux, il prend d'emblée le mandrin le plus large et l'engage de force dans l'urèthre, à la faveur de la tige conductrice, rompant ainsi d'un seul coup tout ce qui s'oppose à l'écartement des valves. Mr. Holt ne place pas ensuite de sonde à demeure.

Je fus un des premiers adversaires de cette méthode,

[1] Le dilatateur de M. Perrève se compose de trois parties :

1o D'un cathéter d'acier formé de deux valves flexibles ;

2o D'une tige conductrice fixée par une de ses extrémités au bec de l'instrument et libre entre les deux valves dans tout le reste de son étendue ;

3o De mandrins creux de diverses grosseurs qu'on engage sur la tige conductrice, de manière à produire l'écartement des valves du cathéter, et, par suite, la dilatation de l'urèthre.

à raison même de sa violence; mais en examinant avec Mr. Holt plusieurs de ses opérés à «Westminster Hospital» — je parle de plus de dix ans — je pus constater, non sans surprise, le petit nombre des mauvais résultats. Je résolus désormais d'essayer moi-même le procédé. Aujourd'hui, il m'arrive de temps à autre d'en faire usage, lorsque l'urèthre présente deux ou trois points coarctés, et qu'il est possible d'y porter l'instrument sans crainte, toutes conditions qui ne se présentent que rarement réunies.

Malgré tout, je persiste à considérer la divulsion comme un moyen trop violent dans la plupart des cas, et je donne la préférence à l'introduction méthodique d'une fine lame à travers les tissus rétractés. Les résultats qu'on obtient ainsi sont à la fois plus complets et plus durables. Néanmoins, nous ne devons pas nous dissimuler la frayeur instinctive qu'inspire toujours l'instrument tranchant; le peuple anglais particulièrement, qui n'est pas très-enthousiaste du tranchant du fer, accueille avec faveur tout ce qu'on peut y substituer. On comprend très-bien ce sentiment. Il n'est pas en notre pouvoir d'imposer toujours au malade le procédé qui nous paraît le meilleur, et plus d'une fois nous sommes réduits à utiliser le moins défectueux de ceux qu'il nous permet. C'est pourquoi vous pourrez trouver dans la divulsion un expédient qui ne sera pas à dédaigner quand la dilatation n'aura pas réussi.

L'opération de Mr. Holt m'a suggéré, il y a quelques années, une méthode différente que j'ai appelée

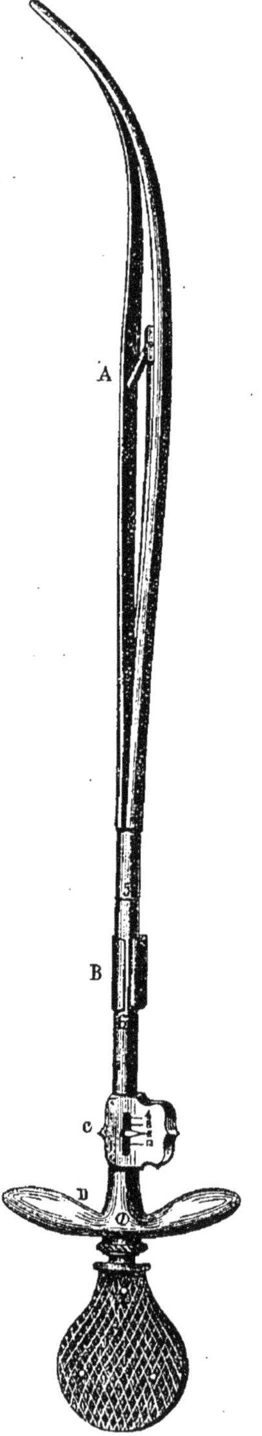

Fig. 22.

Dilatateur de Thompson.

L'instrument, basé sur le même principe que celui du professeur Rigaud, de Strasbourg, se compose essentiellement de deux valves métalliques, susceptibles d'être écartées par un levier A, commandé lui-même par une manivelle D.

Les branches étant toujours réunies à leurs extrémités ne peuvent s'écarter que sur une longueur déterminée, d'où résulte une sorte de fuseau, dont le ventre doit correspondre au point qu'il s'agit de dilater.

B, curseur mesurant la profondeur à laquelle l'instrument doit être introduit.

C, aiguille indiquant sur une plaque graduée le degré d'écartement des branches.

« distension forcée ». Voici simplement en quoi elle consiste : mon instrument se compose de deux tiges comme celui de Mr. Holt; seulement leur écartement n'a lieu qu'en un point limité, et, de plus, le mécanisme permet de donner à cet écartement toute l'amplitude et toute la lenteur voulues. En pratique, j'opère toujours avec lenteur, de façon à distendre plutôt qu'à rompre le tissu de l'obstruction. Mon appareil satisfait encore à un autre desideratum : souvenez-vous que la portion bulbeuse de l'urèthre, siége d'élection du rétrécissement, est aussi, dans l'état physiologique, la partie la plus extensible du canal. En supposant, par exemple, que le calibre du méat soit n° 12 (filière anglaise), la portion bulbeuse, si elle est saine, admettra au moins un n° 20, voire même un n° 24. En conséquence, tout procédé de dilatation ou d'opération, dont l'effet se trouve limité par le diamètre du méat, ne peut rétablir qu'à moitié le calibre de l'urèthre, quand ce dernier est affecté de stricture bulbaire.

Aussi mon instrument a-t-il été construit de manière qu'il puisse distendre la partie rétractée jusqu'à ses dimensions normales, et plus encore, la rompre, si on le désire, et cela sans intéresser le méat, ni être gêné par son diamètre. Je l'ai employé bien souvent, toujours avec de bons résultats. On ne doit s'en servir que pour les rétrécissements de la région bulbeuse. J'ai appris qu'on l'avait appliqué quelquefois à des angusties siégeant à trois pouces du méat; c'est une faute : les rétrécissements de cette région réclament toujours l'incision, ainsi que je vous l'ai déjà dit. La distension forcée exige plus d'attention que n'en réclame le procédé de Mr Holt. La divulsion, en effet, ne demande pas de grands soins, une fois l'instrument bien en place, et l'exécution en est très-facile : la seule pression de la main suffit à introduire de force le tube-mandrin à travers la stricture ; c'est là ce qui en fait, sans doute, un procédé séduisant.

Les bons résultats que fournissent ces opérations se maintiennent pendant un temps considérable. J'estime cependant que les bienfaits de l'uréthrotomie interne sont encore bien plus durables que ceux de toutes les autres méthodes ; par contre, le manuel opératoire en est plus difficile et exige sans aucun doute une main exercée.

Un mot encore au sujet de quelques renseignements préalables qu'il est bon de recueillir avant d'entreprendre l'une ou l'autre de ces opérations, notamment l'uréthrotomie. Par exemple, vous avez tout intérêt à connaître d'une manière exacte si, indépendamment de l'obstruction principale, l'urèthre ne présente pas encore un ou plusieurs autres points rétrécis. Vous devez encore préciser la situation et l'étendue du rétrécissement.

Si le n° 11 ou le n° 12 passe avec facilité jusqu'à cinq pouces ou cinq pouces et demi de profondeur, vous pouvez compter que la stricture est unique ; mais, quand votre instrument sera arrêté près du méat ou seulement à deux ou trois pouces de ce dernier, il vous arrivera plus d'une fois de trouver un second rétrécissement [1].

[1] La raison de ce principe diagnostique est facile à découvrir. Elle

Relativement à la notion du siége et de l'étendue de l'angustie uréthrale, je suppose que votre grosse bougie [1] se trouve arrêtée à une certaine profondeur du canal, la stricture n'admettant que le n° 6 ou 7.

repose sur ce fait d'observation que les rétrécissements de l'uréthre d'origine blennorrhagique, c'est-à-dire, les plus fréquents de tous, ceux que l'auteur a constamment en vue, ne peuvent occuper que les portions du canal qu'entoure une atmosphère de tissu spongieux; et ce fait lui-même trouve sa formule dans la définition suivante : « Le rétrécissement blennorrhagique n'est autre chose qu'un épanchement de lymphe organisable et rétractile dans les mailles du fourreau spongieux de l'uréthre dont elle détruit l'élasticité, la muqueuse restant intacte ou, du moins, ne participant à l'altération qu'ultérieurement. »

Donc, hors du corps spongieux, pas de rétrécissement blennorrhagique. Aussi, lorsqu'une sonde se trouvera arrêtée par le fait d'une angustie uréthrale, à 5 pouces de profondeur (12 cent. 1/2), elle sera parvenue à la limite de la portion spongieuse de l'uréthre, c'est-à-dire à la limite du seul territoire organique où puisse germer le rétrécissement en question, il n'est donc pas étonnant qu'elle n'en doive pas rencontrer plus loin. Si, au contraire, l'instrument heurte contre une obstruction à une distance moindre, non-seulement il est possible, mais il est encore probable, qu'il en trouvera une autre dans la région du bulbe qui en est le vrai lieu d'élection.

Il est parfois question, dans les auteurs, de rétrécissements qui affectent le canal entre le bulbe et la vessie soit à la région membraneuse, soit même à la région prostatique. Ces cas sont d'abord très-rares, et de plus, on ne tarde pas à se convaincre, en lisant les observations, que ces angusties uréthrales n'ont aucune parenté étiologique avec les rétrécissements qui nous occupent; elles proviennent soit de traumatismes, soit d'abcès de la prostate, soit même de tumeurs développées dans le voisinage.

[1] Le lecteur doit se rappeler que dans la leçon précédente, Thompson a érigé en précepte que l'exploration de l'uréthre en vue d'un rétrécissement doit toujours être faite avec une bougie dont le calibre ne soit pas moindre que le n° 8 ou 9 (filière anglaise). Le cathétérisme ainsi pratiqué révèle du premier coup l'existence des coarctations les plus légères et le point précis où elles commencent, c'est-à-dire, une de leurs extrémités. Il ne restera plus qu'à trouver l'autre pour avoir la longueur des parties rétrécies.

Prenez alors, je vous prie, une bougie olivaire dont le calibre soit tel que l'olive ne puisse passer qu'à frottement au travers de la zone rétrécie. Quand vous sentirez votre bougie redevenue libre, vous saurez qu'elle aura franchi. A ce moment, si vous la retirez, elle buttera contre la circonférence postérieure du rétrécissement dont elle vous donnera la limite exacte, et vous aurez tous les éléments nécessaires pour apprécier la longueur, qui est généralement peu considérable. Avec ce système de bougies munies d'olives de différentes grosseurs, vous pourrez toujours déterminer avec exactitude l'existence de toute espèce de rétrécissement, à n'importe quelle profondeur de l'urèthre. Pendant de nombreuses années je n'entreprenais jamais une opération sans les avoir au préalable employées avec beaucoup de soin.

Avant de clore ce sujet, permettez-moi de vous rappeler en peu de mots que dans toutes les maladies qui s'accompagnent d'accidents dysuriques, l'état général du malade tient sous son étroite dépendance le plus ou moins de gravité des symptômes locaux. Veillez surtout aux fonctions digestives; si elles laissent à désirer, s'il y a de la constipation, soyez certains que les troubles de la vessie et de l'urèthre en éprouveront un retentissement fâcheux. Bien souvent de faibles doses de mercuriaux suivies de l'administration d'un peu de sel de Glaubert ou d'eau de Friedrichshall, le matin à jeun, débarrassent doucement le foie et les intestins, et parviennent à calmer les plus sévères angoisses. Apportez une attention particulière au régime diététique de votre malade ; ne lui permettez surtout d'user de boissons alcooliques qu'avec la plus grande modération.

Encore un mot, et j'ai fini.

Ne prenez parti pour aucune méthode exclusivement. Vous entendrez souvent un chirurgien vous dire : « J'emploie toujours telle méthode, elle n'a pas sa pareille » ; un autre ne voudra entendre parler que du procédé de Civiale ; un troisième ne jurera que par Maisonneuve, etc. La fécondité des inventeurs, surtout à Paris, a doté l'arsenal de la chirurgie urinaire d'une foule d'instruments qui sont tous susceptibles de donner d'excellents résultats. Gardez-vous de borner votre choix à une seule méthode, que ce soit moi ou un autre qui vous la recommande. Bien au contraire, ayez à votre disposition toutes les ressources de l'art; aucune ne vous sera inutile si les éventualités de la pratique vous mettent souvent aux prises avec les rétrécissements ou autres affections semblables. Habituez-vous enfin à peser avec soin chaque cas, et optez toujours pour la méthode que vous jugerez la mieux appropriée à chaque individualité morbide.

QUATRIÈME LEÇON.

RÉSUMÉ DU TRAITEMENT DES RÉTRÉCISSEMENTS DE L'URÈTHRE. DE L'URÉTHROTOMIE INTERNE.

(Novembre 1872).

MESSIEURS,

Pendant les quelques mois qui viennent de s'écouler, nous avons vu passer sous nos yeux un grand nombre de rétrécissements de l'urèthre, et les cas les plus graves, les plus invétérés, ont été admis dans nos salles. Je me propose aujourd'hui de résumer devant vous les différentes méthodes de traitement qui, selon moi, réussissent le mieux contre cette affection dont la fréquence est encore assez grande, en donnant pour base à cette large synthèse le groupe nommbreux de faits qu'il vous a été donné d'observer.

Vous me direz peut-être qu'après l'étude que nous

avons déjà faite du rétrécissement, je n'aurai probablement rien de neuf à vous apprendre. Détrompez-vous. Malgré l'ancienneté du sujet et les travaux considérables dont il a été l'objet de la part de nos devanciers aussi bien que des chirurgiens de nos jours, j'ai deux raisons pour le discuter encore: D'abord, mon expérience, mûrie par une pratique plus étendue, m'a conduit à des conclusions un peu différentes de celles que j'émettais il y a seulement quelques années; et puis, dans ce siècle d'inventions et de découvertes, nous voyons éclore chaque jour de nouveaux procédés qui s'imposent à notre attention.

L'unique objectif de notre revue sera donc la question du traitement de cette modification organique des parois uréthrales qui constitue le rétrécissement. Nous viserons surtout les strictures les plus fréquentes, celles qui siégent à la région ou vers la région du bulbe, dans une étendue qui comprend à peine 2 pouces de la longueur du canal, et qui commence à 4 pouces environ du méat. Quant aux rétrécissements que l'on rencontre, soit à l'orifice externe de l'urèthre, soit sur les deux ou trois pouces antérieurs du canal, leur traitement diffère sensiblement de celui du rétrécissement-type situé un peu plus bas; j'y consacrerai à la suite un paragraphe spécial. A moins donc de mention contraire, les développements qui vont suivre auront trait au rétrécissement ordinaire, tel que je viens de vous l'indiquer.

Quand un rétrécissement n'est pas très-ancien, il suffit généralement, pour le traiter avec succès, d'introduire dans le canal une série de bougies dont on augmente graduellement le calibre, jusquà ce qu'on ait atteint approximativement les dimensions normales de l'urèthre. Ce mode de traitement est connu sous le nom de *dilatation simple*. Le choix de l'instrument a ici une grande importance. Les bougies flexibles et coniques, munies d'une olive à leur extrémité, afin de ne pas se fourvoyer dans une des nombreuses anfractuosités dont se trouvent accidentées les parois uréthrales, sont, en fin de compte, ce qu'il y a de mieux, au moins jusqu'à une phase assez avancée de la dilatation.

Cependant, ces qualités elles-mêmes de flexibilité et de mollesse, si précieuses au double point de vue de l'innocuité et du peu de douleur de la manœuvre, peuvent devenir, pour l'instrument de gomme, une cause d'infériorité; je veux dire qu'à un moment donné, la dûreté de la coarctation peut offrir une insurmontable résistance au pouvoir de pénétration de la sonde.

Que faire alors? A quel expédient recourir? Faut-il abandonner la dilatation au profit d'une intervention opératoire?

Nullement, Messieurs.

Vous aurez tout simplement recours à des instruments plus fermes, plus rigides, et, à cette période du traitement, il n'en est pas d'une introduction plus facile et d'une action plus sûre que les cathéters coniques en acier poli, ou mieux, argenté. N'allez pas croire que je vous recommande les petits calibres; ne prenez rien d'inférieur au jeu de sondes que voici; encore n'oserai-je confier le plus petit numéro qu'à des mains d'une prudence extrême. Le plus petit instrument est un n° 6 (filière anglaise), à la pointe; vous le voyez s'élargir ensuite graduellement jusqu'à une distance d'environ 2 pouces, où il atteint un diamètre n° 8. Le suivant est n° 7 à la pointe et n° 9 à la partie la plus évasée, et ainsi de suite, comme le montre le tableau synoptique ce-dessous :

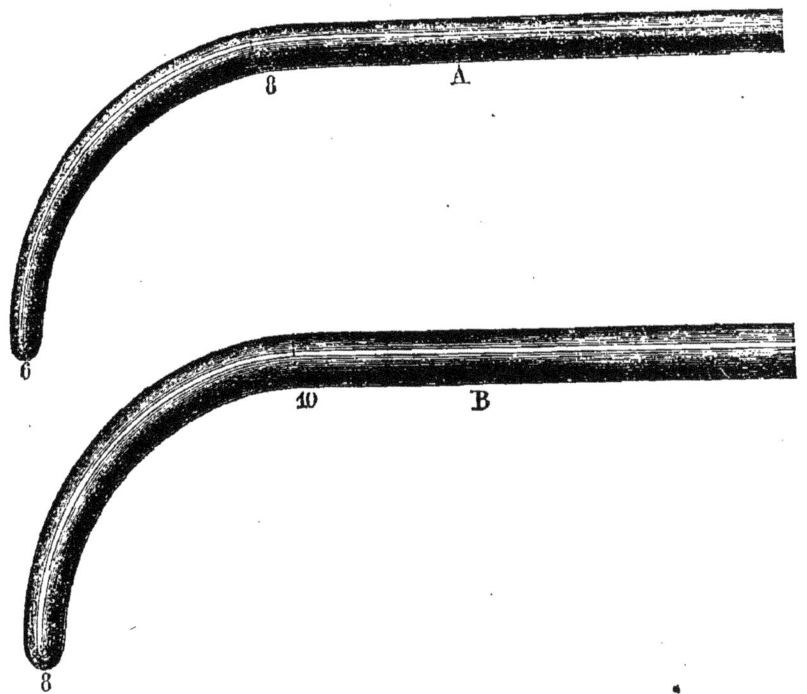

Fig. 23. — Dilatateurs coniques en acier, augmentant graduellement de deux numéros (filière anglaise) de la pointe au corps de l'instrument.

Le 1er est	n° 6	à la pointe,	n° 8	à la partie	la plus large.
Le 2e —	n° 7	—	n° 9	—	—
Le 3e —	n° 8	—	n° 10	—	—
Le 4e —	n° 9	—	n° 11	—	—
Le 5e —	n° 10	—	n° 12	—	—
Le 6e —	n° 11	—	n° 13	—	—

Ces dilatateurs coniques — je n'ose donner à des instruments métalliques le nom de bougies, car, si ce terme survit à l'ancienne chandelle de cire qu'il servit à désigner, on ne devrait raisonnablement en étendre l'application qu'aux instruments flexibles — s'introduisent avec une grande facilité à raison de leur poli et de leur poids. Il serait malaisé de trouver rien de plus efficace pour les dernières phases de la dilatation. Je les préconisais il y a vingt ans; mon opinion n'a nullement changé depuis.

Il est néanmoins telles circonstances qui s'accommoderaient mieux d'un engin intermédiaire entre la flexible bougie et les dilatateurs métalliques. Aussi, beaucoup d'innovateurs ont-ils essayé d'allier dans un même instrument, la rigidité du corps à la flexibilité de la pointe. La gomme élastique, les métaux malléables ont été utilisés dans ce but. Quant à moi, j'ai depuis longtemps adopté un procédé qui me paraît supérieur à tous les autres, au moins pour les numéros compris entre le 4 et le 8 ou 9 (anglais). J'ai fait faire un mandrin en plomb très-malléable et plus court que la sonde à laquelle il est destiné : on l'introduit à volonté dans l'axe d'une bougie conique française; sa pointe, qui est très-ténue, s'arrête à environ 4 pouces et demi de l'extrémité de la bougie. Voici la série qui se compose en tout de six instruments. Un diagramme rendra mon exposé plus clair. Vous voyez sur cette coupe longitudinale le mandrin de plomb mobile dans l'intérieur de l'instrument, seulement la figure le représente s'avançant beaucoup trop près de l'extrémité de la sonde qui devrait être longue et flexible (Fig. 24). Ces instruments ont dans leur plus grand diamètre environ 5 1/2, 6 1/4, 7, 7 3/4, 8 1/2 et 9 1/4 (anglais). Leur faculté de pénétration est à la fois assurée et par la complète flexibilité de la pointe et par la fermeté plus grande du reste de l'instrument. Ce sont, par conséquent, d'excellents intermédiaires entre les bougies et les dilatateurs métalliques.

Fig. 24. — Bougie française flexible avec son mandrin de plomb mobile.

Mais, si le rétrécissement est très-étroit et très-serré, il faut, pour le franchir, sachez-le bien, un cathéter métallique de très-petit calibre.

Voici comment je procède lorsqu'il n'y a plus de jet du tout, et que le malade ne parvient à soulager sa vessie que par une succession de gouttes :

J'essaie d'abord une très-petite bougie en gomme, le n° 1/2 de notre filière, la plus ténue de toutes les bougies qu'on trouve chez nos fabricants. Dans la majorité des cas elle passe, au grand avantage du malade dont elle termine les angoisses, et je la fixe à demeure. Mais si, après quelques tentatives modérément prolongées, je ne réussis point à l'engager dans la région rétrécie, je recours, sans désemparer, à un très-petit cathéter d'argent. Avec lui, je puis procéder méthodiquement à la recherche de la lumière de la coarctation et la franchir, suivant les règles que je vous ai déjà exposées et sur lesquelles il est inutile de revenir. Cela fait, je laisse l'instrument en place pendant deux jours que le malade devra passer bien tranquillement dans son lit ; après quoi, le cathéter, n'étant plus serré par la stricture, pourra être avantageusement remplacé par une sonde en gomme. J'achève ensuite le traitement au moyen de la dilatation continue ou de la dilatation simple, en augmentant successivement le calibre des sondes jusqu'au n° 8 ou au n° 9.

La dilatation continue donne des résultats rapides ; c'est elle qu'il faudra appliquer aux malades qui désirent une guérison prompte et ont le loisir de se conformer aux exigences de la méthode. Les malades, au contraire, qui ne veulent pas se constituer prisonniers dans leur chambre, ou qui sont dans l'impossibilité de suspendre leur travail, pourront bénéficier de la dilatation simple : l'instrument sera introduit et immédiatement retiré une fois tous les deux ou trois jours, et liberté entière sera donnée au malade de vaquer à ses occupations habituelles.

La première période de la dilatation une fois passée, vous devrez employer les bougies flexibles françaises. Vous terminerez enfin le traitement suivant les préceptes que je vous ai déjà exposés.

Je ne m'étendrai pas davantage sur la Dilatation.

Quant aux frissons fébriles et autres accidents qui peuvent venir entraver la marche de la cure, nous les avons déjà examinés ensemble, et d'ailleurs, je ne résume aujourd'hui que la partie mécanique du traitement des strictures uréthrales.

Envisageons à présent une nouvelle éventualité. La dilatation vous a permis de donner au canal un calibre fort convenable, et cependant, malgré l'introduction périodique de la bougie, le rétrécissement ne tarde pas à se reproduire ; la dysurie persiste et aboutit fréquemment jusqu'à la rétention complète. N'est-il pas évident que d'autres devoirs vous incombent ? Que reste-t-il donc à faire quand la dilatation échoue ? — Telle est la question à laquelle je vais m'efforcer de répondre.

Les procédés mécaniques que nous avons à opposer aux rétrécissements étroits et rétractibles, réfractaires à la dilatation, peuvent être groupés sous deux chefs :

1° Rupture ou distention forcée des tissus indurés, au moyen d'une force agissant de dedans en dehors ;

2° Division de ces tissus par l'instrument tranchant, division qu'on opère le plus souvent par la partie interne de l'urèthre, et quelquefois aussi par la partie externe.

La *Rupture* que vous connaissez déjà et dont l'invention revient à Mr Holt, a été appliquée sur une large échelle à la cure des rétrécissements parvenus à différents degrés de gravité. C'est une opération qui n'offre généralement que peu de dangers, bien qu'elle ait été parfois suivie de conséquences fatales. Je ne la crois passible que d'une objection sérieuse : les résultats qu'elle donne, pour peu que la coarctation soit rebelle, n'offrent certainement aucune garantie de durée. Or, c'est précisément pour les cas de ce genre qu'on est obligé de recourir à des procédés opératoires.

Je ne ferai que mentionner également le procédé de la *Distension forcée* que j'ai introduit moi-même dans la pratique et qui paraît jouir d'une faveur marquée auprès de nos confrères américains.

Ces deux méthodes permettent d'obtenir immédiatement d'admirables résultats, et la première surtout est d'une exécution si simple qu'elle peut être réalisée par une main presque dépourvue d'expérience. Cependant, même dans ces circonstances, l'expérience a toujours son prix, ne fût-ce que pour préserver les malades d'opérations inutiles.

Mon ami le docteur Corradi, ancien praticien de Florence, aujourd'hui résidant à Rome, vient de doter notre art d'une nouvelle méthode qui n'est, en quelque sorte, qu'une ingénieuse combinaison de la divulsion et de la dilatation. Je place sous vos yeux l'appareil instrumental. Il a valu à son auteur le dernier prix d'Argenteuil, à Paris, raison suffisante pour fixer un instant notre attention.

Il s'agit, vous le voyez, d'un petit cathéter d'argent n° 1 ou 2 de notre filière, destiné à franchir le rétrécissement. Le manche est muni d'une vis, dont la rotation va faire saillir un fil mécanique très-fort qui, en se détachant latéralement du tiers inférieur du cathéter, sous-tendra à la manière d'une corde, l'arc formé par la courbure de l'instrument; de là la distension et, jusqu'à un certain point, la section du tissu dur et résistant à travers lequel le cathéter a été introduit. La section n'aura cependant jamais la netteté d'une incision, le fil n'étant pas assez tranchant pour cela.

Quand le chirurgien a déployé toute la force qu'il croit nécessaire, il tourne la vis en sens inverse pour faire rentrer le fil dans le corps de l'instrument. Il vérifie ensuite, à l'aide d'une bougie, la somme d'élargissement obtenue, et il continue le traitement par la dilatation associée ou non à de nouvelles applications du divulseur.

Nous essaierons le procédé dans notre service, vous en verrez les effets. Quoique la conception et la réalisation de l'instrument me paraissent des plus ingénieuses, je lui adresserai dès aujourd'hui une objection théorique. N'irritera-t-il pas, sans la diviser, une coarctation dure et impatiente de toute dilatation? Contre des strictures récentes, douées d'une densité et d'une résistance médiocres, le procédé réussira, j'en suis sûr d'avance ; mais dans les cas de cette nature tous les moyens judicieux et rationels réussissent aussi, et, je vous le répète, ce que nous cherchons, c'est le moyen qui triomphera le mieux des plus mauvaises formes de la maladie. Nous saisirons néamoins la première occasion de mettre loyalement à l'épreuve la belle création de M. Corradi.

Mais, pour les rétrécissements les plus graves, pour ceux qu'une durée de plusieurs années a rendus tellement coriaces et intolérants que la seule introduction d'une bougie ne fait qu'exaspérer les symptômes, je ne connais rien d'aussi efficace, d'aussi peu dangereux, d'aussi sûr enfin, que l'Uréthrotomie interne.

Remarquez bien que mes paroles ne s'appliquent pas indistinctement à toute espèce d'uréthrotomie : en fait, il n'y a de réellement utile que la complète division des tissus indurés. Soumettez tous ces rétrécissements à la distension forcée, fatiguez le canal par la dilatation, quel qu'en soit le mode, vous n'aboutirez qu'à rendre la lésion plus intraitable ou à provoquer un accès de fièvre, si même vous ne voyez surgir des accidents généraux à la fois sévères et prolongés.

Pour pratiquer l'opération, ce ne sont ni les procédés ni les instruments qui manquent : longue en est la série. Chirurgiens et fabricants ont modifié à l'envi la forme primitive de l'uréthrotome en vue de le mieux adapter à son but, au principe de la méthode qui est de diviser, en toute sûreté et plus ou moins largement, le tissu induré.

C'est une des formes primitives, l'instrument de Civiale, que je préfère encore aujourd'hui, à cause de l'extrême simplicité de son mécanisme qui lui permet d'obéir à la main avec la précision du bistouri. Au fond, c'est tout simplement un bistouri à long manche terminé à son extrémité par une petite lame ; celle-ci, engaînée par l'olive terminale de l'instrument, est introduite en amont du point rétréci, puis ramenée à travers la stricture par la main de l'opérateur. Les limites de l'incision en longueur et en profondeur peuvent être rigoureusement déterminées d'avance. Selon moi, un pareil instrument l'emporte de beaucoup sur toutes ces machines dont les incisions essentiellement mécaniques et aveugles, échappent au contrôle aussi bien qu'à la direction du chirurgien.

Voici comment je procède :

1° J'évalue par une mensuration exacte la distance qui sépare la stricture du méat externe ;

2° Je m'assure que la région rétrécie est cependant assez large au moment de l'opération pour se laisser traverser par l'olive de l'uréthrotome. Ce point est

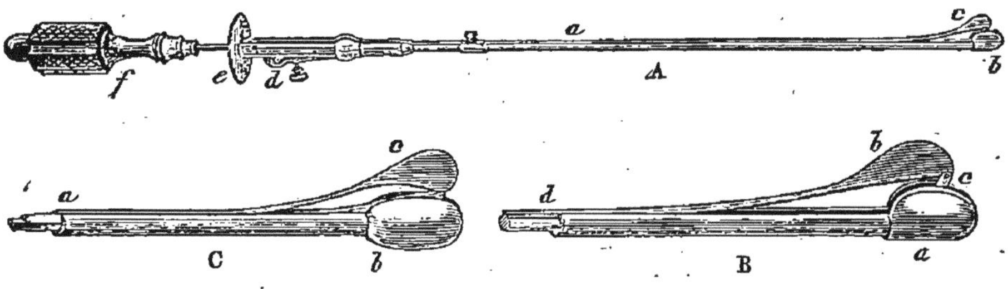

Fig. 25. — *Uréthrotomes de Civiale et de Caudmont.*

A. *Uréthrotome de Civiale.* — *a*, Gaîne creusée d'une rainure dans laquelle se meut la tige porte-lame. — *b*, Olive terminale de la gaîne. — *c*, Lame sortie de l'olive. — *d*, Ressort crénelé servant à graduer la saillie de la lame. — *e*, Rondelle fournissant un point d'appui à la main pendant la traction qu'on exerce sur le mandrin porte-lame, *f*.

B. *Extrémité de l'uréthrotome de Civiale vue de grandeur naturelle.* — *a*, Olive aplatie cachant entièrement la lame quand l'instrument n'est pas armé.— *b*, Lame chassée de l'olive par le mouvement de bascule que décrit la languette *c*, lorsqu'on tire sur le mandrin *d*. Quand l'instrument est au repos, la languette reste verticalement appliquée entre le dos de la lame et le fond de la rainure.

C. *Uréthrotome de Caudmont.* — Cet instrument diffère de celui de Civiale : 1° par la disposition de l'olive *b*, qui déborde également la gaîne de chaque côté, au lieu de n'accuser sa saillie que du côté de la lame.— 2° par le mécanisme qui préside à la sortie de la lame *c*. Celle-ci, supportée par une tige à ressort, tend toujours à rentrer dans l'olive. On l'en dégage en poussant un mandrin *a*, terminé en plan incliné et qui chasse la lame lorsqu'il vient s'interposer entre elle et l'olive.

capital, je dois m'y arrêter un instant. Je vous ferai d'abord remarquer que l'olive des uréthrotomes que l'on construit à Paris est beaucoup trop volumineuse.

L'instrument dont je me sers est ainsi modifié : l'olive n'a qu'un diamètre 4 1/2 ou 5 (filière anglaise) au lieu de 7, calibre ordinaire des uréthrotomes français. En outre la tige de mon appareil n'a qu'un calibre n° 3 et se trouve raccourcie d'au moins un pouce et demi (Fig. 25).

De plus, il est fort probable que la coarctation qu'il s'agit de traiter ne se laissera traverser que par un n° 1 ou, tout au plus, par un n° 2 ; il est donc indispensable de laisser préalablement à demeure pendant deux ou trois jours et plus même, s'il le faut, une fine bougie en gomme. Par cette dilatation temporaire nous obtiendrons toujours un élargissement suffisant pour le passage de l'olive de l'uréthrotome. Quelle que soit la tendance aux rétractions ultérieures cette première dilatation acquise durera certainement assez pour nous permettre d'atteindre notre but. Nous pouvons même être plus heureux encore : rien ne dit, en effet, que les résultats de cette dilatation préliminaire ne présenteront pas des garanties de durée telles que l'incision ne paraisse plus nécessaire, et alors, bien entendu, nous n'irions pas plus loin. Mais je dois supposer, pour continuer, que l'uréthrotomie soit inévitable.

Nous voilà donc parvenus par la sonde à demeure à un calibre uréthral n° 4 ou n° 5. Avant de passer outre, je préfère anesthésier le malade, après quoi je retire la sonde et je passe immédiatement avec précaution l'olive de l'uréthrotome à travers le rétrécissement, ce qui exige habituellement une pression douce et graduée. Je sens alors la petite olive libre et mobile dans l'urèthre au-delà du rétrécissement. Dans cette situation je fais saillir la lame de toute l'étendue requise, et cela, en mettant en jeu, comme je le fais en ce moment, le mécanisme fort simple qui se trouve adapté au manche. Puis, appuyant le tranchant sur la paroi inférieure de l'urèthre, je retire franchement l'instrument de manière à diviser par une incision de un pouce et demi à deux pouces toute la masse indurée qui constitue la coarctation.

Vous éprouverez quelquefois pendant ce temps de l'opération une grande résistance; mais, croyez-moi sur parole, vous n'aurez jamais lieu de vous repentir de la netteté, de la bravoure de votre incision. Quant à moi, je n'ai jamais vu les sections les plus franches et les plus complètes produire d'accidents sérieux; tandis qu'il m'est arrivé, notamment dans quelques-unes de mes premières opérations, de n'obtenir que des succès incomplets, et cela, parce que j'avais laissé subsister sans les couper une fibre ou deux, au lieu de diviser largement toute l'étendue de la région rétrécie.

Quand l'uréthrotome est retiré, j'introduis un cathéter métallique non conique n° 13. Ce dernier, si l'incision a bien réussi, doit pouvoir pénétrer avec facilité jusque dans la vessie et être ensuite retiré sans subir de la part du canal la plus légère étreinte. Pendant cette introduction, je vous engage à ne pas abandonner la paroi supérieure de l'urèthre, afin de ne pas engager le bec de votre instrument dans le fond de l'incision. Enfin vous remplacez ce cathéter par une sonde en gomme de bonne courbure, n° 11 ou 12, que vous introduisez dans la vessie. Vous la laisserez en place pendant quarante-huit heures. Il est préférable pour mener à bien cette introduction de placer au centre de la sonde un mandrin fortement courbé qui permettra d'éviter la plaie de l'urèthre ; sans cette précaution le bec de la sonde tendrait à s'engager dans la solution de continuité. Le mandrin est d'ailleurs supprimé aussitôt que l'instrument est parvenu dans la vessie.

Quelques mots maintenant sur les accidents immédiats et consécutifs de l'uréthrotomie.

Dans toutes les opérations que j'ai pratiquées — environ deux cents — je n'ai jamais observé d'hémorrhagie qui mérite d'être mentionnée. Quelquefois on ne voit sortir que quelques gouttes de sang.

Dans deux cas, une extravarasation d'urine promptement limitée fut la conséquence du déplacement de la sonde ; du reste, ces deux épanchements furent infiment moins graves que ceux que j'ai vus survenir à la suite du procédé de la rupture.

Je n'ai eu à noter qu'une fois la formation d'un abcès.

Vous pouvez vous-mêmes, jusqu'à un certain point, vous former un jugement sur toutes ces questions par les cas opératoires, au nombre de vingt pour le moins, qu'il vous a été donné d'observer dans mon service pendant les douze mois qui viennent de s'écouler.

Je n'ai jamais eu à enregistrer qu'un seul cas de mort. Il s'est produit à la suite d'une opération que je pratiquai comme ressource *ultime*, il y a environ un an et demi, chez un malade du service atteint d'un rétrécissement des plus anciens et des plus mauvais que j'aie jamais rencontrés.

Il n'est pas rare d'observer un accès de fièvre, accident qui succède fréquemment aussi à l'emploi du brise-pierre. Quand il se produit, — ce qui est loin d'être la règle — on ne le voit survenir qu'après l'ablation de la sonde. La première fois que le malade urine sans instrument, une goutte s'introduit peut-être dans ce qui reste de l'incision, et un frisson se déclare une ou deux heures après. Là se borne, d'ailleurs, tout le mal. Néanmoins, pour parer, autant que possible, à cet inconvénient, j'adopte le plan que voici :

Avant d'enlever la sonde, c'est-à-dire quarante-huit heures après l'opération, je commence naturellement par vider à fond la vessie. J'ordonne au malade un bain de siége de quinze minutes et lui fais ensuite garder le lit, chaudement couvert, avec recommandation de ne pas uriner jusqu'à ce qu'il en éprouve un réel besoin, ce qui probablement n'arrivera pas avant six heures, à dater du moment de l'extraction de la sonde. Alors le malade se lève, il urine à plein jet, il constate, avec un étonnement qui n'est pas sans satisfaction, avec quelle ampleur et quelle facilité le flot d'urine s'échappe, et il se remet au lit comme auparavant, pour toute la journée.

Grâce à ces précautions, vous pourrez voir l'opéré échapper à l'accès de fièvre ; mais si l'accès survient quand même, vous saurez toujours qu'il n'autorise aucune crainte, qu'il n'indique aucun danger.

Quelquefois, mais très-exceptionnellement, la

fièvre est un peu plus sévère et un peu plus prolongée.

Le traitement consécutif peut être brièvement esquissé.

Le quatrième jour après l'opération, passez une bougie conique française munie d'une grosse olive, afin que vous ne soyez pas exposé à rouvrir la petite plaie. Si cette bougie se trouve arrêtée par un obstacle, remplacez-la immédiatement par une sonde en gomme non conique et douée d'une bonne courbure. Je dois dire cependant que le premier instrument suffit dans la majorité des cas. Vous recommencerez trois ou quatre jours après. La plupart du temps les n°s 11 et 12 passent avec la plus grande facilité. Vous ne recourrez ensuite à la sonde qu'une fois par semaine, après quoi le malade se chargera lui-même de ce soin, en espaçant progressivement les intervalles, de manière à finir par ne plus se sonder qu'une fois par mois environ.

Cette opération donne, je crois, des résultats plus durables qu'aucune autre méthode. Vous me l'avez vu pratiquer pour des cas qui avaient subi toute espèce de traitement connu et étaient redevenus aussi mauvais que jamais. Je ne réclame pas en faveur de l'uréthrotomie la disparition de la coarctation organique : un pareil résultat réside encore dans le domaine des impossibilités. La méthode est toujours à inventer qui supprimera absolument et à tout jamais l'éventualité d'une récidive chez celui qui a été, une fois en sa vie, victime d'un rétrécissement organique.

Je termine par quelques mots sur les angusties uréthrales siégeant sur les deux ou trois pouces antérieurs du canal.

Règle générale, elles sont très-indilatables, et leur vrai traitement c'est l'incision (page 160). Le chirurgien les tient, pour ainsi dire, sous la main, et rien n'est plus aisé que d'en opérer la division au moyen d'un petit bistouri à lame cachée. L'urèthre, dans sa portion pénienne, est entouré surtout par du tissu fibreux résistant; il possède très-peu de ce tissu spongieux que l'on trouve si abondamment aux environs de la région du bulbe, de sorte qu'en réalité le terrain manque à la dilatation. Telle est, sans doute, la raison du peu d'influence des bougies ordinaires sur les coarctations qui siégent sur cette partie du canal.

L'opération est ici tellement simple qu'elle n'exige pas de plus amples développements; je ne puis que vous renvoyer aux préceptes que j'ai déjà posés à propos de l'uréthrotomie interne.

CINQUIÈME LEÇON.

DE L'HYPERTROPHIE DE LA PROSTATE ET DE SES CONSÉQUENCES.

MESSIEURS,

Nous allons passer aujourd'hui de l'étude des rétrécissements à celle d'une autre maladie très-importante et que vous aurez souvent à traiter, je veux dire : l'hypertrophie de la prostate.

Cette affection est une de celles qui prélèvent sur la vieillesse un large tribut de souffrances ; aussi le praticien est-il assuré de la rencontrer bon nombre de fois. De là, pour nous, la nécessité d'étudier à fond les cas qui peuvent se présenter, et cela avec d'autant plus de soin que les exemples en sont rares dans nos salles hospitalières, la plupart des malades étant traités comme malades externes [1].

Permettez-moi d'abord de vous prémunir contre la confusion que vous pourriez faire de cette maladie avec une augmentation du volume de la prostate dépendant d'une autre cause. L'augmentation de volume que nous appelons « hypertrophie » est tout-à-fait « *sui generis* » et ne se rencontre dans aucun autre organe ; elle n'a pas plus de relation que d'affinité avec les productions inflammatoires que nous pouvons observer dans le gonflement des amygdales ou des ganglions lymphatiques. L'accroissement qui constitue le processus hypertrophique est dû à une nouvelle formation de tissu glandulaire portant, soit sur la totalité de l'organe, soit seulement sur une de ses parties.

S'il fallait trouver quelque chose d'analogue à ce

[1] Dans les hôpitaux de Londres, le service des consultations est très-important et entre pour une part considérable dans le rôle de bienfaisance de l'hôpital, dans les devoirs du médecin hospitalier et dans l'instruction pratique des élèves. Certains chefs de service traitent à la consultation presque autant de malades que dans leurs salles ; de là, le nom de « malades externes » donné aux patients qui ne viennent dans les hôpitaux que pour bénéficier de la consultation. Il convient d'ajouter que ce service des consultations est régulièrement organisé : le chef de service *lui-même* donne ses soins aux consultants. Chaque malade externe reçoit un numéro que l'on inscrit à la fois sur un registre spécial et sur une feuille. Le registre contiendra l'observation succinte de la maladie et restera aux archives de l'hôpital. La feuille est remise au patient, qui doit la rapporter à chaque consultation. Sur cette feuille sont inscrits : le nom du médecin traitant, le jour et l'heure de la consultation, les prescriptions, etc. Elle sert au malade à se procurer gratuitement les médicaments à la pharmacie de l'hôpital, et à trouver de nouveau la salle où il doit se rendre ; en outre, elle permet au médecin de se reporter immédiatement à ses prescriptions antérieures, et, si besoin est, à l'histoire de l'affection.

travail morbide, nous ne pourrions le rencontrer que dans les hyperplasies connues sous le nom de fibrômes utérins et qui consistent principalement en une prolifération excessive des éléments histologiques de la matrice [1]. Ainsi, les productions nouvelles qui donnent naissance à l'hypertrophie ne ressemblent en rien aux néoplasies qui constituent l'épithélioma ou le cancer. En fait, l'accroissement hypertrophique ne possède aucun caractère morbide intrinsèque ; seule, l'obstruction mécanique qu'il produit crée à la vessie des conditions pathologiques.

J'insiste sur ces faits, parce que je ne sais que trop les erreurs qui ont cours sur ce sujet. Peu de personnes paraissent se douter de la différence radicale qui distingue l'accroissement hypertrophique d'avec la tuméfaction purement inflammatoire : celle-ci apparaît surtout dans la première moitié de la vie, tandis que celle-là appartient exclusivement au dernier tiers de l'existence.

On admettait autrefois, sur la haute autorité de Sir Benjamin Brodie, que « lorsque les cheveux blanchissent et diminuent. . . . . généralement, pour ne

[1] Il sera peut-être intéressant de remarquer cette nouvelle preuve apportée par l'anatomie pathologique à la loi d'analogie que les études embryologiques ont permis d'établir relativement aux organes de la génération dans les deux sexes.

On sait qu'à une certaine période de la vie embryonnaire on voit descendre, le long du bord externe des corps de Wolff en voie d'atrophie, deux conduits désignés sous le nom de conduits de Müller et qui se dirigent en convergeant vers le cloaque. Ces conduits portent le nom de spermiductes ou d'oviductes, suivant le sexe. De leur adossement inférieur, dans le sexe masculin, résulte la prostate; de leur fusion, dans le sexe féminin, résulte la matrice.

pas dire toujours, la prostate augmente ». Telle est la doctrine qu'ont reçue la plupart des médecins de l'époque; telle est aussi celle qui avait cours quand j'entrepris, il y a quelque dix ou douze ans, de nouvelles recherches sur la matière (1868).

Je pris la peine d'autopsier à ce point de vue tous les sujets, âgés de plus de 50 ans, qui mouraient à « Marylebone Infirmary: » Je me livrai ensuite au même travail à « Greenwich Hospital », en collaboration avec le docteur Messer. Cette longue enquête, qui ne s'appuie pas sur moins de deux cents prostates — non pas choisies, mais prises au fur et à mesure des décès et soigneusement disséquées — m'a démontré que l'hypertrophie, loin d'être la règle, est tout simplement l'exception. Je n'ai rencontré, en effet, quelque augmentation du volume de la glande qu'une fois sur trois environ, et encore les symptômes de la maladie ne s'étaient pas montrés chez tous ceux en qui la révélait l'inspection cadavérique : loin de là, un sujet seulement sur sept en avait souffert pendant la vie. D'où nous pouvons tirer cette conclusion, qu'en fait d'hommes âgés de plus de 55 ans, un sur vingt seulement fera appel à nos soins pour cette affection.

Ainsi réduite dans sa fréquence relative, l'hypertrophie de la prostate n'en conserve pas moins une importance réelle; car si dans chaque groupe de vingt hommes approchant de la soixantaine vous trouvez un patient, voyez de suite, pour peu que votre clientèle soit étendue, que de prostates réclameront vos services!

Avant de pénétrer plus avant dans le sujet, permettez-moi de vous exposer quelques notions d'anatomie pathologique. La prostate se compose, comme bien vous savez, de deux lobes latéraux réunis par une portion médiane. Or, l'hypertrophie, suivant la partie qu'elle affecte, influence très-différemment la miction. Ainsi, point n'est besoin d'un grand accroissement de volume pour qu'on voie surgir les plus sévères symptômes, et, d'un autre côté, une énorme prostate ne se révèlera parfois que par des troubles insignifiants. La plus grosse que j'aie peut-être jamais observée — elle avait le volume d'une petite noix de coco — ne causait que peu d'obstacle au cours de l'urine. Mais que la portion médiane vienne à être hypertrophiée, même légèrement, il pourra s'en suivre une rétention complète. Jetez en effet les yeux sur ces deux diagrammes, dont le premier vous représente les deux lobes latéraux de la prostate et le second la portion médiane. Ici, (sur la portion médiane) le plus léger relief, un simple petit mamelon, suffit pour obturer entièrement l'orifice interne de l'urèthre et faire échec complet aux efforts naturels d'expulsion. D'autres fois, c'est sur une des parties latérales de la glande que porte l'augmentation de volume ; l'urèthre devient alors sinueux et vous constatez que le cathéter lui-même se trouve dévié, soit à droite, soit à gauche, suivant le côté qui est le siége du développement hypertrophique. Les figures 26, 27, 28 offrent des exemples de ces diverses variétés.

Auprès du malade, rappelez-vous donc ceci :

Bien qu'à l'exploration vous trouviez une prostate

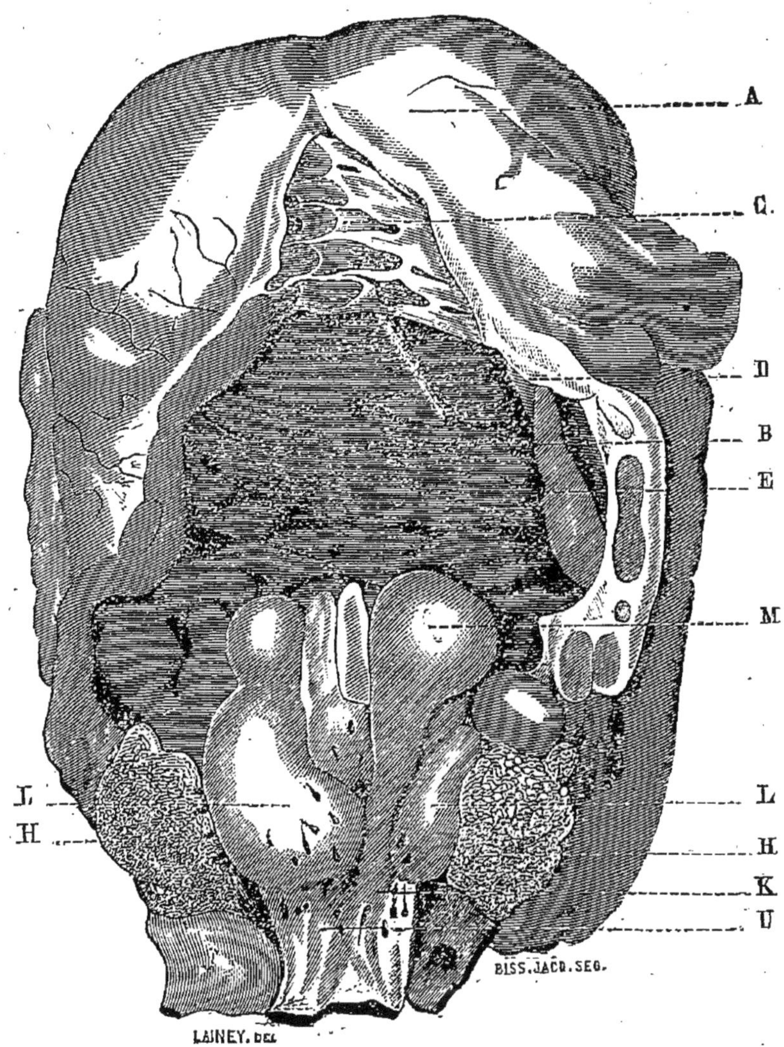

Fig. 26. — *Hypertrophie de la prostate et de la vessie.* (Vue antérieure.)

A, Paroi antérieure de la vessie.
C, Cellules de la paroi antérieure de la vessie.
B, Paroi postérieure présentant également des cellulès.
D, Bout de sonde introduit dans une cellule vésicale.
E, Plan de section de la paroi antérieure de la vessie.
M. Lobe moyen de la prostate, saillant dans la cavité vésicale.
LL, Lobes latéraux hypertrophiés projetant des bosselures multiples dans la cavité du réservoir urinaire.
HH', Section de la portion sus-uréthrale de la prostate.
K, Verumontanum présentant l'ouverture de l'utricule prostatique. Sur les côtés, sont les orifices des canalicules propres de la glande.
U, Urèthre.

énorme, il ne s'ensuit pas nécessairement que le porteur éprouve de grandes difficultés pour uriner. — D'autre part, si le toucher rectal ou tout autre procédé d'investigation ne vous révèle pas d'hypertrophie appréciable, vous n'êtes pas en droit de conclure que tous les troubles — et ils peuvent être considérables — ne sont pas dûs à cette affection.

Un mot maintenant sur l'âge des malades. Je n'ai jamais vu d'augmentation de volume de la prostate (de cause hypertrophique et non pas, bien entendu, de nature inflammatoire ou autre) avant l'âge de 54 ans; et, si je ne l'ai jamais vue, vous pouvez croire qu'elle ne se montre que bien rarement, pour ne pas dire jamais. Cette affection commence ordinairement à se faire sentir de 57 à 60 ans. Si un homme doit l'avoir, il l'aura généralement vers 60 ans. Au-delà de 65 ou de 70 ans, le développement de la prostate est fort rare, et, quand il apparaît, c'est toujours à un degré relativement peu prononcé. J'ai fait l'autopsie de vieillards de 90 ans sans trouver trace d'hypertrophie prostatique, ce qui prouve que celle-ci n'est pas en relation nécessaire et directe avec l'âge des individus Celui qui a échappé à ses atteintes à 65 ans jouira à cet égard, pour le restant de ses jours, d'une immunité à peu près absolue.

Passons à l'étude des symptômes.

Un homme déjà avancé en âge vient vous raconter que depuis quelque temps il urine avec moins de facilité et que son jet s'échappe mince et sans force ; il se plaint aussi d'éprouver des envies d'uriner plus fréquentes, surtout le matin, — probablement deux ou trois fois pendant qu'il s'habille; — puis, ces envies se calment, mais se répètent ordinairement plus souvent pendant la nuit que dans la journée. Si ce patient n'accuse pas en même temps des souffrances assez vives, — ce qui naturellement éveillerait en vous l'idée d'un calcul ou de quelqu'autre affection, — vous devrez vous dire: « Voilà, selon toute probabilité, un cas d'hypertrophie de la prostate. » Vous n'avez pas besoin de recourir de suite au cathétérisme. Posez d'abord à votre malade les quatre questions que vous savez[1].

Premièrement, informez-vous de la fréquence des mictions, et notez bien si cette fréquence est plus grande pendant la nuit que pendant le jour, contrairement à ce qui a lieu dans les affections de la vessie. Je ne saurais, en effet, vous dire pourquoi, mais on voit très-souvent des malades, atteints d'hypertrophie de la prostate, rendre une aussi grande quantité d'urine pendant les huit heures de la nuit que pendant les seize heures de la journée; de là, pour leur sommeil, de fatigantes perturbations. — Subsidiairement, vous demanderez au patient s'il ne lui arrive jamais de perdre ses urines involontairement ou à son insu. Une réponse affirmative vous permettrait d'inférer que le cas pendant est de vieille date, car, dans les hypertrophies avancées, on observe presque toujours un certain degré d'évacuation involontaire, soit à l'occasion de quelque effort, comme la toux, soit la nuit, pendant le sommeil.

Admettons que le malade ne se plaigne pas d'une

[1] Voir leçon I.

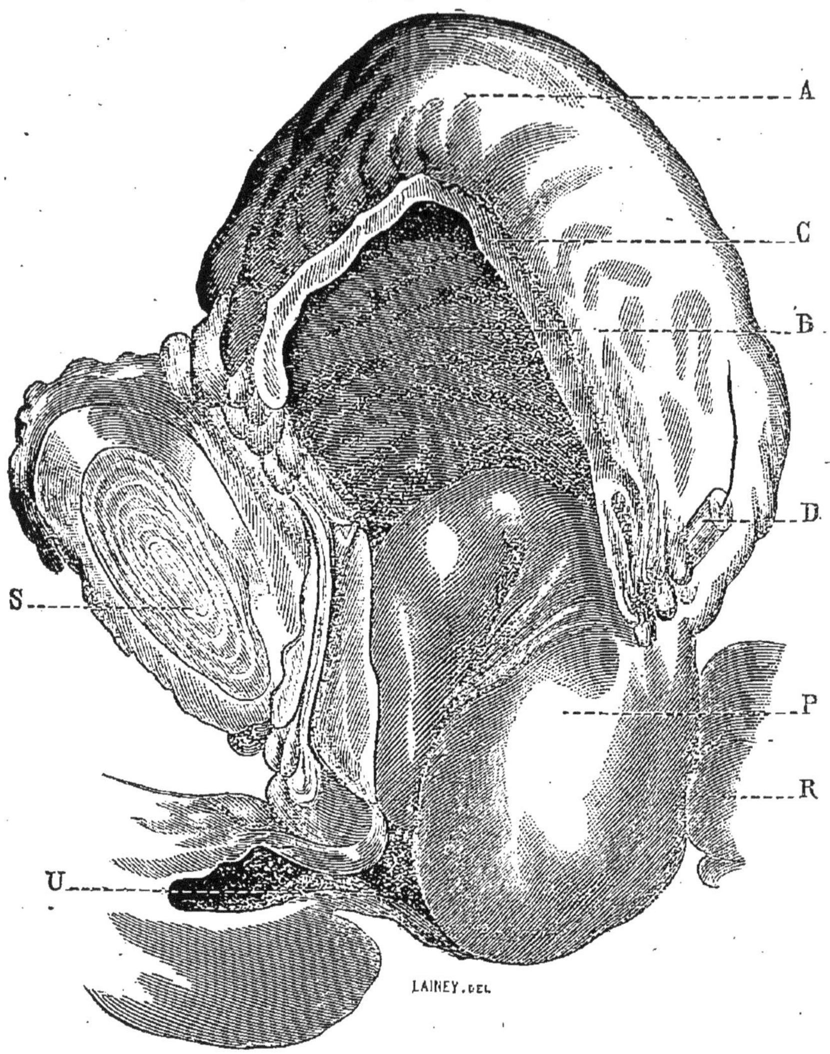

Fig. 27. — *Hypertrophie de la prostate et de la vessie.* (Vue latérale.)

A. Face antérieure de la vessie.

B, Cavité vésicale.

C, Coupe de la paroi antéro-latérale de la vessie.

D, Uretère.

H, Prostate considérablement hypertrophiée. La portion prostatique de l'urèthre se trouve notablement allongée et ramenée à une direction presque verticale. Une gouttiéré placée au-dessus et au-dessous du point de contact des lobes latéraux sert de passage à l'urine.

U, Urèthre.

R, Rectum.

S, Symphyse.

fréquence excessive des mictions, mais accuse seulement des envies d'uriner modérément exagérées, vous passerez à la seconde question, au symptôme douleur. Si vous en constatez l'existence, vous tâcherez d'en préciser le moment, en d'autres termes, vous rechercherez si la douleur *précède, accompagne* ou *suit* l'évacuation de l'urine. Toute douleur qui se fait sentir avant la miction et cesse immédiatement après, indique presque toujours une hypertrophie de la prostate. Vous en devinez la raison : la vessie distendue, comme il arrive souvent dans l'hypertrophie prostatique, souffre du fait de sa distension même, et lors que l'évacuation de l'urine vient mettre un terme à cette distension, le calme renaît aussitôt. Si la douleur au contraire apparaissait surtout après la déplétion de la poche urinaire, vous devriez présumer l'existence d'un calcul, dont les points de contact avec la muqueuse deviennent plus multiples et plus intimes dans l'état de vacuité que dans l'état de plénitude de la vessie.

Vous passez ensuite aux caractères de la sécrétion : vous vous informez si l'urine est claire ou trouble. L'affection est-elle récente, l'urine aura probablement conservé sa limpidité. Il pourra encore en être ainsi lors même que la vessie n'aura pas été complètement évacuée depuis des mois, ou même une année entière ; mais si l'affection remonte plus loin, l'urine sera certainement altérée.

De là, vous passez à l'examen du jet. Généralement vous trouverez qu'il tombe sans force dès sa sortie du méat, et diffère ainsi beaucoup de celui qu'on observe dans le rétrécissement. Dans ce dernier cas, en effet, le jet, aussi longtemps qu'il persiste, et lors même qu'il serait réduit à la finesse d'un fil, conserve ordinairement sa force, parce qu'il subit la volonté du malade, et qu'il reçoit le contre-coup de ses efforts d'expulsion. Dans l'hypertrophie, au contraire, tous les efforts du patient sont frappés d'impuissance et n'aboutissent le plus souvent qu'à augmenter la dysurie, en poussant plus avant dans le canal la portion médiane de la glande. D'une manière générale, l'appareil expulseur lui-même se trouve englobé, au col de la vessie, dans le processus hypertrophique et n'est plus en état de fonctionner; de là, la stérilité des efforts du malade sur la propulsion du jet[1].

Vient enfin la quatrième question : Le sujet pisse-t-il du sang? Presque toujours, durant les premières

[1] C'est ici le lieu de chercher à bien préciser, si c'est possible, les raisons de la différence que présentent au point de vue du jet les deux principales espèces de dysurie : celle d'origine stricturale et celle d'origine prostatique.

Voici d'abord l'énoncé aphoristique des faits :

Dans le rétrécissement de l'urèthre, le jet est surtout altéré dans son *calibre* ;

Dans l'hpertrophie de la prostate, le jet est surtout altéré dans sa *force*.

Sans vouloir ici épuiser le sujet en envisageant le problème sous toutes ses faces, — ce qui nous conduirait, soit à des redites, soit à des développements que ne comporte pas la nature de ce livre, — nous dirons : l'hypertropie et la stricture consistent bien l'une et l'autre en une obstruction de la voie que doit parcourir l'urine, mais l'obstacle dans les deux cas diffère essentiellement de nature et de siége, et de là, dans les deux maladies, la différence caractéristique du jet. Expliquons-nous :

1° *Différence de nature.* — Dans le rétrécissement, le canal n'est que diminué : un vide virtuel, prêt à se convertir en un vide réel est toujours à la disposition de toute colonne liquide animée d'une force

phases de l'affection, la réponse sera négative; ce-

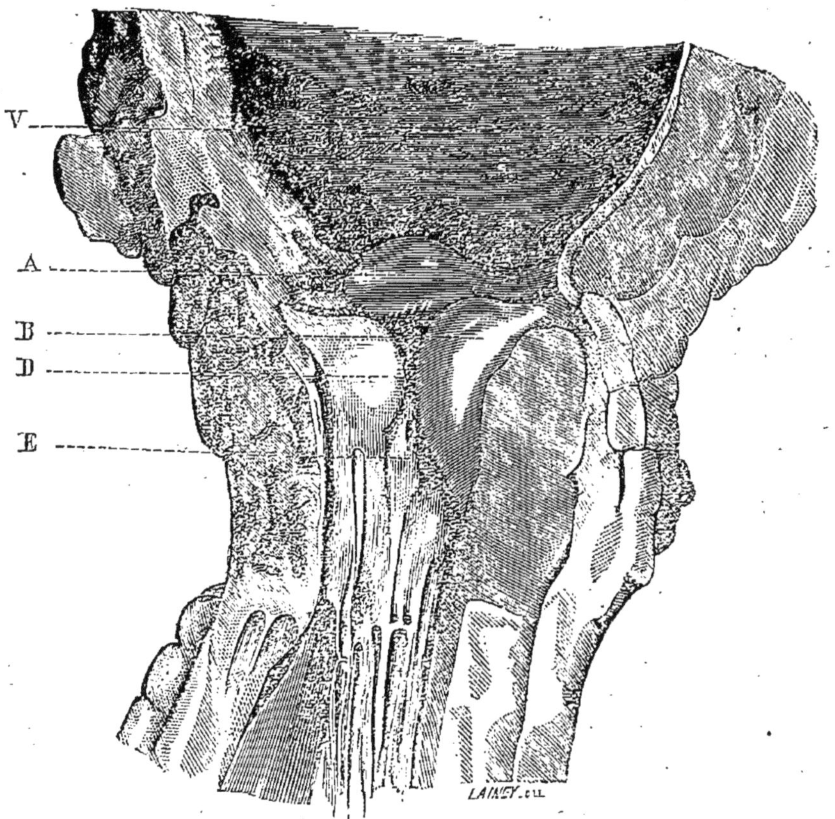

Fig. 28. — *Section de la vessie et de la prostate montrant une hypertrophie évidente, quoique peu considérable, du lobe moyen et des lobes latéraux.*

V. Vessie.

A. Lobe moyen formant au col de la vessie la barrière sus-montanale.

BD. Lobes latéraux arrivant presqu'au contact l'un de l'autre sur la ligne médiane.

E. Verumontanum.

pendant, à la suite de beaucoup de fatigue, un peu de sang peut apparaître dans les urines et éveiller de nouveau l'idée d'une pierre. Dites alors au malade

de pénétration suffisante pour vaincre l'élasticité de la virole plastique qui constitue la coarctation. Le jet, en franchissant le point rétréci, perdra donc de son calibre, mais il n'y a pas de raison pour qu'il perde d'uriner devant vous, car l'inspection de son jet vous sera un précieux auxiliaire pour dissiper cette équivoque. En effet, si le malade peut déférer à votre

de sa vitesse acquise, pour qu'il ne jaillisse pas avec force en sortant du méat.

Dans l'hypertrophie, au contraire, la voie d'expulsion n'est pas rétrécie, dans le sens propre du mot. Si l'on mesure le périmètre du col de la vessie et de l'origine du canal, on obtiendra des dimensions égales, sinon supérieures à celles de ces organes à l'état sain. La voie est tout simplement encombrée par des bosselures qui proéminent, sous forme de tumeurs ou de soupapes, dans l'*âme* du conduit, ce qui change du tout au tout les conditions de sortie de la veine liquide. En effet, si la colonne fluide se présente avec force, si elle fait choc contre ces obstacles, ceux-ci se renversent, se tassent en aval du courant et n'en bouchent que mieux le passage. Les malades ne s'y trompent pas, ils savent par expérience que ce n'est pas en poussant le plus qu'ils urineront le mieux. En fait, dans l'hypertrophie de la prostate, la miction est presqu'autant passive qu'active, c'est-à-dire qu'elle se fait presqu'autant par le relâchement des sphincters que par la contraction du muscle vésical, celui-ci se trouvant dans la nécessité de n'intervenir qu'avec ménagement sous peine d'échouer. Dans ces conditions, il n'est pas étonnant que la vitesse du jet soit moindre que si la vessie et les muscles abdominaux pouvaient donner avec tous leurs moyens, comme dans le cas d'angustie uréthrale.

2° *Différence de siége.* — Pendant tout le temps que l'urine reste dans la vessie, toutes les pressions auxquelles elle est soumise, sont intégralement et uniformément supportées par les parois du réservoir ; tant que le col résiste, les forces qui agissent sur l'urine se trouvant annulées par la résistance des parois viscérales, le liquide reste immobile. Dès que le col s'entrouve, la pression devient efficace, l'urine se met en mouvement. Or, pendant tout le temps qu'une tranche liquide s'avance sans encombre dans le canal, elle reçoit une accélération constante de la part des muscles expulseurs dont elle accumule les actions successives, absolument comme le corps qui tombe accumule toutes les actions successives de la pesanteur, de même aussi qu'un projectile reçoit un accroissement de vitesse pendant tout son parcours dans le canon de l'arme. Le canon, on le sait, est le moyen d'emmagasiner les effets de la force, et de les faire converger dans une direction donnée ; sans lui, le projectile, au lieu d'être lancé à plusieurs mille mètres, retomberait près de l'arme.

Eh bien ! la même chose arrive pour l'urine : l'urèthre est la condition d'emmagasinage des actions expultrices : suivant qu'il est long ou court, invitation et que son jet s'offre à vos regards avec les caractères que je lui ai précédemment assignés, vous conclurez en faveur d'une hypertrophie de la prostate.

Il ne vous reste plus qu'à sanctionner votre diagnostic par les moyens mécaniques, et, dans ce but, vous recourrez d'abord au cathéter. Mais avant tout, je le répète, tâchez de voir uriner le malade, car le problème ne réside pas entièrement dans la constatation pure et simple de l'hypertrophie ; vous devez encore et surtout savoir quelles en sont les conséquences fonctionnelles, c'est-à-dire jusqu'à quel point elle fait obstacle à l'émission des urines. Le point capital, pour le malade comme pour vous, c'est le degré d'obstruction de la lumière uréthro-vésicale, et nullement les conditions de volume et de forme que peut revêtir la glande ; en d'autres termes, c'est la quantité d'urine restée dans la vessie après chaque miction qui dictera le traitement à venir.

Je vous conseille de vous servir d'une sonde en gomme de bonne courbure et de suffisante grosseur. Comme pour le rétrécissement, commencez toujours par une sonde qui ne soit pas moindre que le n° 8 ou 9 et, naturellement, dépourvue de mandrin. En l'introduisant, maintenez soigneusement le pavillon

suivant que l'obstacle au cours des urines est éloigné ou rappoché du réservoir, la force de propulsion est plus ou moins grande, le jet plus ou moins bien lancé. Quand l'obstacle siége au col de la vessie, à la prostate, la vitesse du courant n'a plus pour facteur que l'impulsion initiale, et celle-ci se trouvant déjà moins grande, pour les raisons précédemment déduites, et de plus, brisée par les sinuosités de l'origine de l'urèthre, le jet tombe sans force à sa sortie du méat.

appliqué contre le pli de l'aine, afin de ne pas détruire la courbure du bec. Une fois parvenus dans la vessie, procédez à l'évacuation complète de ce réservoir et prenez note de la quantité d'urine que vous retirez ainsi. Cette quantité peut varier beaucoup, depuis une once seulement de liquide jusqu'à tout ce que l'imagination peut raisonnablement concevoir. Il m'est arrivé, dans un cas, très-exceptionnel à la vérité, d'en retirer jusqu'à 6 pintes. En moyenne, vous évacuerez de 6 à 20 onces de liquide. C'est à cette masse d'urine qui ne sort qu'à l'aide de la sonde et que les efforts du malade sont impuissants à chasser, que j'ai donné le nom de « Résidu urinaire » ; c'est ainsi que je la désignerai désormais.

Relativement à l'exploration instrumentale des malades qui présentent les symptômes ci-dessus mentionnés, sachez bien que la fréquence des mictions, et plus encore l'émission involontaire de l'urine rendent le cathétérisme indispensable. Je ne saurais trop attirer votre attention sur les erreurs chaque jour commises à cet endroit, non-seulement par les malades, mais aussi par les médecins eux-mêmes. Que de fois le jugement du praticien ne se laisse-t-il pas égarer par des affirmations catégoriques dans le genre de celles-ci : « Je n'urine pas trop peu ; je n'u-
« rine au contraire que trop souvent et en trop grande
« abondance ; je suis sûr que ma vessie se vide par-
« faitement. Indiquez-moi le moyen de retenir mes
« urines, c'est tout le service que je vous demande. »

L'effet de semblables paroles est vraiment parfois incroyable sur l'esprit de l'homme de l'art, alors que c'est précisément dans ces circonstances qu'il devrait invariablement sonder afin de s'assurer du fait. Pénétrez-vous bien de cette vérité, que je voudrais, passez-moi le mot, graver en grosses majuscules dans votre mémoire :

MICTION INVOLONTAIRE SIGNIFIE RÉTENTION ET NON PAS INCONTINENCE.

S'il y a quelques exceptions à cette règle, elles sont certainement bien rares.

L'erreur provient ici de l'usage, ou plutôt, ainsi que je vous le démontrerai, de l'abus que l'on fait du mot « incontinence » lequel implique naturellement l'idée de vacuité de la poche urinaire. L'état d'une vessie qui ne peut conserver son contenu, est en effet, correctement rendu par le mot incontinence. Mais cet état ne se produit qu'en des circonstances relativement peu communes, et, d'ailleurs, bien définies. Vous l'observerez, par exemple, dans les paralysies cérébrales ou cérébro-spinales, dans certaines blessures du col de la vessie : l'urine s'échappe au-dehors au fur et à mesure qu'elle tombe des uretères, et la vessie cesse de fonctionner comme réservoir. Je conviens qu'à ne voir que les signes extérieurs, c'est-à-dire la sortie incessante et involontaire de l'urine à travers le canal de l'urèthre, la ressemblance est grande entre l'incontinence vraie et la rétention ; mais voyez la différence capitale qui sépare ces deux états : dans le premier, la vessie est *vide*, dans le second, elle est *pleine* !

Donc toutes les fois que vous rencontrerez ce flux involontaire de l'urine improprement appelé *Incontinence*, gardez-vous bien de le confondre avec les conditions morbides qui produisent réellement l'état de vacuité de la vessie ; tenez pour vrai, au contraire, que la poche urinaire est pleine, et que le seul moyen que vous ayez de soulager votre malade, c'est de le sonder.

Si j'attache une si grande importance à cette simple question de physiologie pathologique, c'est que j'ai vu des existences sacrifiées faute d'une saine interprétation des faits. J'ai procédé à l'examen *post mortem* de personnes qui avaient succombé aux suites d'une rétention méconnue pendant la vie, et méconnue, pourquoi? — parce que l'urine s'écoulait constamment et, comme on le supposait, « si librement ! »

Vous le voyez, les mots sont loin d'être sans influence sur les idées que nous avons des choses, et sur les actes que ces idées nous inspirent. En vérité, la langue scientifique, la langue chirurgicale surtout, ne saurait jamais pécher par excès de clarté ni de précision. Telle est à cet égard l'énergie de mes convictions, que je me suis fait un devoir de vous signaler, chemin faisant, tous les abus de langage que je pourrai relever dans le sujet qui nous occupe.

Donc, à l'avenir, vous n'emploierez plus le mot : *Incontinence* qui signifie que la vessie est *vide* ou « *ne peut contenir* » pour indiquer la position d'un malade qui perd involontairement ses urines, car, vous le savez maintenant, un pareil malade a généralement sa vessie pleine. Dites plutôt qu'il existe alors de la « miction involontaire », sans préjuger la cause ; et quand vous vous serez assurés qu'il y a en même temps plénitude de la vessie, ajoutez ces simples mots « par regorgement. » Alors, vous rappelant mon âxiôme : « Miction involontaire dénote surtout rétention et non pas incontinence », vous ne commettrez jamais cette erreur, aussi profonde que fatale, dont je vous parlais tantôt, et qui fait plus de victimes qu'on ne pense. Alors aussi notre langage égalera presque en correction celui des chirurgiens français. Nos confrères d'Outre-Manche, en effet, avec leur façon plus logique de s'exprimer, traduisent la condition morbide que nous avons actuellement en vue, par l'expression de « vessie qui regorge »; mais ils ont bien garde de se servir du mot « incontinence », autrement que pour désigner ces conditions pathogéniques, fort rares du reste, qui ont la vacuité de la vessie pour résultat.

Depuis longtemps je ne désigne plus les vessies qui laissent ainsi échapper peu à peu et en dehors de la volonté du patient le trop plein de leur contenu, que sous le nom de « vessies gorgées », et je caractérise le phénomène lui-même par le mot « regorgement »; j'espère que vous ferez comme moi.

La nature du sujet me conduit encore à vous dénoncer une autre locution non moins vicieuse. En Angleterre, l'état de la vessie dont nous parlons en ce moment est fréquemment désigné sous le nom de « paralysie », et ce malheureux mot enfante les plus déplorables erreurs pratiques. En fait, la poche urinaire n'est que rarement paralysée ; elle ne l'est jamais, que je sache, indépendamment des altérations du cerveau ou de la moelle épinière ; je veux dire que la paralysie idiopathique de la vessie — résultant, il va s'en dire, d'une affection centrale ou périphérique des nerfs de l'organe — reste encore à prouver. Lè réservoir urinaire peut bien se trouver dans l'impossibilité d'expulser son contenu par suite d'un obstacle mécanique tel qu'une hypertrophie de la prostate, l'engagement d'un calcul, une stricture uréthrale etc., ou bien par le collapsus de ses fibres musculaires, conséquence d'une distension excessive et prolongée; mais, encore une fois, je ne puis voir dans tout cela que des empêchements mécaniques ou de l'*atonie* musculaire; je n'y vois en aucune façon de l'insuffisance nerveuse, de la paralysie enfin. Je reviendrai, du reste, sur ce sujet (Voy. Leçon XVI).

Après cette digression, dont l'importance justifie la longueur, revenons, pour le compléter, au diagnostic.

Pendant que le patient conserve encore le décubitus dorsal, votre doigt, introduit dans le rectum, vous renseigne sur le volume de la prostate, sur son degré de sensibilité, ainsi que sur le côté, droit ou gauche, qui se trouve être le plus hypertrophié. Il va de soi que cette exploration sera faite avec toute la douceur voulue : votre doigt sera bien huilé, vous l'introduirez avec beaucoup de lenteur. Le malade devra être couché sur le dos, car dans cette position vous pourrez, avec la main restée libre, appuyer au-dessus du pubis et refouler doucement vers le doigt rectal le système vésico-prostatique; cette exploration bimanuelle vous permettra en même temps de vous assurer si la vessie est ou non distendue.

Tels sont les points du diagnostic qu'il est bon d'élucider, et au-delà desquels il n'est ni utile ni désirable que vous poussiez vos investigations.

Arrivons au traitement.

Le traitement médical ne nous tiendra pas longtemps. Il se réduit à ces mots : « Rien à faire », c'est-à-dire qu'il n'est pas en notre pouvoir de diminuer l'hypertrophie. Nous ne sommes pas complètement désarmés, il est vrai, contre ces congestions de passage qui viennent accidentellement augmenter encore le volume de la glande; mais l'hypertrophie proprement dite ne rétrograde par aucun moyen connu. Grand cependant est le nombre des modificateurs qu'on a cherché à lui opposer, tant à l'intérieur qu'en applications locales : je vous citerai en particulier l'iode. Eh bien ! quelqu'efficacité qu'on ait attribué à ces remèdes dans certains pays, je vous affirme avec regret, mais aussi en toute certitude, que l'iode et le mercure n'ont jamais fait que du mal chaque fois qu'on les a employés. Et ces agents ne sont pas les seuls dont on ait espéré quelques secours : la ciguë, l'hydrochlorate d'ammoniaque, la liqueur de potasse ont tour à tour été mis à l'épreuve. Tous ces essais laissent encore debout la formule que je vous énonçais tantôt : nous ne connaissons, quant à présent, aucun moyen efficace de combattre l'hypertrophie elle-même, et nous devons nous contenter de palliatifs. Mais ici nous pouvons beaucoup pour conjurer les effets de la maladie, et cela, grâce surtout aux moyens mécaniques.

Premièrement, nous pouvons, à l'aide du cathétérisme évacuateur, détruire la rétention partielle, compagne habituelle de l'hypertrophie. Permettez-moi d'envisager un instant avec vous la genèse de cette rétention partielle.

Nous y voyons intervenir deux facteurs.

Le premier vous est déjà connu, c'est l'obstacle qui obture le col de la vessie.

Le second consiste dans l'impuissance où se trouve la tunique musculaire de s'acquitter convenablement de sa fonction expultrice. Voici, en effet, ce qui arrive. Pour vaincre la barrière qui s'oppose à la sortie de l'urine, le muscle vésical s'ypertrophie, tout comme s'hypertrophie le muscle cardiaque lorsqu'il est obligé de lutter contre le rétrécissement d'un de ses orifices. Cette hypertrophie a pour effet inévitable de diminuer la souplesse des parois vésicales, c'est-à-dire, de s'opposer aussi bien à leur parfaite juxtaposition, condition matérielle de toute miction complète, qu'à leur entier développement, condition inséparable du rôle de récipient dévolu à l'organe ; de sorte que le viscère devient incapable de se débarrasser entièrement de son contenu, et de fonctionner comme réservoir.

En résumé donc, la capacité de la vessie est diminué et sa fonction de réservoir compromise : d'un côté, par le relief que forme dans son intérieur la prostate hypertrophiée, d'autre part, par la rigidité de ses propres parois, suivant le mécanisme que je viens de vous esquisser.

C'est alors surtout que l'usage du cathéter deviendra une nécessité de tous les jours et que le malade restera assujéti, jusqu'à la fin de son existence, à évacuer, par le moyen de la sonde, tout ou partie de son urine.

Dans ces conditions, un homme peut encore, durant de longues années, demeurer engagé dans tous les labeurs de la vie, et, s'il se soigne bien, rien ne prouve que sa longévité doive subir, du fait de sa maladie, la plus légère atteinte. La seule condition de rigueur, comme du reste dans toutes les circonstances qui obligent de recourir chaque jour à la sonde, c'est que l'instrument par sa souplesse, et la manœuvre par sa douceur, permettent d'atteindre le but au prix de la production minimum de douleur et d'irritation. Plus l'introduction du cathéter doit être fréquente, plus il est essentiel de choisir pour l'effectuer le procédé le plus facile et le plus aisé pour le malade.

J'ai réservé, pour le placer ici, ce que j'ai à vous dire de l'instrument lui-même. Voici la raison de la préférence que mérite en principe, dans ces circonstances, la sonde en gomme élastique de fabrication anglaise : c'est qu'il est impossible d'adopter pour tous les cas une courbure uniforme ; or, la sonde dont je vous parle se plie si bien à toutes les exigences individuelles, qu'elle peut défier, à ce point de vue, tout autre instrument anglais ou étranger. Différente de la sonde française, qui est admirable de douceur et de souplesse, elle a la propriété de conserver toutes les formes qu'il vous plaît de lui imprimer : précieux avantage qui n'est peut-être pas utilisé autant qu'il devrait l'être, mais qui est, à mon avis, d'un immense secours. Le fabricant incurve généralement son instrument à peu près ainsi : le bec droit, au lieu d'être fortement courbé, c'est-à-dire qu'il lui imprime la plus détestable forme qu'on puisse donner à un cathéter pour les cas d'hypertrophie prostatique. (Voy. fig. 29.)

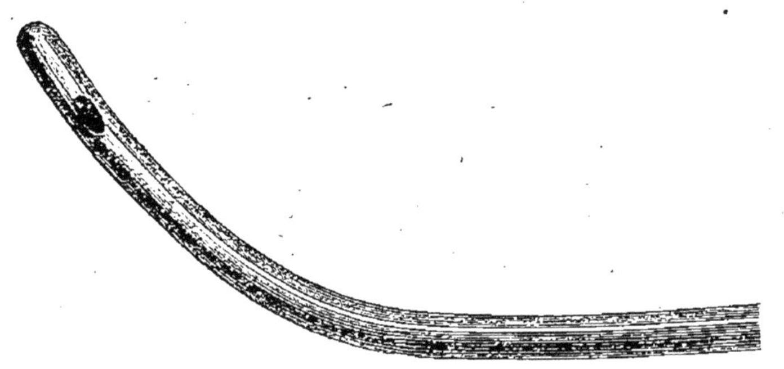

Fig. 29.

Ce qu'il vous faut, dans l'espèce, c'est un cathéter fortement courbé, *précisément à son extrémité*. Dans ce but, avant d'employer une sonde, vous devrez l'avoir gardée un mois envrion sur un mandrin d'une courbure plus prononcée que celle que vous désirez. Alors, au moment d'en faire usage, — sans mandrin bien entendu — vous trouverez que votre sonde prend aisément la forme convenable. Règle générale, quand vous voudrez un instrument inflexible, recourez tout simplement au cathéter d'argent, et jamais à la sonde de gomme soutenue par un mandrin.

Mais revenons à notre sujet.

Vous voulez naturellement que le bec de la sonde passe par-dessus l'obstacle formé par la prostate hypertrophiée; or, comme la chaleur de l'urèthre diminue toute courbure, quelle qu'elle soit, l'instrument en gomme, tel qu'il sort des mains du fabricant, arrive presque droit au col de la vessie et ne peut passer au-dessus de la tumeur prostatique. Au contraire, quand vous avez une sonde qui a été maintenue bien courbée pendant un mois ou deux, retirez le mandrin, renversez en arrière le corps de la sonde et voyez ce qui va arriver quand vous l'introduirez : Malgré la chaleur de l'urèthre, la sonde, à mesure qu'elle avancera, tendra plutôt à s'incurver qu'à se redresser, et voilà tout simplement ce qui sépare la réussite de l'insuccès. J'attribue à ce petit artifice une extrême valeur. La chose est très-simple : avoir une sonde courbée outre mesure — non pour le rétrécissement, mais pour l'hypertrophie — et en renverser le dos au moment de s'en servir ; à mesure que l'instrument chemine, sa courbure s'accentue, il passe au-dessus de l'obstacle et arrive dans la vessie. C'est si simple que cela paraît difficilement avoir tant d'importance, mais tout ce que je puis vous dire, c'est que, dans l'espèce, je ne connais rien de meilleur.

Néanmoins, il est des cas particuliers qui requièrent des courbures spéciales. Nous avons des cathéters d'argent de différentes courbures. En voici plusieurs qui sont excellents (Voy. fig. 30); mais le cathéter anglais en gomme élastique possède, ainsi que je vous l'ai dit, une qualité qu'on ne trouve dans aucun autre : plongez-le dans l'eau chaude et donnez-lui telle forme que vous voudrez ; puis trempez-le dans l'eau froide, il gardera la forme que vous lui aurez imprimée. Il est vrai que la meilleure forme peut être aisément détruite par la façon dont l'instrument est

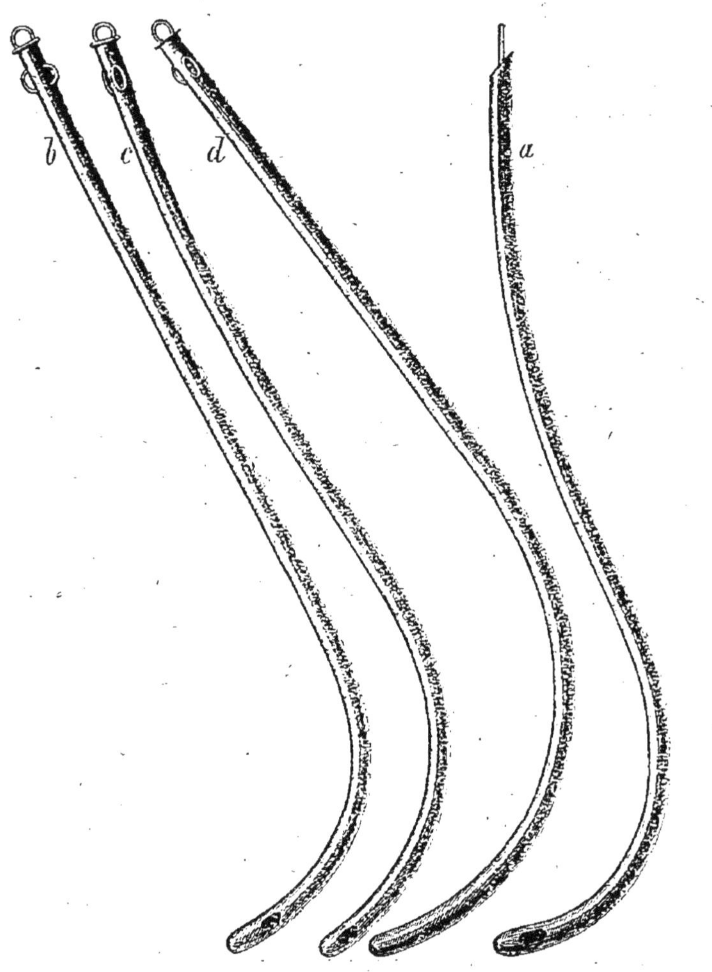

Fig. 30. — *a*, Cathéter de gomme monté sur un mandrin de courbure appropriée. — *b*, *c*, *d*, Cathéters prostatiques en argent de différentes courbures.

manié. On doit bien se garder naturellement d'altérer la courbure tandis que la sonde franchit la partie antérieure du canal, puisque c'est seulement pour la partie postérieure qu'elle est nécessaire. A cet effet, tenez le talon de votre instrument bien appliqué dans l'aine et conduisez le pénis le long de la courbure, afin de préserver celle-ci jusqu'à ce qu'elle ait atteint la région profonde de l'urèthre. Alors vous abaissez le pavillon, et le bec soulevé passe par dessus tous les obstacles jusque dans la vessie.

Je dois enfin mentionner aussi un genre particulier de cathéter français qui est, à raison de sa forme, d'une incontestable utilité dans l'hypertrophie de la prostate : je veux parler de ce cathéter droit très-flexible, dont la pointe seule est légèrement tournée en haut, et qu'on appelle pour ce motif « sonde coudée. » J'ai déjà insisté sur son utilité, dans la deuxième leçon. Il suffit de le pousser horizontalement (le malade étant debout) vers la vessie, la pointe en haut. Généralement il passe par-dessus l'obstacle avec une extrême facilité. (Voy. fig. 31).

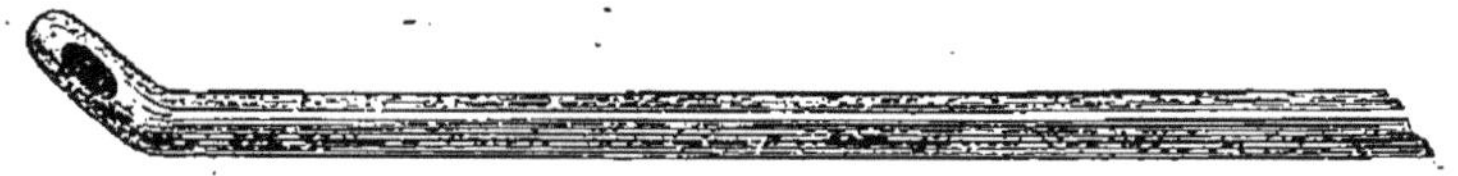

Fig. 31.

On imprime quelquefois deux coudes à l'instrument, qui reçoit alors l'épithète de « bi-coudé » ; mais ce supplément d'inflexions est rarement nécessaire.

Le traitement général ne doit pas être négligé; je réserve pour le chapitre de la cystite chronique qui fera l'objet d'une de nos prochaines conférences, la plus grande partie des développements que comporte le sujet. La cystite, en effet, se trouve associée à un si grand nombre de maladies des organes urinaires qu'il vaut mieux en esquisser le traitement une fois pour toutes dans le chapitre qui lui sera consacré, que de s'exposer à d'incessantes redites à propos de chaque affection. Je me bornerai donc aujourd'hui à mettre en relief les deux indications suivantes :

1° Prévenir les congestions locales. — Dans ce but, vous recommanderez expressément à votre malade d'éviter toute espèce de refroidissement de la région pelvienne. Qu'il se tienne bien couvert ; qu'il ait soin de ne jamais s'asseoir sur un siége froid ou humide, etc. Vous lui interdirez également les excitations trop fortes, sexuelles ou autres, les longs voyages, les voitures mal suspendues, tout ce qui peut en un mot congestionner le pelvis et retentir sur l'état anatomique de la prostate. Ces causes, en effet, produisent très-souvent une augmentation temporaire du volume de l'organe, et tiennent sous leur dépendance la plupart des troubles fonctionnels dont le malade souffre.

2° Régulariser les fonctions de l'intestin. — Vous pouvez rendre très-tolérable la position d'un homme atteint d'hypertrophie prostatique, si vous entretenez convenablement chez lui la liberté du ventre. La constipation, au contraire, entasse dans le rectum, des scybales dont la seule présence occasionne souvent de très-grands malaises. Parfois un simple lavement d'eau chaude procure un soulagement immédiat; mais, si ce moyen ne suffit pas, vous devez rétablir le cours des selles par des laxatifs doux, tels que le séné, la manne, le bitartrate de potasse, le soufre, l'eau de Friedrichshall ou le sulfate de soude. Tout ce qui peut agir doucement, promptement et sans irritation, maintiendra le malade dans un état de bien-être inconnu aux patients tourmentés par une constipation habituelle.

J'emploierai les quelques minutes qui nous restent, à vous entretenir de certains cas d'hypertrophie de la prostate qui opposent les plus grandes difficultés au cathétérisme, et se compliquent de rétention d'urine.

Vous pouvez vous trouver en face d'un malade chez lequel l'hypertrophie de la prostate se soit révélée presque soudainement. Si quelques symptômes antérieurs ont existé, ils sont passés inaperçus jusqu'au moment où une congestion subite est venue apporter un obstacle insurmontable à la miction, et plonger le patient dans une angoisse extrême. Une pareille situation ne comporte évidemment aucun délai ; ce qu'il faut, ce qu'il y a de plus urgent, c'est de soulager le malade séance tenante. Vous trouvez une vessie distendue, accusée par la matité sus-pubienne ; avant vous, peut-être, d'autres confrères ont été demandés qui se sont épuisés en efforts inutiles, en sorte que les circonstances dans lesquelles vous êtes appelés à passer le cathéter ne sont déjà plus sans périls.

Que faire ? — Assurez-vous d'abord de la meilleure position que vous devrez donner à votre malade. Je vous conseille de le faire coucher sur le dos, si la vessie est très-volumineuse. Avec une vessie modérément distendue, la situation debout serait aussi bonne, peut-être même préférable, en ce sens, qu'elle permettrait de vider plus complètement l'organe. Mais quand la distension du réservoir est énorme, la position horizontale devient de rigueur. Il est à ma connaissance que l'évacuation d'une grande quantité d'urine, le patient étant debout, a été suivie des plus déplorables résultats, parfois même, de mort subite. Si j'avais le temps, je pourrais vous raconter un fait de ce genre, qui conduisit le chirurgien jusque devant les tribunaux, sous l'accusation d'homicide involontaire.

Tous les détails de cette malheureuse affaire me sont parfaitement connus, puisque c'est moi qui fus chargé de la défense de ce confrère injustement attaqué.

Le malade avait été sondé debout, et quand six pintes environ de liquide avaient été évacuées, il était tombé mort d'une syncope, tout comme il pourrait advenir à un hydropique dont on ponctionnerait le ventre dans cette position. Sans doute, il y avait eu une faute de commise, mais rien n'était plus monstrueux que d'en faire l'objet d'une action criminelle. Le cas n'en reste pas moins instructif, et je vous le signale, afin que vous n'oubliiez pas de prendre toutes vos précautions contre une syncope fatale, lorsque la vessie se trouve énormément développée, et qu'il s'agit surtout d'un vieillard. Quant à moi, je ne manque jamais, en pareille occurrence, de faire coucher le malade avant de toucher au cathéter. Poussez encore plus loin vos précautions : ne retirez d'abord qu'une partie de l'urine, le quart par exemple, et attendez un peu avant de vider complétement la poche urinaire.

Lorsque l'instrument de gomme ne pourra franchir, vous devrez toujours avoir recours au cathéter d'argent, principalement s'il existe une fausse route. Le cathéter prostatique en argent est parfois indispensable ; il est beaucoup plus long et plus incurvé que la sonde ordinaire. On le fait même trop long : deux pouces de longueur ajoutés à une sonde en argent n° 10 ou 12, donneraient un instrument bien suffisant pour la majorité des cas ; le cathéter de 14 pouces n'est qu'exceptionnellement nécessaire. Quelquefois tous ces instruments échouent, tandis qu'un cathéter à bec court comme celui du lithorite passe avec facilité. Rappelez-vous toujours que rien n'indique plus sûrement que vous êtes hors de la bonne voie qu'un obstacle devant le bec de votre sonde. Conséquemment ne forcez pas ; ce n'est pas l'étroitesse, c'est l'occlusion du passage qui vous crée des difficultés quand vous êtes arrivés à la région prostatique. En présence d'un arrêt, retirez donc votre instrument et cherchez une autre route, soit à droite, soit à gauche. Mais encore une fois, jamais de force dans quelque circonstance que ce soit.

A présent, me demanderez-vous, pourquoi n'ai-je fait mention ni de l'opium ni des bains chauds ? — Messieurs, la méthode expectante, dans une rétention causée par l'hypertrophie de la prostate, est passible d'une sérieuse objection. Vous ne devez pas perdre de vue l'avenir de la vessie, et, si vous laissez l'organe pendant un jour ou deux dans une distension excessive, il est fort à craindre qu'il ne recouvre plus entièrement son pouvoir contractile. La vessie d'un vieillard, quand elle a été forcée par une longue rétention, ne se contracte en général jamais plus. Bien que le malade ait uriné convenablement jusqu'au moment de l'attaque de rétention, si vous le laissez trop de temps sans autre soulagement que l'opium, les bains chauds et autres moyens semblables, la distension progressera sans cesse et vous donnera ensuite plus de mal que si vous eussiez recouru d'emblée à l'instrument.

Si vous avez rencontré beaucoup de difficulté pour introduire votre cathéter, vous serez tenté, j'imagine, de le laisser à demeure : ici vous seriez mal inspiré. Il vaut mieux le retirer, quitte à le réintroduire quand besoin sera, car tout instrument à demeure est une offense pour la prostate. Un rétrécissement s'accommoderait fort bien, lui, de cette pratique ; mais la prostate hypertrophiée en éprouvera toujours, plus ou moins, une fâcheuse irritation ; quoiqu'il soit vrai d'ajouter que la sonde de gomme sera constamment mieux supportée que le cathéter d'argent. Ce qui serait encore préférable, ce serait une sonde de caoutchouc vulcanisé, qui seule peut séjourner inoffensive dans un urèthre compromis par une hypertrophie prostatique. Vous introduiriez cette dernière sonde à l'aide d'une série de courtes et rapides impulsions, et, si ce procédé ne réussissait pas, vous la monteriez sur un mandrin d'une courbure convenable que vous retireriez ensuite. Rien de plus facile que de la maintenir en place : il suffit pour cela de l'assujetir à l'aide des poils sus-pubiens ainsi que vous me l'avez vu faire si souvent. La sonde en caoutchouc a de plus l'avantage de ne s'incruster que rarement de phosphates, et telle est son extrême souplesse que le malade peut, en la portant, se permettre quelque exercice dans sa chambre. Un petit tube métallique introduit dans le corps de cette sonde en rend encore le maintien plus sûr. On a imaginé dans le même but de munir d'ailerons son extrémité vésicale ; mais ces appendices ne servent le plus souvent qu'à irriter la vessie et à augmenter les difficultés de l'introduction. En somme la sonde en caoutchouc vulcanisé rend quelquefois de grands services.

Ce n'est pas tout que d'avoir rouvert un débouché à la sécrétion urinaire; il peut arriver que la vessie ne rentre pas en possession de sa contractilité normale. Il faudra alors employer le cathéter deux ou trois fois par jour. Avec le temps, vous pourrez apprendre probablement au patient à se sonder lui-même; la plupart, après quelques leçons, s'en acquittent remarquablement bien. Quant aux instructions que vous donnerez touchant le nombre de fois qu'on devra recourir à la sonde, elles seront subordonnées surtout au reliquat de chaque effort naturel de miction et aux sensations personnelles du malade. Si vous trouvez que le patient, après avoir uriné, ne conserve dans sa vessie que six onces d'urine environ, un sondage matin et soir sera probablement suffisant ; tandis qu'un residu de la valeur d'une pinte rendrait nécessaire, dans la majorité des cas, un triple sondage quotidien. Enfin, lorsque le malade ne peut expulser par lui-même une seule goutte d'urine, c'est quatre, cinq fois et plus qu'il faudra le sonder chaque jour, en tout cas jamais moins de trois à quatre fois en vingt-quatre heures, car il faut à tout prix vider la vessie, sinon l'urine se décompose, devient irritante, et provoque une cystite chronique.

Une dernière remarque très-importante.

Il arrive souvent que l'urine qui avait conservé toute sa limpidité jusqu'au moment de l'attaque de rétention et même à la suite de quelques séances de cathétérisme, il arrive, dis-je, que l'urine, après quelque temps de l'usage habituel du cathéter, prend les caractères qui révèlent une cystite chronique, en même temps qu'il survient du malaise général et que la fièvre s'allume. Cet appareil symptomatique se déclare fréquemment chez ceux qui passent tout d'un coup de la miction naturelle à la miction artificielle. Il faut sans doute une certaine dose de jugement pour prévoir quand ce changement doit avoir lieu ; toutefois, lorsque vous serez obligé de sonder votre malade tous les jours, il vous sera assez facile de noter les modifications qui pourront survenir dans son état général ; alors soyez sur vos gardes et tenez-vous prêt à parer aux éventualités.

Sir Benjamin Brodie, dans ses précieuses leçons sur les organes urinaires, a le premier signalé ce fait que certains malades, peu de temps après avoir contracté l'habitude du cathéter, succombent lentement à la prostration ou à la fièvre. Voici le remède à ces accidents, ou plutôt, le moyen de les prévenir. Au début, ne videz pas à fond la vessie à chaque sondage. Si le malade était habitué à garder après chaque miction une pinte et plus d'urine, c'est pour lui un changement trop radical d'avoir deux ou trois fois par jour sa vessie, pour ainsi dire, mise à sec ; en conséquence l'organe s'irrite, l'urine se charge de pus, l'appétit se perd, la fièvre intervient et la vie se trouve menacée. Dans ces conjonctures, la règle est de procéder avec précaution : au lieu d'évacuer une pinte d'urine, n'en évacuez qu'une demi-pinte, laissez-en un peu ; adoptez enfin un moyen terme qui satisfasse la vessie et l'état général. En retirant la moitié ou seulement le tiers d'une pinte, vous soulagez toujours le malade ; progressivement vous en retirez davantage, et peut-être dans l'espace d'un mois vous arriverez à vider entièrement la vessie, et à rendre satisfaisant et régulier le cours de la maladie[1]. Cependant, vous trouverez çà et là des cas

[1] Le professeur Traube, de Berlin, a émis, il y a une dizaine d'années, dans le journal : *Berliner Klinische Wochenschrift*, une doctrine pathogénique nouvelle sur les altérations que subit l'urine à la suite de la pratique journalière du cathétérisme, et sur les symptômes généraux qui sont la conséquence de cette altération. Le cas sur lequel est étayée cette doctrine, se trouve résumé dans la *Gazette hebdomadaire de médecine et de chirurgie* du 8 avril 1864. Nous y renverrons les lecteurs qui voudraient en prendre connaissance.

Il nous suffira de dire qu'il s'agit d'un homme de 73 ans, affecté depuis 2 ans d'une rétention d'urine incomplète. A un moment donné la rétention devint absolue, et il fallut recourir au cathétérisme. L'opération, pratiquée avec la sonde d'argent affectée au service commun de la salle, eut pour résultat, à la première séance, l'évacuation d'une urine parfaitement limpide. Mais dans les sondages suivants, la sécrétion se montra de plus en plus trouble et opalescente, puis elle devint ammoniacale en même temps que surgirent de violents accès de fièvre. Le microscope révéla que l'opalescence de l'urine résultait uniquement d'une agglomération colossale de vibrions.

Traube, s'inspirant des idées de Pasteur, rapporte à ces infusoires

dans lesquels, en dépit de vos soins, la langue deviendra peu à peu rouge, sèche, contractée, en même temps que vous verrez les forces vitales décliner, les sens s'émousser et le malade s'éteindre. L'autopsie, dans ces circonstances, vous révèlera toujours une ancienne pyélite avec dilatation de la subtance tubuleuse du rein, ou telle autre lésion de structure qui vous prouvera que, de toute manière, le malade ne pouvait pas vivre longtemps.

la décomposition ultérieure de l'urée en carbonate d'ammoniaque, et, par suite, tous les désordres généraux et locaux qui furent la conséquence de cette décomposition. Comme les vibrions n'ont pu être transportés que par la sonde, un enseignement pratique se dégage de cette observation : Si l'on emploie pour le cathétérisme un instrument en argent qui ait déjà servi, il faut au préalable, le tremper dans l'eau bouillante et faire passer à l'intérieur un courant d'eau de même température. Quant aux sondes en gomme, il ne faudrait pas les employer deux fois.

SIXIÈME LEÇON.

RÉTENTION D'URINE.

MESSIEURS,

La rétention d'urine sera le thême de notre leçon d'aujourd'hui.

Représentez-vous un instant l'état d'un malade qui souffre de rétention ; figurez-vous le malheureux en proie à cette angoisse continue et poignante que provoque l'impossibilité d'uriner, et vous comprendrez combien il importe de le soulager, non-seulement le mieux, mais encore le plus promptement possible. Il est peu de circonstances où l'on rencontre plus de gratitude, si le traitement est habile et prompt. Indépendamment, en effet, des souffrances physiques qui sont extrêmes — et tout homme auquel il est arrivé de ne pouvoir, ne fût-ce que pour quelques instants, soulager sa vessie distendue, possède un aperçu, bien que pâle, de la détresse que cause l'impossibilité d'uriner quand elle persiste pendant des heures et même des journées entières—indépendamment, ai-je dit, de la douleur qui est intense, la situation se complique encore d'une extrême anxiété morale. Le patient craint que sa vessie ne se rompe — accident qui est cependant des plus rares — et il se figure sous les couleurs les plus sombres les conséquences que pourrait entraîner la prolongation d'un pareil état.

La rétention d'urine est chose commune dans les hôpitaux ; il n'en est pas de même dans la pratique privée. Le genre de vie et les fatigues professionnelles des hommes qui viennent à l'hôpital donnent la raison de cette différence. Par contre, lorsque l'accident se déclare chez des personnes d'un rang social plus élevé, il constitue toujours une grave affaire. Au demeurant, la rétention d'urine réclame toujours toute votre habileté et toute votre attention.

En revanche, si vous réussissez, vous apportez un soulagement immédiat. Ce ne sera plus ici le résultat plus ou moins discutable de quelque médicament dont un malade sceptique puisse faire honneur à notre grande alliée : « la Nature médicatrice ». Non, Messieurs, le bienfait de votre intervention ne saurait être mis en doute, quand à vingt-quatre heures d'angoisses, l'habile introduction de votre cathéter fait succéder le calme et le bien-être, et que votre main vient de retirer deux ou trois pintes d'urine dont la vessie ne pouvait se débarrasser. Alors, se servant d'une expression de circonstance, le malade vous dit qu'il se trouve « en paradis », et il ne peut douter un instant que vous ne soyez vous-même l'auteur de sa félicité.

La rétention se présente à nous sous trois formes types dont chacune indique un mode particulier de traitement. Quelques cas, il est vrai, se dérobent à ce classement systématique, en revêtant également les caractères de deux formes ; toutefois, pour la facilité de l'étude, la classification que je vous propose est encore bonne à conserver.

La rétention peut donc arriver dans trois circonstances :

1° Chez un homme jeune et bien portant qui n'a pas de rétrécissement ;

2° Chez un homme plus âgé, porteur d'un rétrécissement confirmé ;

3° Enfin, elle peut atteindre un homme qui n'est ni jeune, ni robuste, qui n'a pas de rétrécissement, mais dont la prostate est hypertrophiée. — De cette dernière forme, je n'ai plus rien à vous dire, puisque nous avons déjà épuisé le sujet au double point de vue de la pathogénie et du traitement, lorsque nous nous sommes occupés de l'hypertrophie de la prostate. J'appellerai seulement votre attention sur les deux autres formes, savoir :

La Rétention inflammatoire et la Rétention causée par un rétrécissement organique.

RÉTENTION INFLAMMATOIRE.

Voici, à quelques variantes près, l'historique ordinaire de l'affection :

Le malade, généralement un jeune homme, a une blennorrhagie depuis un mois ou six semaines. Sous l'influence d'un traitement convenable, une grande amélioration s'étant déjà déclarée, le patient a cru pouvoir se permettre quelque petite infraction au régime qu'il subit. Ainsi, je suppose, il s'est permis quelques stimulants alcooliques, ou bien il s'est livré un peu plus que de raison à un exercice quelconque, tel que le jeu de cricket ou autre, et après s'être fortement échauffé, il s'est assis sur un pierre froide ou sur un gazon humide ; ou bien enfin il s'est abandonné à des excitations plus fortes et plus énervantes encore. Eh bien ! c'est dans ces circonstances que se produit ce qu'on a appelé le *Rétrécissement inflammatoire*.

Mais, laissez-moi me répéter encore, cet accident ne mérite à aucun titre le nom de rétrécissement. D'abord, en pareille occurrence, l'inflammation siége selon toute probabilité, au col de la vessie ou au niveau de la prostate. La preuve matérielle du fait n'est pas facile à donner, j'en conviens, et l'assertion ne repose que sur une induction, que confirme cependant le toucher rectal, car heureusement l'affection n'est pas mortelle et l'autopsie ne fournit que rarement l'occasion de vérifier le diagnostic. Mais ce qui s'impose presque comme une certitude, c'est l'existence d'un certain degré de phlogose et de gonflement de la prostate ne ressemblant en rien au rétrécissement. En d'autres termes, il n'y a pas de coarctation dans un endroit précis et circonscrit du canal, mais seulement une tuméfaction de la glande prostate qui fait échec à l'appareil musculaire de la vessie et s'oppose à l'expulsion de l'urine.

Tel est, en général, l'état des choses dans ce qu'on appelle « la rétention spasmodique ou inflammatoire. » La condition de la prostate ressemble alors à celle des amygdales dans l'angine tonsillaire. Les deux affections consistent dans le gonflement de glandes qui, à des degrés différents, entourent d'étroits canaux et interviennent dans leur fonctionnement; toutes deux se développent avec rapidité et peuvent être causées par un refroidissement.

Par quels symptômes s'annonce la rétention inflammatoire?

Premièrement, par la presque cessation de l'écoulement blennorrhagique. De même que, dans l'orchite, la phlegmasie uréthrale semble rétrocéder pour se jeter sur un des testicules, de même l'inflammation de la prostate apparaît consécutivement à la diminution de l'écoulement, et l'organe se révèle, à l'exploration rectale, douloureux et tuméfié. Cependant, le jet de l'urine se rétrécit de plus en plus; en peu de temps, la faculté d'uriner se trouve complètement abolie, la fièvre et l'agitation interviennent, et une vive douleur se déclare dans la région périnéale aussi bien qu'à la partie inférieure de l'abdomen. Les malades qui souffrent déjà d'un rétrécissement ne sont pas surpris outre mesure de ce redoublement de symptômes, mais un jeune homme vigoureux qui en est à sa première attaque ne connaît pas de bornes à sa détresse.

Quel traitement devons-nous opposer à une aussi sérieuse éventualité ? — Le patient réclame à grands cris un soulagement, et un soulagement immédiat, parce que ses souffrances sont intolérables. Instinctivement il se tient, pour ainsi dire, plié en deux afin de diminuer la pression des muscles abdominaux sur la vessie, et sa respiration elle-même est courte et précipitée, tant il en redoute le retentissement abdominal. Dans ces circonstances, le traitement ancien — le traitement classique d'il y a vingt ans — se composait d'émissions sanguines générales et locales, de bains plusieurs fois répétés et de doses élevées d'opium, le tout dans le but de rendre supportable la position du malade et d'éluder la nécessité du cathéter. On alléguait que, dans un canal enflammé, le cathéter doit faire plus de mal que de bien, et que l'indication de calmer la douleur prime toutes les autres. Je vous ai dit que je ne saurais souscrire à cette manière de voir qui compte encore quelques partisans. Vous devez surtout vous préoccuper des conséquences ultérieures de la maladie ; or, si par crainte du cathéter, vous laissez un jeune homme conserver sa distension vésicale pendant trente-six ou quarante-huit heures, vous l'exposez à une grave infirmité pour le restant de ses jours. J'ai vu des malades qui, pendant des années, n'ont pu vider leur vessie à la suite d'un traitement de ce genre.

La distension extrême et prolongée de l'organe peut abolir ou affaiblir pour toujours sa puissance contractile et produire cette perte de ressort désignée à bon droit sous le nom d' « atonie de la vessie ».

Donc, si vous introduisez une sonde, au risque même d'offenser un peu l'urèthre, j'estime que vous faites acte de sagesse et que vous êtes dans le vrai en bravant quelques petits inconvénients pour sauver votre malade d'un réel danger. Mais que dis-je ? il n'y a même pas de risques à courir, si l'on sait s'y prendre.

En ce qui me concerne, je recours invariablement à la sonde de gomme de moyenne grosseur, pas plus grosse que le n° 6 (filière anglaise), afin d'éviter au patient des douleurs inutiles. Je la choisis d'une courbure un peu forte, obtenue par le procédé que je vous ai déjà indiqué, puisqu'il s'agit de passer par-dessus une prostate tuméfiée. On pourrait encore se servir d'un instrument français, tel que la sonde à olive ou la sonde coudée. De cette façon, on n'éprouve généralement aucune difficulté à soulager le malade, et sa reconnaissance est grande de ce qu'on a fait pour lui. Si, au contraire, vous lui faites traverser la longue filière du traitement médical, et qu'à la fin il arrive à se soulager lui-même, il ne vous saura relativement que peu de gré, et il aura couru, en outre, le danger de l'atonie vésicale. Dans le cas où vous ne pourriez introduire une sonde en gomme, vous devriez essayer d'un cathéter en argent de même calibre.

C'est à Guthrie que revient, je crois, le mérite d'avoir dénoncé le premier l'ancienne pratique de la saignée et des bains chauds. Consultez les spirituels écrits de ce chirurgien expérimenté, vous y trouverez une anecdote qui a trait à notre sujet. Il raconte une visite qu'il fit à un malade atteint de rétention dans les conditions qui nous occupent, et, en termes vigoureux et pittoresques, il dit pourquoi il renonça désormais aux bains et à la saignée pour recourir d'emblée au cathéter.

Voilà pour cet état inflammatoire de la prostate qui apporte un obstacle à la miction.

Je ne m'arrêterai pas à la *rétention spasmodique*, elle est très-rare. Je n'affirmerai pas que le spasme musculaire ne puisse co-exister avec l'inflammation de l'urèthre ; mais la part respective de ces deux états morbides dans le résultat final est difficile à préciser et n'influence d'ailleurs en rien le traitement.

RÉTENTION CAUSÉE PAR UN RÉTRÉCISSEMENT ORGANIQUE.

Ici, nous avons affaire, d'ordinaire, à un homme plus âgé, car il est rare de rencontrer chez un jeune homme un rétrécissement organique confirmé. La règle — qui n'est pas sans exception cependant — c'est que le malade porte la plupart du temps son rétrécissement pendant dix ou douze années avant d'être atteint de rétention complète. Votre premier devoir sera donc de vous assurer s'il existe un rétrécissement. Dans cette forme, les souffrances sont généralement moins atroces, bien qu'elles ne laissent pas d'être encore fort sévères. Le processus obstructif évolue ici d'une façon progressive et n'arrive pas toujours soudainement à son apogée à l'occasion d'une grave imprudence. Depuis des semaines ou des mois, le malade urinait difficilement ; puis, à un moment donné, il a suffi d'une cause légère pour rendre la rétention absolue, — c'est la goutte d'eau qui a fait déborder le vase.

La rétention peut ne pas être complète, contrairement à ce qui arrive dans la première forme; quelques gouttes d'urine peuvent s'échapper encore et le malade trouver pendant plusieurs jours, dans cette miction bien insuffisante, un petit adoucissement à sa position. Cependant, la vessie est très-distendue, et, somme toute, les symptômes sont ceux d'un cas urgent de rétention. En pareil cas, vous trouverez probablement un malade déjà habitué aux instruments. Prenez d'abord une sonde de moyen calibre et l'introduisez jusqu'à l'obstacle, afin d'en connaître le siége, situé ordinairement à quatre ou cinq pouces du méat; puis recourez au cathéter de gomme le plus petit possible, tâchez de l'introduire dans la vessie, et si vous avez la bonne fortune de réussir, vous le laisserez à demeure afin de ne plus avoir d'ennuis de ce chef.

Mais les choses ne marchent pas toujours aussi facilement ni aussi bien. Supposons donc que vous n'ayez pu réussir avec la fine sonde de gomme. Je vous conseille alors de prendre un petit cathéter d'argent n° 1 ou même plus fin, en vous conformant aux précautions qui doivent toujours présider à son emploi et que je vous ai fait connaître dans la troisième leçon.

Malgré tout, cependant, l'instrument ne passe pas : votre habileté, vos efforts, le concours de quelques amis que vous avez appelés à votre aide, tout est tenu en échec, soit par des fausses routes — elles sont faciles à faire — soit par toute autre cause: en un mot, telle est la somme des difficultés que le succès du cathétérisme peut être regardé comme une victoire chirurgicale impossible. Nous voici conduits à cette question : « Que reste-t-il à faire? » Eh bien! c'est ici que l'opium et les bains chauds pourront être d'un grand secours. Je suppose naturellement que l'urine continue à s'échapper par gouttes, et que vous reculiez devant le *dernier ressort*, j'ai nommé la ponction de la vessie ou une opération semblable; un bon moyen-terme existe encore pour quelques-uns de ces cas. Le malade, pendant toutes vos manœuvres a probablement eu froid; accordez-lui le bénéfice d'un bon lit, d'un bain chaud, tout cela complété par de fortes doses d'opium. A propos de ce dernier médicament, je vous conseille, quand vous le croyez indiqué, de l'administrer largement. Ainsi vous réprimerez ces efforts incessants que le malade ne peut pas plus maîtriser qu'il ne peut commander à sa respiration, et qui, complètements impuissants pour le bien, ne peuvent faire que du mal.

La détente qui s'en suivra amènera peut-être un écoulement d'urine un peu plus abondant, un jet un peu plus large, et finalement, au bout de deux ou trois jours, le passage relativement facile d'une sonde dans le canal. En tout cas, vous aurez épuisé toutes les chances d'éviter à votre malade une opération. Cependant, je ne vous conseille pas d'attendre trop longtemps, bien qu'il soit préférable de temporiser de cette façon que d'aller, au préjudice du malade, manier d'une main peu sûre le bistouri ou le cathéter. Je sais bien qu'en général chacun possède en soi assez de confiance pour recourir aux instruments quand le patient ne peut uriner. Néanmoins, si vous êtes convaincus de ne faire aucun bien avec le cathéter, à plus forte raison si vous craignez de faire du mal, vous trouverez le plus souvent dans l'opium, les inhalations de chloroforme, les bains chauds et les fomentations, de précieux moyens de déférer aux indications les plus urgentes.

Je suppose que vous ayez épuisé toutes ces ressources et que le *dernier ressort* se présente comme une nécessité inéluctable : la vessie, malgré votre traitement, augmente continuellement de volume.

Vous examinez alors avec soin la région sus-pubienne et vous y trouvez une large tumeur rénitente s'élevant peut-être jusqu'à l'ombilic ou à peu près, et ressemblant plutôt à un utérus gravide qu'à une vessie distendue. Toutefois, dans certains rétrécissements anciens, la matité sus-pubienne n'occupe qu'une surface plus restreinte à raison de l'épaississement et de la rétraction des parois vésicales. Votre doigt passé dans le rectum vous fait trouver également une tumeur produite par la vessie distendue, et vous tâchez de percevoir la fluctuation. Si, percutant avec l'autre main la région hypogastrique, vous communiquez au doigt rectal une sensation de flot bien distincte, vous aurez trouvé un point où le trocart peut être enfoncé en toute sécurité. De même, si vous trouvez au-dessus des pubis une tumeur bien délimitée, arrondie et mate à la percussion, vous serez fondé à croire qu'une opération au-dessus des pubis serait également couronnée de succès.

Mais, me direz-vous, pourquoi ne pas essayer de débarrasser la vessie à l'aide d'une opération pratiquée sur l'urèthre lui-même dans sa région périnéale, afin, si c'est possible, de guérir le rétrécissement tout en vidant la vessie ? En d'autres termes, ne conviendrait-il pas de faire d'une pierre deux coups, au lieu de se contenter d'une simple ponction de la vessie par l'hypogastre ou le rectum ?

Je ne saurais mieux répondre à cette question qu'en vous exposant les opinions et la pratique des différents chirurgiens qui se sont occupés de ce sujet. Invoquons d'abord l'autorité de Liston. Ce chirurgien affirmait dans une de ses leçons cliniques que, dans tout le cours de sa pratique, tant à l'Infirmerie Royale d'Edimbourg que dans cet hôpital même, il n'avait jamais eu l'occasion, jusqu'au moment où il parlait, c'est-à-dire trois ou quatre ans avant sa mort, de ponctionner la vessie pour une rétention d'urine. D'autre part, nous avons dans cette ville des opérateurs qui ont pratiqué cinquante fois et plus la ponction de la vessie. Liston donnait à entendre qu'un bon chirurgien ne doit se trouver que bien rarement dans la nécessité de recourir à d'autres moyens qu'à la sonde dans les cas de rétention. Mais n'allez pas conclure que le chirurgien auquel je viens de faire allusion, et qui a ponctionné cinquante fois la vessie, agisse ainsi parce qu'il échoue à passer le cathéter, loin de là ! Seulement il croit plus sage de recourir à la ponction que de prolonger par trop les tentatives de cathétérisme. — En revanche, Liston et Guthrie ont été réduits parfois à pratiquer l'opération périnéale dont nous parlions tantôt. Par le périnée, il est *possible* d'atteindre l'urèthre en arrière du rétrécissement. Sans vouloir entamer une longue discussion sur ce sujet, je puis vous dire que cette méthode est tombée en défaveur dans ces dernières années. Ce n'est pas, en effet, une petite affaire que de trouver l'urèthre en arrière de la coarctation ; vous pourrez faire au périnée les plus fâcheuses incisions sans tomber sur le canal. Et puis, rien ne prouve qu'il soit nécessaire de fendre le rétrécissement pour le guérir ; ce dernier peut très-bien se montrer, quand le moment sera venu, justiciable de la dilatation [1].

[1] On le voit, Sir Henry Thompson rejette aujourd'hui l'uréthrotomie externe, la boutonnière périnéale, non-seulement comme méthode de traitement — sauf dans quelques cas de fistules — mais aussi lorsque le rétrécissement ne permet pas le passage de la sonde et se complique de rétention. Dans cette dernière circonstance, Thompson préfère la ponction de la vessie. Nous pensons que la plupart des chirurgiens qui ont vu faire ou fait eux-mêmes un certain nombre d'opérations d'uréthrotomie externe seront de son avis : que cette large brèche, pratiquée un peu à l'aventure et à travers le bulbe, doit être un *dernier ressort* qu'il ne faut imposer au malade que lorsque des moyens plus sûrs ont échoué ou sont inapplicables. Il n'y a pas de statistique, si brillante soit-elle, qui puisse détruire l'effet de ce spectacle, ou qui ne reçoive bientôt le contrôle désenchanteur de faits personnels au chirurgien qu'elle aurait séduit, et le professeur Syme, d'Edimbourg, qui est arrivé à sa quatre-vingtième uréthrotomie périnéale sans un seul cas de mort, n'a pas encore trouvé d'émule. Néanmoins, deux chirurgiens éminents, le professeur Boeckel, une des illusrations les plus sympathiques de l'ancienne faculté de Strasbourg, et le Dr Gouley, de New-York, ont appelé de nouveau l'attention sur cette opération.

Le mémoire si substantiel et si net du professeur Boeckel, basé sur

Mr. Cock de « Guy's Hospital » ne recourt si volontiers à la ponction par le rectum que parce qu'il la

12 cas d'uréthrotomie externe empruntés à sa pratique et à celle de divers opérateurs, est connu de tous les chirurgiens français *. Nous nous bornerons à dire que, pour l'auteur, les indications de l'uréthrotomie externe sont au nombre de quatre : 1° Rétrécissement infranchissable sans rétention d'urine ; 2° Rétrécissement infranchissable compliqué de rétention d'urine ; 3° Rétrécissement franchissable mais compliqué de fistules ou de corps étrangers dans la vessie ; 4° Rétrécissement traumatique avec rétention d'urine.

Le travail du Dr Gouley ** fondé sur 25 opérations personnelles d'uréthrotomie périnéale externe a pour but, non-seulement de réclamer une place honorable pour cette opération parmi les diverses méthodes applicables aux strictures uréthrales, mais encore de faire connaître le procédé opératoire imaginé par l'auteur. Voici en quoi consiste essentiellement ce procédé. Une bougie filiforme en baleine est introduite — quand faire se peut — à travers le rétrécissement, et sert de conducteur à un cathéter d'acier dont le bec cannelé est muni d'un petit pont sous lequel on engage la bougie de baleine. Si le cathéter d'acier ne peut pénétrer, la bougie de baleine rend toujours quelques services pour indiquer le trajet du canal. Arrivé à l'urèthre par le périnée, le Dr Gouley y introduit le couteau de Weber si usité en oculistique pour l'incision des conduits lacrymaux, et termine son opération en débridant l'urèthre de dedans en dehors, faisant, comme il le dit lui-même, l'uréthrotomie interne au bistouri par une incision périnéale. Les 25 cas rapportés dans ce mémoire comprennent : 9 cas de rétrécissement infranchissable (nos 1, 2, 3, 4, 6, 8, 18, 20, 21) dont 2 compliqués de fistules (nos 6, 21) ; 2 cas d'oblitéraion de l'urèthre (nos 14, 17) où l'opération ne fut pratiquée que pour produire une fistule destinée à permettre la sortie de l'urine ; 6 cas de rétrécissements franchissables compliqués de fistules (nos 10, 11, 12, 15, 19, 25) ; enfin 8 cas de rétrécissements franchissables exempts de fistules, mais dans lesquels la rétention existait à l'état de fait accompli ou d'éventualité menaçante (nos 5, 7, 9, 13, 16, 22, 23, 24). Ces 25 opérations ont donné 4 morts : 2 par lésions rénales avancées (nos 24, 7), 1

* *De l'uréthrotomie externe dans les rétrécissements uréthraux graves ou compliqués* par le Dr Eug. Boeckel, professeur-agrégé à la faculté de médecine de Strasbourg. — Strasbourg, 1868.

** *On External Perineal Urethrotomy, or an Improved Method of external division of the Urethra in Perinæo for the Relief of Obstinate stricture with Remarks on the Preparatory and after Treatment.* By J. W. S. Gouley, Prof. of Clinical Surgery, etc. — New-York, 1869.

considère comme un excellent moyen de traitement. « Préservez l'urèthre, dit-il, pendant quelques jours du contact de l'urine, et, de lui-même, le canal se rétablira suffisamment pour que la guérison de la stricture n'offre plus de sérieuses difficultés. » Et bien souvent c'est vrai ! Mr. Cock en pareille occurrence ponctionne la vessie par le rectum. Vous voyez ici l'instrument dont il se sert. De cette façon, l'urine ne s'écoule plus par l'urèthre qui reste, pour ainsi dire, à sec, et au bout de peu de temps on réussit à passer une sonde n° 2, 3 ou 4, alors qu'auparavant on ne parvenait point à franchir avec le n° 1. Il y a là, comme vous le voyez, toute une méthode thérapeutique dont Mr. Cock est le véritable inventeur. En tout cas, on ne peut contester à ce chirurgien d'avoir démontré la simplicité et l'innocuité de la ponction, et par suite de nous avoir familiarisés avec une méthode qui était regardée auparavant comme une grave et sérieuse affaire.

Si vous me demandez à présent de vous donner les résultats de mon expérience personnelle, je vous dirai que je ne compte à mon actif, dans une pratique

par pyohémie (n° 15), 1 par embolie du cœur (n° 10). Enfin il n'est fait mention que dans 4 cas (n°s 9, 16, 19, 23) d'essais préalables soit de dilatation, soit d'autres procédés. L'un de nous doit à la gracieuseté du Dr Gouley d'avoir assisté à une opération d'uréthrotomie périnéale externe qui n'est pas relatée dans son mémoire. Le succès a été aussi complet pour le malade que pour l'opérateur. Nous n'en persistons pas moins à considérer cette méthode comme une suprême ressource qu'on ne doit appliquer que dans des circonstances rares et bien déterminées, comme par exemple lorsqu'il existe des fistules rebelles ou une plaie transversale du canal de l'urèthre qui, suivant l'heureuse expression de Boeckel est « un rétrécissement en germe. »

de vingt années, que six opérations de ponction vésicale, dont deux pour des cas d'hypertrophie de la prostate et quatre pour des cas de rétention consécutive à un rétrécissement. Je n'ai pratiqué qu'une fois la ponction suspubienne, c'était pour une hypertrophie prostatique; mes autres opérations ont été faites par le rectum. En dehors de ces circonstances, le cathéter m'a toujours suffi pour triompher de tous les cas de rétention qui me sont échus. J'ajouterai que deux de mes ponctions rectales ont eu pour sujet le même individu, la première en 1859, la seconde en 1870, et, cette dernière fois, à la demande expresse du malade qui réclamait instamment l'opération, en souvenir du soulagement aussi complet que rapide qu'il en avait éprouvé jadis. Je suis convaincu que j'aurais réussi par le cathéter. Du reste, le patient auquel je fais allusion est aujourd'hui vivant et en bonne santé. La ponction par le rectum est certainement l'expédient le plus simple et le moins dangereux dans la plupart des circonstances où il est nécessaire de pratiquer à la vessie une ouverture artificielle.

Je ne vois guère qu'un développement excessif de la prostate qui oblige à opérer par l'hypogastre. La seule fois qu'il me soit arrivé d'opérer ainsi, la prostate remplissait toute l'excavation pelvienne ; c'est assurément la plus monstrueuse que j'aie jamais vue. Depuis longtemps déjà il fallait recourir à un cathéter de quatorze pouces pour vider la vessie, et encore n'y parvenait-on pas sans peine. Je fis une seule ponction à travers la symphyse du pubis et.... je n'obtins pas d'urine. Je n'en dirai pas plus long sur la méthode. Sans désemparer, je débarrassai mon malade par la voie rectale, et j'eus le bonheur d'enregistrer une guérison.

Je dois encore vous signaler un procédé plus récent, bien susceptible de donner à l'occasion des résultats très-avantageux : je veux parler de l'aspirateur du Dr Dieulafoy. Je ne l'ai jamais employé dans ce but, mais j'ai pu en apprécier les avantages dans mes opérations d'empyème. Pour la vessie, il vous faudrait choisir un trocart très-fin que vous plongeriez au-dessus de la symphyse. Lors même que vous piqueriez le péritoine, le mal ne serait pas grand, car, dans certains cas de péritonite, le même instrument m'a permis de faire disparaître la tympanite ; puis, au moyen de l'aspirateur qui s'adapte à la canule, vous évacueriez l'urine en toute sécurité. Il est bien entendu que vous devriez pratiquer une nouvelle ponction lorsque l'état de la vessie l'exigerait, c'est-à-dire si, dans l'intervalle, le cours naturel des urines ne s'était pas rétabli. Voici l'appareil du Dr Dieulafoy. Vous me l'avez vu souvent employer pour évacuer de vastes abcès chroniques. Il est constant que la légère piqûre produite par un trocart aussi fin, quand bien même on la répéterait plusieurs fois, ne peut jamais entraîner de danger.

En résumé, dans les cas d'urgence, lorsque vos tentatives de cathétérisme auront échoué, vous aurez deux méthodes à votre disposition : la ponction par le rectum et la ponction au-dessus des pubis (Voy. fig. 32.)

Votre doigt introduit dans le rectum doit arriver,

s'il est d'une longueur raisonnable, jusqu'en arrière de la prostate. Votre autre main appliquée au-dessus des pubis produit, en foulant, un flot dont le choc est distinctement perçu par le doigt rectal. Vous voilà

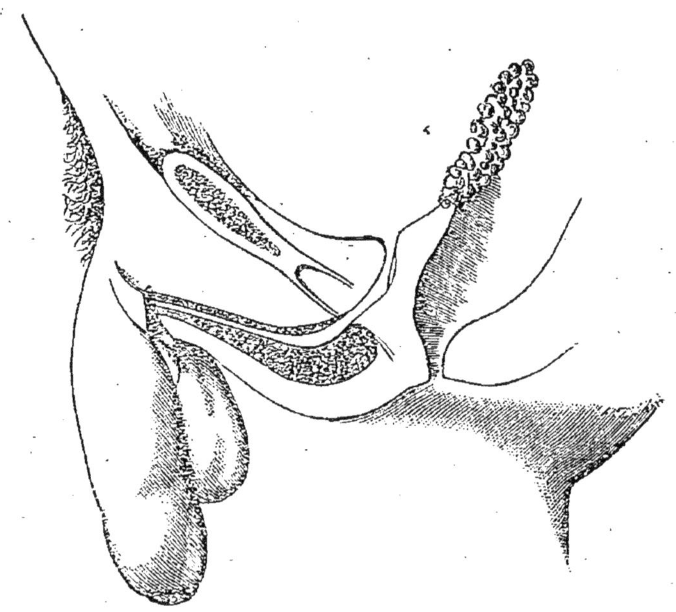

Fig. 32. — *Coupe antéro-postérieure du bassin montrant les rapports du col de la vessie avec la symphyse, du rectum avec le bas-fonds vésical, de l'urèthre et du bulbe avec l'anus.* (Réduction d'un plâtre moulé sur une préparation de Sir H. Thompson.)

parfaitement sûr de ce que vous allez faire : le long de votre doigt maintenu solidement en place, vous faites glisser votre trocart et, sans hésitation, mais aussi avec toute la prudence et le soin dont vous êtes capables, vous le plongez bravement dans la vessie.

L'instant qui suit n'est jamais exempt d'une certaine anxiété ; en effet, si vous aviez manqué la poche urinaire et que vous ne vissiez point s'écouler d'urine, ce serait une chose sérieuse que d'avoir enfoncé ce long poinçon dans le corps d'un homme.

La meilleure position à donner au malade, c'est de le faire asseoir sur le bord d'un lit, le dos soutenu par des oreillers, les jambes écartées et reposant sur deux chaises. Un assistant placé à côté du malade lui applique les deux mains sur la région hypogastrique de chaque côté de la vessie, afin de bien immobiliser l'organe tout en le repoussant vers le rectum. Il est bon de se rappeler aussi que, si la canule s'échappe, l'on ne peut songer à la réintroduire par la même ouverture, celle-ci se trouvant immédiatement bouchée par le rapprochement des fibres musculaires de la vessie. Il faut alors de toute nécessité faire une nouvelle ponction ; l'accident n'entraîne jamais de graves conséquences, mais il vaut mieux l'éviter.

Pour l'opération sus-pubienne, vous divisez les tissus sur sa ligne médiane depuis la peau jusqu'à la ligne blanche. Vous avancez avec précaution et parvenez bientôt à découvrir la fluctuation. Alors, la vessie étant toujours immobilisée comme précédemment, vous enfoncez votre trocart, la pointe légèrement dirigée en bas. Vous laissez la canule d'argent à demeure pendant deux ou trois jours, après lesquels vous la remplacerez par une sonde en gomme.

Si vous entrevoyez que votre malade réclamera quelque temps encore le secours d'un canal artificiel, vous donnerez naturellement la préférence à la ponction sus-pubienne. Un tube est toujours plus facile à porter au-dessus des pubis que dans le rectum dont il ne peut que gêner les fonctions et diminuer la lumière.

J'ai connu des personnes qui ont uriné dix et quinze ans à travers une canule sus-pubienne, et qui, malgré l'oblitération complète de leur canal, n'en menaient pas moins une vie très-active et très-confortable. L'un de ces malades, qui avait auparavant beaucoup souffert, et qui se trouvait parfaitement bien avec son appareil, me disait un jour, qu' « il ne savait « pas si ce mode d'uriner ne valait pas mieux que « l'autre. » Ceci, Messieurs, autant que je puis m'y connaître, est tout simplement une affaire de goût.

Dans notre prochaine conférence nous traiterons de l'épanchement d'urine et des fistules.

SEPTIÈME LEÇON.

ÉPANCHEMENT D'URINE ET FISTULES URINAIRES.

MESSIEURS,

Avant d'aborder l'étude des fistules urinaires, je dois m'arrêter un instant sur un accident morbide intimement lié à la rétention : je veux parler de l'épanchement d'urine.

Voici comment les choses se passent :

Supposez que le malade atteint de rétention n'ait pas reçu de soins efficaces et opportuns, soit par le fait de sa propre négligence, soit par suite de l'incapacité de son médecin, soit enfin pour tout autre motif ; il peut très-bien arriver qu'au moment où vous serez appelé vous n'ayez plus à agiter la question de savoir si vous devez ou non ponctionner la vessie, l'urèthre s'étant, pour ainsi dire, ponctionné lui-même. Ici, comme dans toutes les maladies, la nature aura fait quelque chose pour la guérison, et si ses procédés sont souvent maladroits, ils ne le sont pas toujours plus que ceux du chirurgien. En thèse générale, les malheureux en proie à une sévère angustie uréthrale ou à une rétention d'urine, s'ils demeurent privés des secours de l'art, sont voués à la mort. Ils sont parfois sauvés par l'extravasation d'urine. Alors l'urèthre, le plus souvent pendant un violent effort, se rompt en arrière du rétrécissement, et, par cette déchirure, l'urine est lancée avec force dans les mailles du tissu conjonctif.

La connaissance que nous avons de la disposition anatomique des aponévroses va nous permettre de suivre l'épanchement dans sa marche[1].

Nous le voyons d'abord envahir le scrotum, remonter ensuite dans l'aine, au-dessus du ligament de Poupart, et fuser le long de la paroi abdominale. La crevasse s'opérant, dans la majorité des cas, au niveau de la portion bulbeuse de l'urèthre, l'urine ne peut passer, en arrière du scrotum, dans la région périnéale postérieure[2]; elle ne peut pas davantage s'étendre dans les cuisses, arrêtée qu'elle est par le ligament de Poupart[3]; elle se répandra donc dans le tissu cellulaire sous-cutané abdominal. Dans un

[1] Voir page 81 et suivantes.

[2] A cause de la barrière que forment, en se réunissant, les aponévroses inférieure et moyenne.

[3] Et les attaches ischio-pubiennes de l'aponévrose périnéale inférieure et du feuillet lamelleux du fascia superficialis.

cas d'épanchement considérable, je l'ai vue s'élever jusqu'à la poitrine, à la hauteur de laquelle j'ai dû prolonger mes incisions évacuatrices.

L'accident une fois consommé, chaque contraction vésicale chasse une nouvelle ondée qui se répand dans le tissu cellulaire, décolle les aponévroses et se fraye graduellement un chemin vers les parties supérieures.

Le plus souvent, dès la première inspection du malade, vous saurez à quoi vous en tenir, quoique, dans certains cas, la marche lente et insidieuse de l'extravasation puisse simuler les caractères de l'œdème inflammatoire des bourses. D'ordinaire, vous trouverez le périnée dur, le scrotum volumineux et tendu, la verge gonflée, et une teinte d'un rouge livide s'étendant peut-être sur toutes ces régions jusqu'à la hauteur du pubis.

Pour rendre la certitude plus complète, informez-vous des antécédents. Vous apprendrez alors, selon toute vraisemblance, que, durant le cours d'une rétention, un bien-être sensible a succédé brusquement à de véritables tortures. C'est, qu'en effet, l'homme qui souffre depuis plusieurs jours d'une strangurie opiniâtre, trouve dans l'extravasation un soulagement immédiat à ses maux; cet atroce besoin d'uriner disparaît dès que l'urine trouve une issue dans le scrotum.

Cependant, des douleurs d'une autre nature ne tardent pas à se produire; grande n'en est pas toujours la violence, mais sévère en est le pronostic, car elles annoncent l'invasion imminente des symptômes généraux. Le liquide septique détruit rapidement le tissu cellulaire, et la gangrène se déclare. Au bout de quarante-huit heures environ, la teinte sphacélique se répand sur toutes les parties envahies par l'épanchement, et telle est la puissance destructive de l'urine, que les corps caverneux eux-mêmes peuvent être pénétrés, et une tache noire apparaître sur le gland comme indice de l'infiltration de la verge.

Je ne m'arrêterai pas plus longtemps à ce tableau, que vous connaissez suffisamment pour l'avoir vu de vos propres yeux ; vous pouvez, du reste, jusqu'à un certain point, le contempler encore sur un malade actuellement couché dans nos salles. Laissez-moi vous dire de suite que vous ne devez pas avoir peur du bistouri dans ces circonstances. La sonde n'a rien à faire ici. L'urine a fait irruption dans le tissu cellulaire, ouvrez-lui passage, et largement. Taillez profondément de chaque côté du périnée, ne limitez pas vos incisions à deux ou trois pouces, car, en réalité, c'est en pleine urine que vous coupez et non pas en pleine chair. Grâce à l'énorme distension des parties, vous ne divisez en somme que bien peu de tissus, et telle incision qui vous paraît d'abord longue et profonde, sera relativement petite après le dégorgement.

En général, ces incisions saignent abondamment, et, avec trois ou quatre, on peut vite perdre une pinte de sang ; mais l'urine s'écoule aussi, et, à mesure que la distension diminue, les vaisseaux récupèrent leur contractilité, ce qui met fin à l'hémorrhagie Toutefois, si vous voyez donner une petite artère, liez-la immédiatement.

Sur le pénis, vous devez également débrider de chaque côté, parce qu'une seule solution de continuité, pratiquée sur la ligne médiane, n'établirait pas entre les deux côtés une communication suffisante pour dégorger efficacement les tissus. Ne soyez pas, bien entendu, extravagant dans vos incisions, quoique, en définitive, mieux vaille, dans l'espèce, pécher par excès de zèle que par trop de modération dans l'emploi du bistouri.

Dès le lendemain, dans les cas heureux, vous trouvez le scrotum considérablement réduit de volume, et toutes les parties en général moins tendues et moins enflammées. La vessie possède à présent, à travers les mailles du tissu conjonctif, un libre débouché ; aussi, grâce à cette crevasse de l'urèthre en amont du rétrécissement, tenez pour vrai que ce que vous avez de mieux à faire c'est de laisser votre cathéter en paix, et de permettre à l'urine de s'échapper par le chemin qu'elle s'est frayé elle-même. Qu'arrive-t-il, en effet? — Justement ce qui arrive après la ponction de la vessie : tandis que l'urine s'écoule par une autre voie, le canal se rétablit, et, après trois ou quatre jours, vous n'aurez probablement plus de difficulté à passer une sonde n° 3 ou 4.

Lorsque les accidents n'auront pas dépassé une certaine limite, lorsque la gangrène n'aura pas étendu trop loin ses ravages, vous assisterez plus d'une fois à d'étonnantes et rapides guérisons, même chez ces malades que vous aurez trouvés, lors de votre première visite, dans un état de prostration du plus fâcheux augure. Le scrotum tout entier peut tomber en sphacèle, les testicules peuvent apparaître dénudés au milieu de la plaie; tous ces désordres sont cependant susceptibles de se cicatriser et de se réparer très-bien.

Nous voici conduits à un nouvel ordre de faits. A la suite du passage de l'urine dans ces canaux contre nature, il peut arriver que, par une défaillance du processus cicatriciel, quelques-uns de ces canaux, au lieu de s'oblitérer, restent au contraire perméables et constituent ce qu'on est convenu de désigner sous le nom de *fistules urinaires*. La semaine dernière encore, vous avez pu en observer, dans nos salles, trois exemples d'un caractère exceptionnellement rebelle. L'une de ces fistules provenait d'une extravasation d'urine; les deux autres de cette cause plus commune : le rétrécissement de l'urèthre.

Nous savons déjà comment l'extravasation peut produire une fistule. Voyons comment les choses se passent dans le cas de stricture uréthrale. Lorsqu'un malade souffre depuis quelque temps d'un rétrécissement et qu'il n'est pas soigné ou qu'il l'est mal, il n'est point rare de voir se développer lentement au périnée un abcès entre l'urèthre et la peau. Avec le temps, l'abcès finit par s'ouvrir à l'extérieur ; quelques jours après, un peu d'urine s'infiltre et s'échappe par cette voie à chaque miction. Si le malade n'est pas secouru, un nouvel abcès ne tarde pas à se former, bientôt suivi de plusieurs autres. De là, la production de trajets multiples aboutissant à divers points de la peau environnante et livrant tous passages à l'urine. Ces fistules peuvent déboucher dans les régions les plus variées : au pénis, au scrotum, au périnée, dans l'aine, dans le rectum. Les fistules rectales sont les plus rares de toutes, et, comme elles réclament un traitement particulier, nous allons d'abord nous occuper des quatre premières.

D'après leurs caractères, je les diviserai en trois classes qui peuvent toutes se rencontrer dans chacune des régions indiquées.

Nous avons premièrement les fistules consistant en un simple trajet qui relie l'urèthre à la peau ;

Viennent ensuite celles qui sont environnées d'une induration inflammatoire, condition défectueuse pour la cicatrisation ;

Enfin, nous avons à considérer les fistules qui se compliquent d'une perte de substance causée par la gangrène, d'une véritable destruction partielle des parois uréthrales. Ce sont celles qui opposeront au traitement les plus sérieuses difficultés.

Cette classification naturelle des fistules nous offre donc à considérer :

1° Les fistules simples ;
2° Les fistules indurées ;
3° Les fistules avec perte de substance.

Je serai bref sur les fistules urinaires simples.

A quelque portion du canal qu'elles appartiennent on les voit se fermer et guérir dès que le rétrécissement qui leur a donné naissance a cédé lui-même à la dilatation. Dilatez le rétrécissement et, neuf fois sur dix, la fistule guérira. Les malades, surtout dans la pratique privée, se montrent, en général, extrêmement inquiets au sujet de ces ouvertures anormales qui laissent échapper l'urine, soit par le périnée, soit par les régions limitrophes. Votre devoir est de les rassurer en leur affirmant que si leur stricture uréthrale était complètement dilatée, le trajet contre nature se cicatriserait de lui-même.

Il y a cependant un autre élément d'appréciation qu'il ne faut pas perdre de vue, à savoir : la quantité proportionnelle d'urine qui passe par la fistule et par l'urèthre. Vous comprenez, en effet, combien la gravité d'un cas dépend étroitement de cette proportion. Habituellement les trois quarts de la miction passent par le bon chemin, un quart ou un cinquième seulement s'échappe par l'ouverture fistuleuse ; mais, supposez ces rapports renversés, n'est-il pas évident que l'angustie uréthrale devra être des plus étroites ? Néanmoins, quand la dilatation aura accompli son œuvre, le débit de la fistule diminuera progressivement, puis enfin s'arrêtera tout-à-fait et fera place à une bonne cicatrice ; mais une guérison aussi parfaite ne saurait être espérée qu'au prix d'une complète dilatation des voies naturelles.

Envisageons maintenant les fistules qui s'accompagnent d'une vive inflammation et d'induration périnéale. Ici les trajets comme les ouvertures peuvent être multiples. Sur un sujet, j'en ai compté jusqu'à douze, en sorte que l'urine, au lieu de ne faire qu'un jet, s'échappait pour ainsi dire en pomme d'arrosoir. Eh bien, même dans ces conditions, la dilatation ne perd pas ses droits ; elle améliore constamment l'ensemble des symptômes, lorsqu'elle ne procure pas une guérison complète, ce qui, malheureusement, est encore assez fréquent. Par contre, bon nombre de ces fistules indurées, moins graves en apparence, pourvues seulement de deux ou trois ouvertures, opposent au traitement une opiniâtre résistance, à raison de leur ancienneté et de la grande quantité d'urine qui les traverse. Vous en avez vu des exemples dans nos salles. Chez chacun des malades auxquels je fais allusion, c'est en vain que nous avons dilaté complètement le canal : le débit des fistules, vous vous le rappelez, n'en subissait pas la moindre influence. Nous passions un n° 12 et la guérison n'arrivait pas. Il y avait à la vérité une amélioration sensible du côté des indurations périnéales, mais plus de la moitié de l'urine passait obstinément à chaque miction par le chemin détourné des fistules.

Quel est, en pareil cas, le traitement d'usage ? — Ordinairement, le chirurgien propose des procédés opératoires spéciaux, et si le malade se refuse, soit pour le moment, soit d'une manière définitive, à subir une opération sanglante, on se rejette sur une méthode longue et fastidieuse. Partant de ce principe, auquel je suis redevable moi-même de plus d'un succès, qu'il faut dans toute fistule assurer le libre écoulement de l'urine, au lieu de la laisser croupir entre la crevasse uréthrale et l'orifice cutané — ce qui ne pourrait occasionner qu'un réveil des accidents inflammatoires et la poussée de nouvelles indurations — on s'efforce d'abord, soit avec l'aide du bistouri, soit au moyen de la potasse caustique, soit par tout autre procédé, de maintenir parfaitement libres les ouvertures cutanées des trajets accidentels. Si cela ne suffit pas, on cherche à provoquer l'inflammation adhésive des conduits fistuleux par le fer rouge, les cantharides ou une forte solution de nitrate d'argent. Ce traitement compte certainement des succès, mais il est long et ennuyeux.

On a également essayé, mais en vain, d'obtenir la guérison des fistules urinaires à l'aide d'une sonde en gomme maintenue à demeure dans l'urèthre pendant des semaines ou même des mois.

L'insuccès de la méthode tient à ce que l'urine parvient toujours à s'insinuer entre la sonde et les parois uréthrales et arrive, par une sorte d'attraction capillaire, jusque dans la fistule; ainsi se trouve et se trouvera toujours manqué le but qu'on se propose : détourner l'urine du mauvais chemin. La pratique apprend bien vite, du reste, que la sonde à demeure n'est pas une barrière sérieuse contre l'infiltration. Il passe toujours assez de liquide à côté de l'instrument pour ruiner toutes les illusions qu'on pouvait concevoir au début. Aussi, ai-je adopté le système d'apprendre tout simplement au malade à se sonder lui-même. Je puis vous assurer que c'est l'expédient le plus rapide et le plus sûr. Chez les deux patients que nous avons dans nos salles, j'aurais, il y a dix ou quinze ans, employé la potasse, la galvano-caustique ou quelqu'autre moyen analogue ; aujourd'hui, le cathéter m'a suffi pour conduire la guérison à bonne fin[1]. Et ce n'est pas, comme dans l'autre procédé, en forçant l'urine à s'écouler rapidement par le périnée que j'ai obtenu ce résultat ; mais, au contraire, en l'obligeant à n'y plus passer du tout, en un mot, en détournant le courant. Vous apprendrez d'abord au malade à s'introduire lui-même — ce qui est assez facile — une sonde en gomme n° 7 ou 8. Cela fait, vous lui recommanderez de la passer chaque fois qu'il aura besoin d'uriner, aussi bien la nuit que le jour. Pendant cinq ou six semaines, il devra se conformer ponctuellement à la consigne, et ne jamais laisser l'urine s'écouler spontanément, pas même pendant la défécation ; dans ce but, il devra se sonder immédiatement avant d'aller à la garde-robe.

Cette méthode a été appliquée sans difficulté aux

[1] Velpeau écrivait, il y a plus de trente ans, à propos des plaies uréthrales qui ont une si grande tendance à dégénérer en fistules :

« *Le* cathétérisme répété m'a toujours paru préférable aux sondes à « demeure. Celles-ci ont deux inconvénients sérieux : 1° Leur présence « dans l'urèthre irrite les tissus, entretient la suppuration, l'écartement de « la plaie ; 2° c'est une sorte de tige qui provoque presque toujours un « léger suintement d'urine entre sa face externe et l'intérieur de l'urèthre ; « or, le suintement suffit à lui seul pour rendre impossible la cicatrisa-« tion de la plaie qu'on cherche à guérir. Le cathétérisme répété n'a « point ces inconvénients, et remplit, d'autre part, le même but que la « sonde à demeure ; l'algalie, introduite dans la vessie pour retirer l'u-« rine qui y s'est accumulée, étant enlevée aussitôt après, ne fatigue « point l'urèthre, ne laisse aucune irritation du côté de la prostate et ne « donne le temps à aucun liquide de s'engager entre les lèvres de la « plaie. La difficulté d'avoir un chirurgien trois ou quatre fois le jour « auprès de soi me paraît la seule raison qui puisse empêcher dans cer-« tains cas, de substituer le cathétérisme répété aux sondes à demeure « chez les malades affectés d'une plaie pénétrante de la prostate *comme* « *chez ceux, au surplus qui portent une fistule uréthrale quelcon-* « *que.* » Velpeau : Maladies de la Prostate, in Dictionnaire de Médecine, tome XXVI, p. 142-143. Paris, 1842.

trois malades de notre service. Ainsi que vous avez pu vous en convaincre, le succès a été complet; chacun de ces malades a aujourd'hui le périnée parfaitement guéri, et ne se sert plus de la sonde.

J'arrive à la troisième classe de fistules, celles qui s'accompagnent de perte de substance.

Je me bornerai à en esquisser brièvement l'histoire, car une étude plus approfondie entraînerait de longs et fastidieux détails sur une foule de procédés opératoires qu'on a cherché à leur opposer.

Quand vous avez affaire à une fistule compliquée de perte de substance, vous devez le plus souvent, pour combler le vide, recourir à une opération autoplastique appropriée. Si la fistule est petite, vous pouvez très-bien provoquer le recollement de ses parois à l'aide du fer rouge, du cautère électrique ou de tout autre moyen capable d'amener la rétraction des tissus. Vous savez, par exemple, que les inodules consécutives aux brûlures se rétractent énergiquement; mettez, dans l'espèce, cette connaissance à profit. Le plus communément cependant, lorsqu'une certaine étendue de parties molles aura été détruite, la guérison ne sera possible que par une opération autoplastique.

Vous rencontrerez des cas dans lesquels une portion de l'urèthre ayant été emportée par la gangrène, un cathéter d'argent passé dans le canal laissera voir à nu, au fond de la perte de substance, un quart, un tiers, ou même une moitié de pouce de sa longueur.

Ici le traitement exigera, pour réussir, la plus grande attention unie aux soins les plus minutieux. Sans doute, de pareils délabrements sont assez rares, mais plus rares encore sont les guérisons complètes qu'ils permettent d'enregistrer. J'ai eu pour ma part trois ou quatre lésions de cette gravité à soigner, dans chacune d'elles une restauration autoplastique a pleinement réussi.

Plusieurs d'entre vous ont pu observer, l'hiver dernier, dans notre service, un des malades auxquels je fais allusion en ce moment.

C'était un homme qui présentait à l'angle pénioscrotal une perte de substance laissant à nu le cathéter dans une étendue d'au moins un quart de pouce; le sphacèle avait détruit toute cette partie du plancher uréthral. Le résultat de mon intervention opératoire n'en a pas moins été un des plus complets que j'aie jamais vus. La première opération amena l'oblitération presque complète de cette large ouverture, je veux dire qu'elle ne laissa subsister qu'un petit trajet semblable à un trou d'épingle. Vous avez vu le procédé que j'ai employé : après avoir avivé les bords de la fistule j'empruntai au scrotum un lambeau que je ramenai vers le pénis ; l'affrontement des surfaces fut rendu aussi exact que possible et soigneusement maintenu par de nombreuses et fines sutures.

La réunion fut parfaite. Pourquoi? — C'est là le point important.

Il y avait une condition indispensable à réaliser, sans laquelle bien certainement le résultat eut avorté. Une ou deux semaines avant l'opération j'avais appris au malade à se sonder fréquemment et à vider ainsi sa vessie jusqu'à la dernière goutte. Quand le sujet me parut suffisamment expert, je me décidai à l'opérer, et, pendant un mois, il ne laissa pas échapper une seule goutte d'urine autrement que par la sonde. Si, après l'opération, je m'étais contenté de mettre un cathéter à demeure, la précaution n'eut pas été suffisante, car l'urine, je vous l'ai dit, trouve toujours, un peu plus tôt ou un peu plus tard, le moyen de passer à côté. Heureusement, le malade remplit à la lettre, jusqu'au terme fixé, sa part du contrat, de sorte qu'il n'y avait pas de raison pour que la cicatrisation ne s'opérât pas ici aussi bien qu'ailleurs. Le petit trajet filiforme fut ensuite oblitéré à l'aide du cautère actuel et aujourd'hui l'urèthre de l'opéré jouit de la plénitude de ses fonctions.

Vous savez qu'à part la miction une autre fonction très-importante est dévolue au canal. J'ignore quelle valeur vous attachez à cette fonction ; tout ce que je puis vous dire, c'est qu'elle peut acquérir une importance considérable lorsque de son intégrité dépend la transmission d'un grand nom, d'un titre de noblesse ou d'une fortune. Au demeurant, il est certain que chacun regarde cette fonction comme très-importante pour soi, quoiqu'en puissent penser les autres. Or, chez notre homme elle n'eût jamais pu s'accomplir, si nous n'avions réussi à clore la fistule.

Si je voulais traiter à fond ce sujet il ne me faudrait pas moins d'une ou deux leçons pour vous décrire tous les procédés opératoires, variables comme les régions, qu'on a imaginés pour guérir les fistules.

L'exemple que je viens de vous citer peut être considéré comme un modèle du genre, en tout cas comme un spécimen des plus sérieuses difficultés que vous rencontrerez jamais. Le pénis, en effet, est sujet à des changements de forme ; le malade est souvent tourmenté par des érections qui ne peuvent que nuire au résultat d'une opération ; enfin, vous n'avez à votre disposition qu'une faible quantité de tissus. Au périnée au contraire, vous trouvez des chairs de plusieurs pouces de profondeur aux dépens desquelles il vous est loisible de tailler des lambeaux aussi larges et aussi épais que vous les désirez.

Je terminerai cette leçon par quelques mots sur les fistules rectales dont, comme vous savez, j'ai fait une classe à part. Nous en avons en ce moment un cas dans nos salles : c'est le patient lui-même qui se l'est faite en poussant maladroitement une sonde de l'intérieur de l'urèthre dans la cavité du rectum. Les abcès de la prostate sont, toutefois, la cause la plus ordinaire de ce genre de fistules. Les symptômes en sont remarquablement incommodes et pénibles : chaque fois que le malade veut soulager sa vessie, l'urine fait irruption dans le rectum ; de là, des excorations douloureuses et de fréquentes envies d'aller à la selle.

Je ne dirai que fort peu de chose du traitement, car les procédés à mettre en œuvre doivent s'inspirer des caractères propres à chaque cas. Les fistules rectales s'observent très-rarement, mais c'est toujours une grosse affaire lorsqu'il s'agit d'en traiter une. Je ne connais aucune publication sur la matière ; je ne puis par conséquent faire plus ni mieux que de vous donner les résultats de ma propre expérience.

Une fois, j'ai guéri mon malade par la position. C'était un jeune officier que je voyais dans ma clientèle particulière. Comme je n'ai jamais rencontré à l'hôpital de cas exactement semblable, je vais vous en parler avec quelques détails. L'affection s'était déclarée à la suite de quelques abcès dont je n'avais pas été témoin, et, à chaque miction, trois ou quatre cuillerées d'urine passaient par l'intestin. Après avoir essayé plusieurs moyens de traitement qui furent complètement insuffisants, il me vint à l'idée de dire au malade de se coucher sur le ventre pour uriner et d'avoir bien soin de ne jamais émettre une seule goutte d'urine dans une autre position. Au bout de quelques semaines cet officier était parfaitement guéri — très-heureusement pour lui et pour moi.

Si jamais vous rencontrez un cas semblable, vous pourrez essayer ce procédé. Depuis, j'ai eu moi-même deux occasions de le mettre de nouveau à l'épreuve, mais je dois avouer que le succès n'a pas répondu à mon attente. Chez l'officier il me parut que l'action de la pesanteur suffirait à conduire toute l'urine dans le bon chemin ; c'est, en effet, ce qui arriva il ne passa plus dans le rectum une seule goutte de liquide, et le malade se trouva guéri au bout de six semaines. Je l'ai revu plusieurs années après, la guérison s'était parfaitement maintenue. Mon opinion actuelle est que j'aurais aussi bien réussi en recommandant tout simplement au malade de n'uriner qu'au moyen de la sonde; le succès, je n'en puis douter, eut été aussi complet.

Quand la communication de l'urèthre avec l'intestin n'est pas le fait d'une perte de substance, nous venons de voir que le cathétérisme, substitué à la miction naturelle et pratiqué suivant la méthode que je viens de vous indiquer, doit généralement suffire à la guérison. Mais, lorsqu'il y a perte de substance, ou bien, circonstance plus fâcheuse encore, lorsqu'il existe une communication directe de la vessie avec le rectum, il ne faut rien tenter ni promettre avant d'avoir reconnu le siége exact de la fistule. Placez en conséquence le malade sur le dos, comme pour l'opération de la taille, et introduisez dans le rectum le speculum vaginal en bec de canne afin d'éclairer d'une manière suffisante les profondeurs où siége la lésion. Si l'ouverture était assez large pour légitimer une restauration autoplastique, je n'hésiterais pas à pratiquer une opération semblable à celle qui est employée pour les fistules vésico-vaginales, c'est-à-dire que j'aviverais les bords de la solution de continuité et les réunirais par une suture métallique. Seulement, l'étroitesse du rectum comparé au vagin augmenterait singulièrement dans l'espèce les difficultés du manuel opératoire. Dans le vagin en effet, il n'est pas permis de dire que la place manque à la manœuvre; pour le rectum, ce n'est pas tout-à-fait la même chose. Cependant les difficultés d'exécution ne sont pas insurmontables. J'ai moi-même fait une opération de cette nature sur un homme adulte, et j'estime que c'est le plus sûr expédient à mettre en œuvre quand la fistule est consécutive à une perte de substance. — Si, au contraire, l'ouverture est très-petite, il suffira de quelques applications du cautère galvanique pour en rétrécir encore le champ, peut-être même pour en obtenir l'oblitération complète.

Les fistules rectales sont enfin un accident possible de la lithotomie. Il n'y a pas bien longtemps, nous avions dans notre service un jeune adolescent que plusieurs d'entre vous doivent se rappeler, et qui, quelques années auparavant, avait été taillé à la campagne avec succès, à cela près que l'intestin s'était trouvé blessé pendant l'opération. Depuis ce moment, le patient était affligé d'une fistule rectale pour la guérison de laquelle il venait réclamer nos soins. Je le plaçai dans la position de la lithotomie, puis, après l'avoir plongé dans l'insensibilité chloroformique, je vidai la vessie au moyen de la sonde, et j'introduisis dans le rectum le spéculum vaginal dont je vous ai déjà parlé. Nous aperçûmes alors à une certaine profondeur sur la paroi latérale gauche de l'intestin une ouverture qui admettait un cathéter d'argent n° 9. Nous avions fait disposer un double fil métallique en communication avec une batterie puissante; nous lui donnâmes une forme convenable qui lui permît d'atteindre l'orifice fistuleux, puis, fermant le circuit galvanique, nous touchâmes vigoureusement les lèvres de la solution de continuité avec le fil de platine porté au rouge. Je recommençai l'opération au bout d'une semaine ou d'une dizaine de jours, et nous pûmes voir diminuer rapidement la quantité d'urine qui passait par le rectum.

A la fin, le patient ne perdait plus par l'intestin qu'une quantié d'urine insignifiante : il ne mouillait plus son lit à son insu pendant la nuit, ce qui est un des inconvénients les plus pénibles de cette déplorable infirmité ; bref, sa position était devenue très-tolérable. Mais l'oblitération complète de la fistule fut constamment au-dessus de nos efforts.

HUITIÈME LEÇON.

PIERRE DANS LA VESSIE.

MESSIEURS,

Je me propose aujourd'hui d'embrasser, si c'est possible, dans une large esquisse, tous les traits principaux d'un vaste et important sujet : la pierre dans la vessie de l'homme adulte.

Je ne dirai que peu de chose de la pierre chez les enfants, et rien, quant à présent, des calculs que l'on peut rencontrer chez la femme.

Examinons d'abord quelles sont les personnes qui sont le plus souvent affectées de la pierre.

Contrairement à ce qu'on affirme dans les livres, ce sont les individus de cinquante à soixante et dix ans. Les auteurs rapportent à l'enfance le maximum de fréquence de cette maladie. Une telle assertion peut bien revêtir un semblant de vérité si l'on se borne à comparer le chiffre absolu des pierres observées chez les enfants au nombre de celles qu'on rencontre parmi les adultes [1]; mais elle est manifestement fausse si l'on fait entrer en ligne de compte le chiffre proportionnel de la population aux différents âges.

Je me crois fondé à dire que la période de la vie la plus favorable à la formation des calculs est celle qui s'étend de cinquante-cinq à soixante-cinq ans. Viennent ensuite par ordre de fréquence : la période qui précède la puberté, et enfin l'âge mûr qui en offre les plus rares exemples.

Si nous ne tenons compte que du nombre des cas, nous pouvons établir comme règle générale, que la moitié des calculeux admis dans les hôpitaux sont âgés de moins de treize ans. Je ne saurais vous donner, à l'appui de

[1] Dans un tableau de 5383 cas, dressé par Civiale, nous trouvons les chiffres suivants :

1946	—	avant l'âge de dix ans.
943	—	de dix à vingt ans.
460	—	de vingt à trente ans.
336	—	de trente à quarante ans.
392	—	de quarante à cinquante ans.
513	—	de cinquante à soixante ans.
577	—	de soixante à soixante et dix ans.
199	—	de soixante et dix à quatre-vingts ans.
17	—	au-dessus de quatre-vingts ans.

Ce relevé, rapproché des tables démographiques spéciales aux différents âges, prouve donc que le nombre des enfants calculeux est *absolument* plus elevé que celui des calculeux parvenus à une autre période de la vie ; mais il démontre aussi — conformément à l'opinion de tous les chirurgiens français — que c'est dans la période avancée de l'existence que les calculs vésicaux atteignent leur plus haut degré de fréquence *relative*.

cette vérité, de plus exactes recherches que celles que j'ai faites moi-même, il y a quelques années, au prix de beaucoup de travail.

Sur 1827 cas de calculs dont j'ai eu entre les mains les observations écrites avec la relation des principales particularités afférentes à chacun d'eux, la moitié se rapportait à des enfants de moins de treize ans. Veuillez vous rappeler que cette statistique n'est empruntée qu'à la pratique nosocomiale, dont les résultats diffèrent sensiblement de ceux que fournirait la pratique privée. Vous savez, par exemple, qu'on n'a que bien rarement l'occasion de pratiquer l'opération de la pierre chez les enfants de la classe moyenne ou des classes élevées. Je ne connais pas d'affection dont les relations avec les différentes couches sociales soient plus tranchées ni plus curieuses. La pierre est relativement si fréquente chez les enfants des pauvres, qu'à « Guy's Hospital » placé au centre d'un quartier populeux dont les habitants sont les plus mal nourris de la ville, une bonne moitié des cas de pierre s'observe chez des enfants. Néanmoins, dans ces mêmes classes nécessiteuses, l'affection qui nous occupe n'apparaît que rarement à l'autre extrémité de la vie, et nous ne comptons à Londres que très-peu d'ouvriers âgés qui en soient atteints. Par contre, les classes aisées et bien nourries, généralement épargnées pendant l'enfance, fournissent dans l'âge avancé un plus fort contingent.

Ces faits n'ont pas jusqu'à ce jour fixé l'attention des observateurs ; aussi, je ne crains pas de dire qu'ils sont bien plus fréquents qu'on ne pense.

Je ne vous parlerai pas de toutes les variétés chimiques des calculs, ce n'est pas nécessaire ; je vous dirai seulement que les concrétions vésicales peuvent être divisées en trois classes principales qu'il est important de connaître, à raison de l'influence qu'elles exercent sur la conduite du praticien et sur les procédés d'extraction. La première et la plus fréquente comprend les pierres engendrées par l'acide urique et ses combinaisons ; — la deuxième, les calculs formés par l'acide phosphorique à l'état de combinaison avec l'ammoniaque et les bases terreuses ; — la troisième, les concrétions composées d'oxalate de chaux. Ces trois grandes divisions suffisent à tous les besoins de la pratique.

L'acide urique et les urates constituent environ les trois cinquièmes des calculs vésicaux; les phosphates, les deux autres cinquièmes, sauf trois ou quatre pour cent composés d'oxalate de chaux.

Notons enfin, mais à titre de très-rare exception, les pierres de phosphate de chaux pur et de cystine ; je n'ai opéré qu'un seul cas de chacune de ces variétés dans tout le cours de ma carrière.

Esquissons à présent l'histoire ordinaire d'un calcul.

Vous vous doutez bien que l'apparition d'une pierre de quelque dimension, dans la vessie d'un homme, n'est pas le premier stade de la maladie. La pierre débute constamment — je parle de celle d'acide urique — par la présence d'un sable fin dans les urines, autrement dit par la gravelle; c'est-à-dire que le produit de la sécrétion rénale renferme, peut-être de longue date, un excès d'urate ou d'acide urique reconnaissable à ses masses cristallines que je ne saurais mieux comparer qu'à de la poudre de poivre de Cayenne. Ce sédiment ne tarde pas à s'agréger dans le rein en petites masses arrondies, d'une grosseur égale ou supérieure à celle d'un grain de plomb. Vous en avez ici de très-beaux spécimens.

Le calcul urique prend donc toujours naissance dans le rein, et c'est une circonstance heureuse quand il descend dans la vessie ; car son séjour dans le rein devient pour le malade une source de vives souffrances contre lesquelles la chirurgie ne peut rien et la médecine pas grand' chose. Mais, une fois parvenu dans la vessie, généralement, c'est-à-dire neuf fois sur dix, il s'échappe avec l'urine sans le secours d'aucune opération. Le patient éprouve pendant quelques heures des douleurs aiguës dans les lombes, au-dessus des hanches, dans l'aine et dans les testicules, et l'accès se termine ordinairement par la descente, dans le réservoir urinaire, de la concrétion rénale. Puis, au bout d'un jour ou deux, quelquefois plus tôt, le corps étranger est expulsé avec l'urine, et tout est dit.

Mais le malade doit être prévenu, et, s'il le faut, c'est à vous de l'avertir, qu'un pareil accident dénote chez lui une grande prédisposition à la formation d'une pierre, et qu'il doit mettre tout en œuvre pour l'enrayer, sous peine de la voir évoluer, à son grand détriment.

Si la vessie ne réussit pas à se débarrasser du calcul, celui-ci s'accroit bientôt par le dépôt à sa surface de nouveaux sédiments uriques ; il en résulte, avec le temps une pierre très-dure quoiqu'encore cassable. Tous les calculs que vous voyez dans cette boîte ont été expulsés à travers l'urèthre par les efforts naturels, et il est bon de savoir jusqu'à quel degré de grosseur peut parfois s'étendre le bénéfice de cette élimination spontanée. Généralement une pierre parvenue aux dimensions de quelques-unes de celles que je vous montre ici, ne peut plus franchir les voies naturelles sans le secours de l'art.

Le calcul phosphatique ne se forme pas, lui, nécessairement dans le rein ; on l'y voit bien quelquefois se développer, mais la cavité vésicale est son véritable berceau d'élection. Le mucus que secrète la vessie malade contient une forte proportion de phosphate de chaux, lequel, au contact de l'ammoniaque provenant de la décomposition de l'urine, produit un dépôt de phosphate ammoniaco-magnésien [1].

[1] Les Traducteurs, voulant avant tout rendre purement et simplement le langage de l'Auteur, n'ont rien changé à la contexture de cette phrase du texte anglais ; mais ils pensent aussi devoir redresser l'erreur évidente qu'elle renferme, simple lapsus échappé sans doute à l'improvisation.

C'est l'urine elle-même et non le mucus vésical qui renferme les phosphates alcalins et notamment le phosphate calcique ; ce dernier n'est retenu en dissolution que par la réaction acide de l'urine normale. D'après les auteurs modernes, cette acidité de l'urine tiendrait à la présence du phosphate acide de soude et non pas à l'acide lactique libre comme le pensait Berzélius. Or, toutes les causes qui auront pour effet de détruire l'acidité de l'urine, condition indispensable de la dissolution du phosphate calcaire, feront précipiter ce dernier sel. C'est précisément le résultat que produit la décomposition de l'urée. Cette substance, au contact de certains ferments, notamment de la mucosine du mucus vésical, fixe les éléments de 4 molécules d'eau et se transforme en carbonate d'ammoniaque : $[C^2Az^2H^4O^2 + 4\,(HO) = 2(CO^2 + AzH^4O)]$. Dès

Ce sel, associé au phosphate de chaux, produit les calculs dits en fuseau, à raison de la forme ovalaire qu'ils affectent généralement. D'une structure peu compacte, ils se laissent broyer avec facilité.

L'oxalate calcique qui engendre les calculs mûraux n'est pas, cela va sans dire, originaire de la vessie, mais bien du rein. De tous les calculs, c'est à la fois le plus dur et le plus rugueux à la surface.

Quels sont les symptômes de la pierre?

Nous les étudierons, si vous voulez bien, à l'aide des quatre questions que nous devons toujours poser. Voici, par exemple, un malade qui vient vous dire que depuis un ou deux ans il a uriné un certain nombre de graviers, dont il vous montre même des échantillons; depuis quelques mois il n'en a peut-être plus rendu, et cependant les difficultés de la miction n'ont fait que s'accroître. Voilà certes déjà de quoi éveiller sérieusement vos soupçons.

Demandez premièrement à ce malade *s'il urine fréquemment*. Il vous répondra que, depuis quelque temps, il est tourmenté par des envies d'uriner plus ou moins fréquentes, et cela à un plus haut degré pendant le jour et après l'exercice, que durant le calme et le repos de la nuit. C'est le contraire de ce

lors, il se forme un précipité de phosphate ammoniaco-magnésien insoluble. Ce précipité trouve ses conditions dans une vessie malade dont la desquamation épithéliale incessante engendre une notable proportion de mucus. Du reste, l'urine normale elle-même ne tarde pas, après quelques heures d'expulsion, à produire de la mucosine floconneuse, par suite, la fermentation de l'urée et la production d'une pellicule blanchâtre qui n'est autre chose que du phosphate ammoniaco-magnésien.

qui arrive, ne l'oubliez pas, dans l'hypertrophie de la prostate.

Informez-vous ensuite s'il éprouve de la *douleur*. Les calculeux se plaignent presque toujours d'une douleur dont le siége lui-même a quelque chose de caractéristique : c'est à la base du gland qu'ils souffrent, à un pouce environ, ou un peu moins, du méat. Rappelez-vous, cependant, que ce point douloureux peut être observé en dehors de la présence de toute concrétion vésicale; vous l'avez, par exemple, dans la prostatite chronique et dans quelques affections de la vessie ; mais, dans les cas de calcul, la douleur est presque constante et généralement considérable.

La douleur une fois constatée, vous vous informez du moment précis de son apparition, en demandant si elle se déclare *avant*, *pendant* ou *après* l'évacuation de l'urine. Le malade vous apprendra que c'est *pendant* et *après*. Or, vous savez déjà que dans l'hypertrophie de la prostate , et généralement dans toutes les affections dysuriques, les souffrances précèdent l'évacuation et s'éteignent immédiatement après. L'homme qui porte un calcul, au contraire, souffre surtout après qu'il a uriné, car, en ce moment, le corps étranger touche directement la muqueuse vésicale et appuie contre le col, d'où l'apparition d'un douloureux ténesme qui persiste pendant quatre à cinq minutes, jusqu'à ce que l'arrivée d'une nouvelle quantité d'urine ait isolé encore une fois les parois du réservoir de la surface de la pierre.

Vous interrogez ensuite les *caractères de l'urine*. Neuf fois sur dix, vous trouverez ce liquide chargé de *muco-pus*, voire même de *stries sanguinolentes*. L'urine d'un calculeux est presque toujours, à de rares exceptions près, plus ou moins nuageuse, plus ou moins muco-purulente.

Enfin, vous demandez au malade s'il n'a jamais *uriné du sang*. Presqu'invariablement, il vous répondra par l'affirmative. Vous apprendrez, en outre, que ces hématuries se sont toujours aggravées par l'exercice. En fait, celui qui souffre de la pierre ne rend jamais des urines aussi sanglantes ni aussi épaisses que lorsqu'il se donne beaucoup de mouvement. Il ne peut monter à cheval ni aller dans une voiture mal suspendue sans un surcroît de souffrances. Bref, tous les mouvements brusques ou violents du corps aggravent singulièrement tout l'appareil symptomatique de l'affection.

Il est certain qu'un homme, dans ces conditions, ne doit pas sortir de chez vous sans avoir été sondé.

A cet effet, quel instrument emploierez-vous ? — Vous emploierez un instrument pareil à celui que je vous présente, c'est-à-dire à brusque et petite courbure, afin de pouvoir le tourner dans toutes les directions. Si vous preniez une sonde ordinaire, avec la grande courbure que vous savez, il vous serait impossible de lui imprimer dans la vessie un mouvement complet de rotation, et l'exploration serait insuffisante.

Quand je suis entré dans cette salle, vous m'avez entendu demander les sondes de l'hôpital ; c'est que j'étais assuré de trouver dans le nombre de bons exem-

18

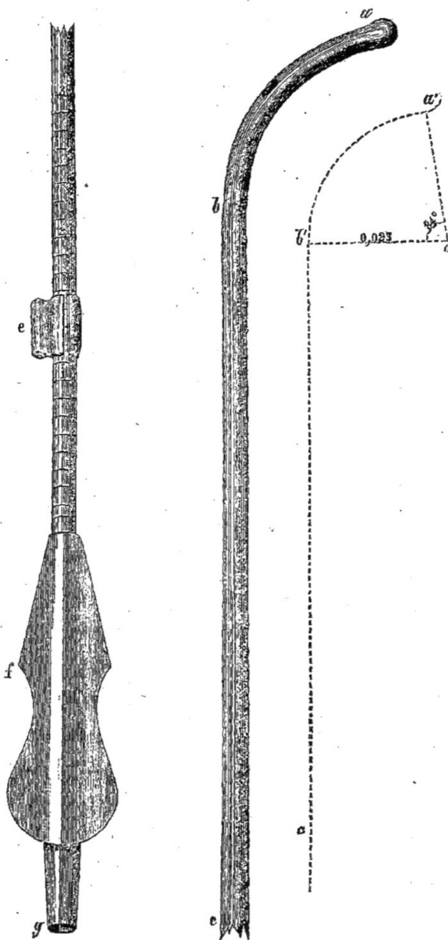

Fig. 33. — Sonde exploratrice de Thompson (premier modèle), grandeur naturelle.

ples de ce que *ne doit pas être* une sonde exploratrice. En voici une, en effet, qu'il serait impossible à personne de faire tourner dans la vessie, et je mets au défi n'importe quel chirurgien de découvrir avec elle, si ce n'est par hasard, une petite pierre blottie derrière une prostate hypertrophiée. Elle a précisément la forme d'une algalie ordinaire. Vous me demanderez sans doute : « Pourquoi de pareilles sondes dans cet amphithéâtre ? Qui donc s'en est jamais servi ? » — Messieurs, ce sont les instruments d'autrefois, et, dans les mains de nos glorieux prédécesseurs, ils ont trouvé un nombre respectable de pierres. Je dois ajouter qu'ils en ont ignoré un grand nombre aussi; et voilà précisément la méprise que je veux vous épargner. J'affirme sans hésiter que les méthodes d'exploration en usage dans notre pays laissent échapper plus de pierres qu'elles n'en découvrent, et il continuera d'en être ainsi tant qu'on ira à la recherche d'un calcul avec la sonde ordinaire que vous connaissez; au lieu qu'avec un instrument muni à son extrémité d'une petite courbure (fig. 33), vous pourrez fouiller dans toutes les directions.

Si la pierre est volumineuse, évidemment vous la trouverez avec n'importe quoi, mais notre grand objectif est précisément de découvrir les petites. Le premier venu peut trouver une grosse pierre, l'art consiste à découvrir la petite concrétion. Et ce n'est pas une chose indifférente que de diagnostiquer à temps une petite pierre : méconnue, elle deviendra grosse, et les difficultés les plus formidables hérisseront peut-être un traitement tardif, tandis que la cure d'une petite concrétion n'est pas, à beaucoup près, une aussi grave affaire. Avec une petite pierre, vous pouvez promettre la guérison à votre malade sans danger pour sa vie. S'agit-il, au contraire, d'une pierre de grande dimension, la question de vie ou de mort sera toujours posée, et parfois même d'une manière fort sérieuse.

Comment faut-il employer la sonde exploratrice?

D'abord, on ne l'introduit pas de la même façon qu'un cathéter. Avec ce dernier, vous vous placez à gauche du malade, puis, par une courbe doucement ménagée, vous introduisez votre instrument jusque dans la vessie. Pour la sonde exploratrice, vous vous placerez à droite et votre manœuvre sera différente ; mais, comme je préfère vous en donner sur un malade la démonstration pratique lors de notre prochaine leçon, je remets à ce jour toutes les observations que le sujet comporte.

Ce n'est pas tout que de découvrir simplement l'existence d'une pierre ; il vous faut encore recueillir d'autres données dont dépendra le genre d'opération que vous mettrez en œuvre.

Il est essentiel que vous connaissiez le volume de la pierre avant de décider ce que vous ferez.

A cet égard, la note produite par le choc de l'instrument peut déjà vous donner quelques indices. Mais si avec le lithotrite vous saisissez le calcul dans deux ou trois directions différentes, vous en apprécierez avec exactitude les divers diamètres. Toutefois, cet instrument cause toujours une certaine émotion au malade, et j'estime qu'on peut satisfaire à tous les

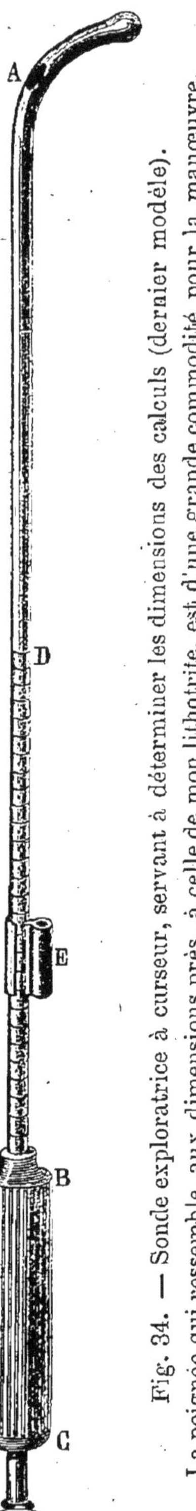

Fig. 34. — Sonde exploratrice à curseur, servant à déterminer les dimensions des calculs (dernier modèle). La poignée qui ressemble, aux dimensions près, à celle de mon lithotrite, est d'une grande commodité pour la manœuvre.

besoins de la pratique à l'aide de la sonde exploratrice dont je me sers depuis longtemps, et que j'ai fait récemment connaître. Elle est munie d'un curseur (fig. 34) et, convenablement manœuvrée, elle indique avec une approximation suffisante les dimensions de la pierre, ainsi que vous avez pu vous en convaincre dans nos salles.

Concurremment, vous cherchez à découvrir la nature de la concrétion. Une pierre phosphatique donne un son bien différent des autres. Le spécimen que j'en ai devant moi est sec, et, pour ce motif, ne vous donne pas la note caractéristique qu'il devait produire sur le vivant ; mais quand la pierre phosphatique est humectée, poreuse et molle, elle présente une surface rugueuse et rend au choc une note grave, tandis que le calcul d'acide urique donne une note claire. L'urine peut aussi, à ce point de vue, vous fournir de précieuses indications. Si elle est acide et qu'elle renferme de l'acide urique, vous pouvez en conclure que la pierre est composée d'acide urique, et le malade vous apprendra probablement qu'il en a déjà rendu quelques graviers. Une urine très-alcaline et riche en phosphates dénotera, au contraire, un calcul phosphatique, ou tout au moins recouvert d'une couche de phosphate calcaire.

Il vous faut enfin connaître le nombre de calculs que peut renfermer la vessie.

Généralement il n'y en a qu'un ; occasionnellemment on en peut rencontrer plusieurs. Nous avons actuellement un malade, auquel je pratiquerai la lithotritie demain, et qui a dans la vessie deux pierres assez volumineuses d'acide urique. Voici la manière de dégager cette inconnue : vous saisissez d'abord une pierre dans les mors du lithotrite; puis, vous servant de celui-ci comme d'une sonde exploratrice, vous le promenez doucement dans toutes les directions. Si vous rentontrez une pierre dans deux directions différentes, vous êtes sur qu'il il y en a au moins trois. Mais ici, je dois vous prémunir contre une cause d'erreur : pendant que le lithotrite chargé du premier calcul explore en divers sens les parois vésicales, vous pouvez percevoir un bruit de collision qui ressemble beaucoup à celui que produit le contact d'une seconde pierre ; cela tient à ce que la première, imparfaitement fixée, oscille entre les mors de l'instrument. J'ai déjà été témoin d'erreurs de ce genre.

Jusqu'ici, je ne vous ai parlé que des calculs uriques et des calculs phosphâtiques, mais vous pouvez avoir affaire à une concrétion d'oxalate de chaux, ce qu'il est très-important que vous reconnaissiez. Dans ce but, vous examinez l'urine et voyez si elle n'abandonne pas une notable proportion d'oxalate de chaux. Le malade peut avoir rendu antérieurement un gravier d'oxalate, et vous pourrez en inférer que telle est aussi la composition de la pierre, bien que l'écorce puisse être formé de phosphate et vous induire en erreur.

A ce propos' je vais vous citer un fait. Chez un malade, de ma clientèle particulière, qui portait dans la vessie un volumineux calcul, j'avais déjà fait quatre séances de lithotritie et provoqué l'évacuation d'une grande quantité de débris phosphatiques. Mais chaque fois, j'avais cru remarquer que mon instrument, loin de traverser la pierre, glissait toujours d'un côté ou de l'autre, repoussé en quelque sorte par un noyau dur qu'il ne pouvait entamer. Après la quatrième séance, il me fut impossible de rien broyer de plus : il ne restait que le noyau central, dépouillé de son épaisse écorce de phosphates, et sur lequel mon plus puissant lithotrite ne mordait plus désormais. Le recul du brise-pierre sur une concrétion d'oxalate de chaux m'est assez connu d'expérience pour que j'aie pu affirmer sans hésitation que nous en avions devant nous un exemple. En conséquence, je taillai le sujet et le débarrassai d'un volumineux calcul d'oxalate de chaux. Dans les cas analogues à celui que je viens de rapporter, ce n'est pas de l'oxalate mais bien du phosphatede chaux que renferment les urines.

Le lithrotrite peut toujours produire quelque impression sur l'acide urique et enfoncer un peu ses dents dans la pierre; l'instrument pince-t-il, au contraire, un gros calcul d'oxalate, c'est comme s'il tenait un morceau de fer, il ne peut nullement l'entamer.

Quand vous êtes en possession de toutes ces données, il vous faut résoudre l'importante question de décider ce que vous ferez : taille ou lithotritie. Vous savez qu'il n'y a que deux moyens d'extraire une pierre : ou bien de lui ourvir à travers les tissus une porte de sortie assez large, ou bien de la réduire en fragments assez ténus pour qu'elle puisse franchir en détail les voies naturelles. Nos aïeux ne connaissaient que la première de ces méthodes. La taille était leur unique ressource contre les calculs ; le patient, que sa pierre fût grosse ou petite, était toujours et invariablement taillé. Aussi, à part la constatation formelle du calcul, tous les autres détails du diagnostic sur lesquels je viens d'appeler votre attention étaient-ils, pour ainsi dire, superflus.

Mais aujourd'hui que nous avons deux méthodes, il est indispensables de choisir la bonne.. Je m'explique : si vous ne déterminez pas très-exactement les caractères physiques et chimiques de la pierre, et si, avec cette détermination pour base, vous ne savez vous élever à un choix judicieux entre les deux modes de traitement ; si, par exemple, vous appliquez la lithotritie à de grosses pierres et la lithotomie à de petites concrétions, vous ferez plus de mal, vous aurez une mortalité plus grande, que si vous opposez purement et simplement la taille à tous les cas.

En voulez-vous la preuve ? La lithotritie, dans les premiers temps de son apparition, était une opération quelque peu grossière dont les indications n'étaient pas encore bien définies. Plus d'une fois, faute d'un diagnostic suffisamment circonstancié, on entreprit de fragmenter des calculs pour lesquels il eut fallu pratiquer la taille, et l'on tailla pour d'autres qui étaient justiciables de la lithotritie. Qu'arriva-t-il ? C'est que la mortalité totale fournie par les deux méthodes opératoires fut supérieure à celle que donnait auparavant la pratique exclusive de la lithotomie. Cette argumentation par les faits me dispensera, je crois, de plus amples commentaires.

Sans vouloir consacrer ici trop de temps à un parallèle approfondi des deux méthodes, je vais vous donner, sous forme d'axiômes, les principes généraux qui devront guider votre choix.

Et tout d'abord, je vous dirai qu'avant l'âge de la puberté, tous les calculs, sauf de rares exceptions, réclament la taille. Au-dessous de 14 ou 15 ans, tous les calculs, chez l'homme, indiquent la lithotomie, à moins qu'ils ne soient très-petits et susceptibles d'être broyés en une seule séance. En effet, la lithotritie n'est ni très-facile ni très-heureuse chez les enfants, à raison de l'étroitesse de l'urèthre et de l'irritabilité de la vessie, tandis que la taille réussit très-bien à cet âge, comme chacun sait. Dans l'espèce, nous n'avons pas besoin de chercher une meilleure opération : le mieux est quelquefois ennemi du bien. La lithotomie appliquée à l'enfance ne donne pas plus d'un mort sur quinze ou seize opérés ; c'est pourquoi, en thèse générale, je la crois, quant à présent, parfaitement indiquée chez les jeunes calculeux. Cependant, un enfant de 3 ou 4 ans ou au-dessus, dont la pierre n'excéderait pas la grosseur d'un pépin d'orange, pourrait très-probablement, à l'aide du chloroforme, être débarrassé en une ou deux séances de lithotritie, et il serait sage de ne pas lui refuser ce bienfait.

Les calculs vésicaux de l'enfance une fois éliminés, nous voici en face de tous les cas présentés par des malades qui ont atteint ou dépassé l'âge de la puberté. Ici, la lithotritie est la règle générale de traitement, sauf de rares exceptions, que je vais immédiatement vous indiquer.

La première exception concerne les calculs formés d'oxalate de chaux et mesurant environ un pouce de diamètre. Une concrétion d'oxalate qui n'a pas atteint cette grosseur, dont le volume, par conséquent, oscille entre celui d'une graine de haricot et un sphéroïde d'un pouce de diamètre, est ordinairement justiciable de la lithotritie. A la vérité, les calculs placés dans ces conditions favorables sont très-rares; je n'ai eu l'occasion, en ma vie, que d'en broyer quatre ou cinq, dont deux dans cet hôpital même. Mais, au-dessus de cette dimension, ils résistent généralement à nos engins les plus puissants, et, quand bien même on réussirait à les entamer, les fragments en seraient tellement durs et blessants, que l'opération serait encore d'une valeur fort contestable. Voilà pour la première exception à la loi générale ci-dessus formulée.

La deuxième exception est basée sur les dimensions du corps étranger. Contre une pierre volumineuse d'acide urique, voire même uniquement phosphatique, la taille est, en général, préférable à la lithotritie. Sans doute, il est toujours matériellement possible de broyer n'importe quelle pierre, urique ou phosphatique; mais si on réfléchit au nombre de séances que nécessitera cette entreprise et à la vive irritation qui en sera la suite, on optera certainement pour une opération sanglante, mais unique, toutes les fois que le calcul aura plus de deux pouces de diamètre. Je dirai plus : même avec une pierre de deux pouces de diamètre, peut-être encore vaut-il mieux tailler.

La friabilité plus ou moins grande du calcul introduit, d'ailleurs, un élément nouveau dans la question. Ainsi il n'est pas douteux qu'à volume égal la concrétion phosphatique sera encore tributaire de la lithotritie, alors que la pierre d'acide urique indiquera la taille.

Enfin la troisième et dernière catégorie d'exceptions est motivée par l'état anatomique des organes génito-urinaires. Il est évident, par exemple, que devant un rétrécissement uréthral opiniâtre ou une lésion grave de la vessie, la méthode du broiement doit abdiquer. Et cependant, Messieurs, ces lésions ellesmêmes ne s'élèvent que rarement à la hauteur de véritables contr'indications.

Avant tout, dans cet ordre de faits, je dois vous

indiquer quels sont ceux qui, grâce aux perfectionnements de la lithotritie, ne font plus exception à la loi générale, malgré ce que vous pourrez lire dans les ouvrages dont la publication remonte déjà à quelques années. Ainsi, dernièrement, dans un cas de rétrécissement organique, j'ai pu broyer une pierre d'acide urique avec de petits instruments faits exprès. Je dois dire que la coarctation n'était pas des plus étroites.

Plus récemment encore, dans mon service, j'ai employé la lithotritie dans deux circonstances où il y avait complication de stricture confirmée. Voici comment j'ai procédé :

A l'aide d'une sonde laissée à demeure pendant quelques jours, j'ai dilaté le rétrécissement jusqu'au n° 10. Alors, le malade ayant été préalablement chloroformisé, j'ai introduit un petit lithotrite et j'ai extrait autant de fragments que possible. Ensuite j'ai réintroduit la sonde et l'ai laissée trois ou quatre jours en place, jusqu'à ce que le malade fût apte à subir une nouvelle séance; et ainsi de suite, jusqu'à extraction complète du calcul. Cet artifice m'a parfaitement réussi chez ces deux malades, dont les calculs n'étaient pas volumineux, et qui, du reste, n'étaient pas en état de supporter une opération aussi formidable que la taille.

L'hypertrophie de la prostate était également considérée comme un motif d'exclusion pour la lithotritie. Dans cette circonstance, disait-on, il est impossible de broyer la pierre. Pour moi, je n'y fais plus de différence. J'ai recours à la lithotritie aussi volontiers dans un cas d'hypertrophie que dans tout autre cas, et je ne vois là qu'une question de dextérité opératoire. Bien plus, un homme qui a une hypertrophie aura probablement été bien des fois sondé, ses organes seront, par conséquent, blasés au contact des instruments, et, en fin de compte, il sera, pour la nouvelle méthode, un sujet bien meilleur que le calculeux dont le canal est encore vierge d'intervention instrumentale.

L'inertie du réservoir urinaire a été considérée, à son tour, comme une contr'indication à la lithotritie, par la raison spécieuse qu'une vessie incapable de se vider sans le secours de la sonde ne pourrait pas davantage expulser les fragments après l'opération. Eh bien ! moi, au contraire, je ne crains pas les cas de ce genre, toujours pour le motif que j'alléguais tantôt, que la vessie et l'urèthre sont déjà habitués aux instruments. Quant à l'expulsion des fragments, les procédés si perfectionnés que nous possédons aujourd'hui, pour l'assurer d'une manière complète, m'autorisent à ne plus la considérer comme une source de difficultés.

A un point de vue différent, l'irritabilité excessive de la vessie a été accusée de rendre impossible le broiement des calculs. On disait, cette fois, que, si la vessie ne peut retenir plus de trois, quatre ou cinq onces d'urine, l'espace manquera pour manœuvrer le lithotrite, d'où, pour le chirurgien, la nécessité de recourir à la taille.

Je ne m'inclinerai pas plus devant cette objection que devant la précédente. D'abord, l'irritation de la vessie est due, surtout, à la présence de la pierre; et nous la voyons souvent diminuer dès les premières atteintes portées au corps étranger. Et puis, nous n'avons que faire de quatre onces de liquide dans le réservoir urinaire; une once nous suffit et au-delà. Les quatre onces exigées pouvaient avoir leur raison d'être avec l'instrument primitif et essentiellement grossier de nos prédécesseurs, susceptible de pincer les parois vésicales ; mais avec nos instruments modernes, qui ne peuvent pour ainsi dire pas les saisir, les parois vésicales, toutes ces craintes s'évanouissent, et la manœuvre du lithotrite ne perd rien de sa sécurité lorsqu'il n'y a qu'une once de liquide.

Quant à moi, il m'est bien indifférent, pour opérer, que la vessie soit pleine ou vide, pourvu qu'elle ne soit pas trop pleine. En fait, je ne crains ici que le trop plein, car alors la pierre fuit devant l'instrumen, et, avant de la saisir, il faut, passez-moi le mot, jouer avec elle à cache-cache. — Assurément, je préfère une vessie complètement vide à une vessie qui contiendrait une pinte d'urine.

Vous le voyez, les exceptions sérieuses sont en petit nombre, et vraiment il n'existe que bien peu de cas chez l'adulte où, avec de l'attention et des soins convenables, on ne puisse faire bénéficier le malade de la lithotritie. Si les chirurgiens de notre génération progressent comme ils le doivent, s'ils dépassent en zèle et en intelligence leurs prédécesseurs, s'ils acquièrent du sujet une connaissance plus complète,

— ce qui est du reste dans la force des choses, car nos fils seront plus éclairés que nous, et nos petits-fils plus éclairés que nos fils, — les motifs d'exclusion de la lithotritie seront de plus en plus rares. Toute pierre, en effet, si elle est diagnostiquée quand elle est encore suffisamment petite, *peut toujours être broyée avec des chances* PRESQUE CERTAINES *de succès*[1]; de sorte que la lithotomie est appelée un jour à disparaître, en tant que méthode courante de traitement pour les calculs de l'homme adulte. Ce ne sera plus qu'une opération exceptionnelle à l'usage des vieilles concrétions vésicales négligées par les malades ou méconnues par les médecins.

Une pierre assez forte d'acide urique est le fruit de plusieurs années ; une grosse concrétion de phosphate met peut être deux ou trois ans pour se former, et huit à dix ans sont probablement nécessaires à un calcul d'oxalate de chaux pour atteindre les dimensions qui le rendent réfractaire à l'écrasement. Convenons qu'il serait bien étrange que, longtemps avant l'expiration de pareils délais, le corps étranger ne pût être reconnu et éliminé par la lithotritie. Il est incontestable que si l'on trouvait chez chaque malade une dose moyenne d'intelligence et de soins pour sa personne, la pierre serait toujours reconnue à temps pour pouvoir être broyée avec un succès presque certain. Les seuls taillables ne seraient plus alors que cette infime minorité de négligents endurcis, restés sourds, pendant des années, à la voix de leurs propres souffrances, avant de consulter un chirurgien.

[1] Voyez la note annexée à la treizième leçon.

J'espère que vous vivrez assez pour voir le jour où la lithotomie sera rayée du nombre des opérations pratiquées sur l'homme adulte. Je n'ose formuler cet espoir pour moi-même, quoique je compte vivre assez pour voir se restreindre encore le champ de ses applications. Mais, vous certainement, vous vivrez assez longtemps pour la voir descendre au rang des opérations tout-à-fait exceptionnelles.

Et cependant, ce n'est pas avec une joie sans mélange que je salue l'avénement de cette glorieuse évolution de notre art. Véritable criterium du tempérament chirurgical, la taille est une de ces grandes opérations qui demandent toute l'habileté, toute la présence d'esprit, toute la puissance d'un homme; voilà pourquoi il n'est guère permis de souhaiter sa disparition. Mais elle disparaîtra, très-certainement; et, comme ce sera pour le bien de l'humanité, nous ne pourrons qu'applaudir à ce résultat.

La semaine prochaine, je ferai placer sur cette table deux malades atteints de calculs, et je vous démontrerai l'opération de la lithotritie qui fera le sujet de notre leçon.

NEUVIÈME LEÇON

LITHOTRITIE.

MESSIEURS,

Je vais faire placer devant vous, sur la table de cet amphithéâtre, deux malades : l'un âgé de soixante-deux ans, l'autre de soixante-cinq, tous deux affectés de la pierre dans la vessie. Le premier de ces hommes n'a qu'une seule pierre dont le diamètre mesure environ 1 pouce ; le second est porteur de deux calculs offrant chacun 3/4 de pouce de diamètre. Toutes ces concrétions ont la même composition : elles sont formées d'acide urique.

Si le malade que vous vous proposez d'opérer n'a jamais été sondé, et que son urèthre ne soit pas suffisamment spacieux, vous ne ferez pas mal de lui introduire une bougie, à deux ou trois reprises différentes, avant d'en venir à l'opération. Leplus souvent cependant vous pourez vous dispenser de ces préliminaires. Dans l'espèce, nous nous en dispenserons, car, chez nos deux malades, l'urèthre n'est pas très-sensible, et, comme calibre, il ne laisse rien à désirer. Il est à souhaiter, en outre, qu'au moment de l'opération, les forces et la santé générale du patient ne soient pas au-dessous de leur niveau normal ; vous ajourneriez conséquemment votre entreprise en présence d'un accès de fièvre ou d'un trouble passager des fonctions de l'estomac et de l'intestin. En un mot, tâchez toujours de débuter sous les auspices les plus favorables, tant au point de vue de l'état anatomique local que sous le rapport des grandes fonctions de l'organisme.

Lorsque vous vous êtes prononcé pour la lithotritie, il vous faut faire choix de votre appareil instrumental. Je vous montrerai tout-à-l'heure l'instrument auquel je me suis arrêté ; mais, au préalable, je désire vous faire connaître brièvement ceux qu'on employait autrefois.

Je déclarerai d'abord que la lithotritie, en tant que méthode, doit son existence aux chirurgiens français, notamment à Civiale, sans oublier Leroy d'Étiolles et les autres. Mon vieil ami Civiale, qui mourut en 1867 chargé d'années et d'honneurs, fut le premier chirurgien qui broya une pierre avec succès, en 1822[1].

[1] Il y a probablement ici une erreur de date. L'instrument qu'avait imaginé Civiale, en 1822. était encore un engin tellement inapplicable,

Le fait seul de l'usure d'un calcul vésical par des moyens mécaniques, n'est cependant pas de date si récente, et, déjà bien auparavant, il avait été mis parfois à exécution par les malades eux-mêmes. Un homme parvint un jour, à l'aide d'une lime ténue, à user une pierre qu'il portait dans sa propre vessie, et la chose reçut le nom de *lithotritie*[1]. Mais à Civiale revient l'honneur d'avoir érigé en une méthode vraiment scientifique, le broiement des calculs chez l'homme vivant. C'est en présence de l'Académie de médecine, qu'à l'aide de l'instrument que je tiens à la main, il opéra ses deux premiers malades. Voyez quelle différence avec les appareils de nos jours! C'est un instrument droit, muni d'une tige centrale et armé de crochets qui doivent s'écarter après avoir pénétré dans la vessie.

[Démonstration du jeu de l'instrument.]

Vous pouvez apprécier combien ce procédé diffère de celui que nous employons aujourd'hui. Et pourtant l'opération donnait déjà quelques succès! Je ne vous ferai pas suivre d'étape en étape les modifications successives qui furent apportées à l'engin primitif. Je me bornerai à indiquer le plus sérieux des perfectionnements dont il a été l'objet : l'invention de l'instrument courbe[2]. Cette découverte réalisa un

qu'on peut affirmer sans hésitation qu'il n'a jamais pénétré dans la vessie. C'est le 13 janvier 1824 que Civiale fit avec succès sa première opération de lithotritie avec un instrument dont l'idée mère appartient vraisemblablement à Leroy d'Étiolles.

[1] Le major Martin. — Anecdote chirurgicale, racontée par Marcet, dans son ouvrage : « On Calculous disorders, etc. » (Page 20.)

[2] Jacobson est le premier qui se servit d'un instrument courbe (1830),

progrès considérable, et l'on peut dire qu'à de légères modifications près, elle a conservé les suffrages de tous les opérateurs. Nous avons cependant dans cette classe de lithotrites, un ancien modèle muni d'un simple écrou à la poignée, et qui, je le constate à regret, est encore usité dans notre pays. Bien que l'on s'en serve encore à Londres, voilà longtemps qu'on y a renoncé à l'étranger. Néanmoins, c'est avec cet appareil défectueux que Sir Benjamin Brodie obtint ses succès. Voici la manière de s'en servir.

[Démonstration,]

Vous voyez combien de temps il demande, et que de mouvements il nécessite dans la vessie. Il ne faudrait pas moins de cinq minutes pour broyer ainsi une quantité respectable de pierre. Un grand perfectionnement a été apporté à cet instrument par Civiale et Charrière, de Paris, dans le but de diminuer la perte de temps et les secousses occasionnées par le vissage et le dévissage de l'écrou. Dans le nouveau modèle, le mouvement de glissement des branches se transforme instantanément en mouvement de vis, et réciproquement, à l'aide d'un disque tournant qui se trouve à l'armature [1].

[Démonstration.]

mais son appareil représente plutôt une anse à contriction qu'un véritable lithotrite, et les nombreux et graves inconvénients inhérents à son espèce de chaîne articulée, susceptible à chaque instant de casser ou de ne plus pouvoir rentrer dans sa gaîne, le firent bientôt abandonner. C'est à Heurteloup que revient l'idée de la première pince à mors courbes appliquée à la recherche et au broiement des calculs (1832).

[1] Ce dernier et remarquable perfectionnement qui a fait du lithotrite une des plus belles créations de l'arsenal chirurgical, est encore dû à un fabricant francais, M. Charrière. Déjà Heurteloup, en remplaçant

Vers la même époque, Sir William Fergusson inventait le système à crémaillère et à pignon qui est, lui aussi, un perfectionnement de l'ancien appareil que je vous décrivais tantôt. Enfin, voici un brise-pierre construit sur mes indications par MM. Weiss, et sur lequel je vais fixer un instant votre attention, par la double raison qu'il est aujourd'hui très-répandu et que c'est le seul dont vous me voyiez faire usage dans cet hôpital.

Diverses *modifications* ont déjà été apportées à mon instrument, soit par des fabricants, soit par d'autres personnes, sans autre résultat, quant à présent, que de lui enlever quelques-uns de ses mérites, et de prouver clairement chez les inventeurs une ignorance complète de la façon de s'en servir.

En quoi, me demanderez-vous, se distingue ce brise-pierre ? — En ceci : que mieux que tout autre,

les instruments droits et leurs pinces divergentes par une pince courbe dont les deux mors présentaient toutes garanties de précision et de solidité, avait, pour ainsi dire, porté à son plus haut degré de perfection l'extrémité vésicale du brise-pierre. Il restait à améliorer le talon de l'instrument qui laissait encore beaucoup à désirer. En effet, l'usage de l'écrou prévenait bien, jusqu'à un certain point, les secousses pendant l'écrasement de la pierre, mais il rendait difficiles la recherche et la préhension du calcul. Au contraire, en supprimant l'écrou, il devenait facile de procéder aux recherches à l'aide de branches glissantes, mais pour écraser la pierre, il fallait recourir à la percussion, au marteau, et dès lors s'exposer aux secousses, aux ruptures, etc. Charrière a eu l'heureuse inspiration de réduire l'écrou à deux segments de cercle supportés par un ressort d'acier. Quand le ressort n'est point comprimé, ses branches divergent par leur seule élasticité, les deux arcs taraudés s'éloignent de la vis de la branche mâle, et celle-ci peut glisser en toute liberté dans la rainure de la branche femelle. Vient-on à rapprocher par un coulant quelconque les deux languettes d'acier, l'écrou s'engrène dans la vis, le glissement des branches est supprimé, et il devient facile d'écraser le calcul en mettant en jeu la roue de l'instrument.

il permet d'abréger l'opération, et de réduire au minimum la somme de mouvements et de chocs qui en résultent pour la vessie ; et souvenez-vous bien que ces deux conditions, secousses et durée, ont l'une et l'autre leur importance. Autre chose est de laisser pendant trois minutes un instrument dans la vessie, autre chose est de ne l'y tenir qu'une minute. Intro-

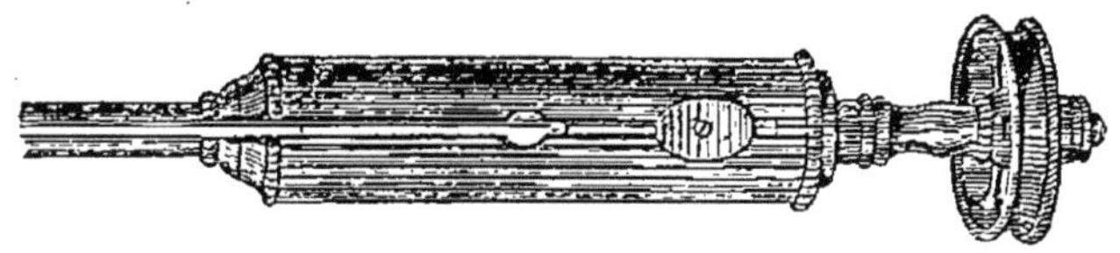

Fig. 35. — Armature du lithrotite de Thompson.[1]

duisez-vous une bougie et retirez-la immédiatement, vous n'éprouverez probablement qu'un insignifiant malaise; laissez au contraire séjourner la sonde pendant trois ou quatre minutes dans votre vessie, et vous m'en direz des nouvelles.

Chaque demi-minute après la première augmente la douleur.

La seule présence d'un instrument dans la vessie

[1] Le talon du lithotrite de Thompson repose toujours sur le mécanisme de l'écrou brisé. Il se distingue seulement des instruments français :

1° Par la forme cylindrique et cannelée de l'armature, substituée à la forme quadrangulaire. L'armature ainsi modifiée est mieux en main et se prête admirablement aux mouvements de rotation partiels qui peuvent être nécessaires pendant la manœuvre; enfin elle n'est pas sujette à glisser entre les doigts du chirurgien, toujours plus ou moins souillés d'huile ou d'urine;

2° Par un bouton qui sert de point de repère pour apprécier la direction de l'extrémité vésicale de l'instrument et qui permet, en même temps, d'engrener ou de dégager l'écrou avec la plus grande facilité à l'aide du pouce et sans déplacer la main.

est une cause d'irritation dont l'intensité est, pour ainsi dire, proportionnelle au temps que séjourne le corps étranger. Donc, nous sommes autorisés à considérer comme autant de conquêtes toutes les modifications instrumentales ou opératoires qui auront pour effet d'abréger la manœuvre, de simplifier les mouvements, et de diminuer l'ébranlement organique.

Passons maintenant à l'opération elle-même.

Je n'en connais aucune qui réclame autant d'attention jusque dans ses plus minutieux détails, tant est grande l'importance de chacun d'eux. Le chirurgien, s'il veut réussir, ne doit pas borner son zèle au seul manuel opératoire, il doit encore étendre sa sollicitude à tous les détails en relation avec le cas. Si la lithotritie devait être pratiquée sans tous ces soins, mieux vaudrait qu'on ne la pratiquât pas du tout. De deux choses l'une : lithotritiez suivant certains principes et en veillant aux moindres détails, ou bien recourez de préférence à la taille. Il serait très fastidieux de nous occuper ici de chaque détail en particulier, mais nous pouvons remonter aux principes qui les régissent : ceux-ci, heureusement, sont très-simples. Quel est, en effet, le problème à résoudre? — Extraire la pierre sans dommage pour la vessie, tant de la part des instruments que de la part des fragments eux-mêmes. Voilà le but; si nous pouvons l'atteindre, le succès est certain.

Je n'ai pas besoin de vous dire que pour réaliser ce programme, nous ne pouvons en aucune manière songer à l'instrument tranchant. Celui-ci, en effet, dans tous les procédés de taille, commence par faire au malade, sous forme d'une large et profonde incision, une sérieuse blessure qui crée nécessairement des périls. Voyons jusqu'à quel point, grâce à la lithotritie, nous parviendrons à résoudre le problème.

Toutes les chances possibles de blessure proviennent de ces deux sources : la pierre et les instruments.

D'abord la pierre :

Nous savons que, tant qu'elle est intacte, elle ne porte aucune dangereuse atteinte à la vessie, malgré les douleurs qu'elle éveille et la maladie chronique qu'elle finit tôt ou tard par provoquer. Mais une fois brisée en éclats anguleux et tranchants, elle cause une vive irritation dont une sévère cystite peut être la conséquence immédiate. Voilà pourquoi je recommande en principe d'attaquer individuellement et jusqu'à pulvérisation complète chaque fragment que l'on vient de produire, au lieu de morceler grossièrement la concrétion en éclats aigus.

Vous veillerez, en outre, avec soin, à ce que les débris ne soient pas entraînés vers l'urèthre immédiatement après leur production, alors que leurs arètes sont à la fois vives et coupantes. Quand ils auront séjourné deux ou trois jours dans la vessie, leurs angles se seront émoussés au contact de l'urine, l'irritation de l'urètre se sera en même temps refroidie, toutes conditions d'un facile passage. A ce moment, le malade sera donc tenu au repos le plus complet, afin de permettre aux fragments de se déposer et de rester immobiles dans le bas-fond de la vessie. Parfois aussi, il y a quelque avantage à stimuler la secrétion urinaire par des boissons délayantes et diurétiques.

Secondement, les instruments :

Le fait seul de leur emploi, non moins que la manière de s'en servir, peut occasionner les plus grands dommages tant à la vessie qu'à l'urèthre. Aussi, une de mes plus constantes préoccupations a-t-elle été de restreindre autant que possible l'outillage, d'en simplifier le jeu et d'abréger la durée de la manœuvre. Je vous ai montré comment, en conformité de ce principe, je me suis efforcé d'arriver à un instrument qui produisît le moins d'irritation possible. Je n'ajouterai qu'un mot : si vous pouvez trouver un nouvel engin capable d'accomplir le même effet utile, mais en provoquant moins de désordre encore, ce sera *pro tanto* un progrès de réalisé.

Je cherche également, vous ai-je dit, à simplifier l'appareil instrumental. Autrefois il était de règle de n'introduire le lithotrite dans la vessie, qu'autant que ce réservoir contenait déjà une notable quantité d'urine ou d'un liquide quelconque. Conséquemment, avant de procéder à l'introduction du brise-pierre, on évacuait toute l'urine avec la sonde et l'on injectait quatre ou cinq onces d'eau dans la vessie. Je vous ai démontré la complète inutilité de ces injections préalables. Je les bannis absolument de ma pratique ; je ne recommande même pas au malade de retenir ses urines avant mon arrivée, et l'heure de sa précédente miction m'est tout-à-fait indifférente. Je prévois l'objection : si vous n'avez, me dira-t-on, au moment de votre séance, qu'une petite quantité d'urine dans la vessie, comment serez-vous certain de ne point blesser les parois vésicales en cherchant à saisir la pierre? — Je puis, Messieurs, pleinement vous rassurer à cet égard : nos instruments sont construits de telle sorte qu'il faudrait le faire exprès pour pincer la muqueuse, et encore ce ne serait pas chose facile. Avec les anciens lithotrites, dont les mors s'affrontaient exactement, c'était une autre affaire. Mais avec les nôtres, il n'en est jamais ainsi : de là, leur sécurité.

Enfin, nous trouvons encore dans le manuel opératoire d'autres causes d'irritation que nous pouvons écarter. Ainsi l'on voyait souvent, et l'on voit malheureusement encore aujourd'hui, des opérateurs qui s'efforcent d'extraire de la vessie, à travers l'urèthre, de volumineux fragments de la pierre. Ces chirurgiens semblent prendre à tâche de transformer leur lithotrite en un véritable forceps, et se font en quelque sorte une prouesse d'amener, entre les mors de leur pince, un calcul de la grosseur d'une fève. Mais, pour extraire un pareil fragment, il faut d'abord le saisir, et pourquoi, quand on le tient, ne pas donner un tour de vis et le réduire en poussière? Pourquoi, au prix de vives douleurs, labourer ainsi le col de la vessie et l'urèthre, en remorquant sur une longueur de six à sept pouces, à travers des tissus sensibles et délicats, des fragments anguleux et tranchants? Loin de regarder la chose comme un exploit chirurgical, je la tiens pour une faute qu'on ne saurait trop éviter. Donc, sous aucun prétexte, ne retirez jamais votre brise-pierre chargé de débris trop volumineux pour qu'ils puissent franchir aisément l'urèthre. Ne perdez jamais de vue le caractère essentiel de la méthode, et broyez toujours votre concrétion assez menu pour que l'élimination en soit aussi simple qu'inoffensive.

On avait généralement l'habitude, après chaque séance, de faire lever le malade et d'injecter de force, à plusieurs reprises, une certaine quantité d'eau dans sa vessie, à seule fin d'évacuer les fragments qu'on venait de produire. C'est là un procédé irritant, souvent même plus irritant que l'emploi du lithotrite, et que je n'hésite pas à proscrire comme inutile et fâcheux.

Nous voilà donc débarrassés, comme vous voyez, des injections préalables et des lavages consécutifs, ainsi que de l'extraction des fragments. Règle générale, le lithotrite doit tout faire. Un bon instrument à mors plats fera tout le travail dans les sept huitièmes des cas, et ce n'est qu'exceptionnellement que vous serez obligé de recourir à d'autres moyens, tels par exemple que l'appareil de Clover, un des meilleurs que je puisse vous recommander.

Après vous avoir exposé, tels que je les entends, les simples et vrais principes de la lithotritie, je vais vous en démontrer la pratique.

On a généralement l'habitude, quand le calcul est dur et volumineux, d'en commencer l'attaque avec le brise-pierre fenêtré. Dans ce dernier instrument, la cuiller de la branche femelle est entièrement percée à jour, de façon à se laisser traverser par la branche mâle. C'est un instrument toujours plus ou moins dangereux, qu'il ne faut employer que le plus rarement possible.

Personnellement, je n'en fais usage que si le calcul est tellement volumineux que je n'en puisse obtenir la rupture avec le lithotrite à mors plats. Dans ces derniers temps, j'y ai même renoncé tout à fait, et voilà bien trois ans que je ne l'ai plus introduit dans la vessie d'un malade. Un bon instrument à mors

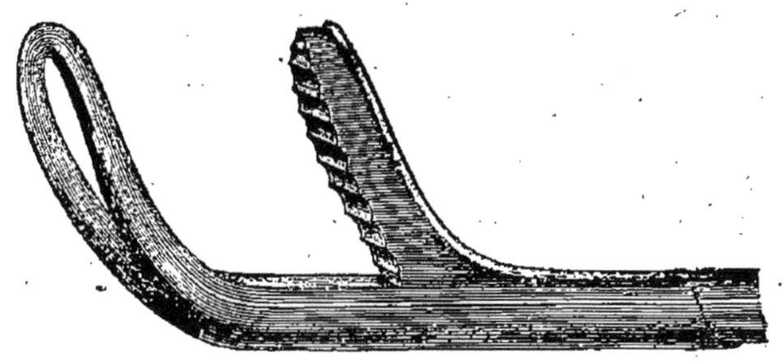

Fig. 36. — Lithotrite à mors fenêtrés.

plats, convenablement manœuvré, viendra à bout de toute pierre qui doit être broyée; quant à celles qui résistent à sa puissance, il faut, règle générale, les réserver pour la taille. Ainsi, vous m'avez vu réussir dans la salle 9, à broyer une concrétion d'oxalate de chaux d'au moins un pouce de diamètre, et le cas a été aussi heureux qu'aucun de ceux que nous ayons jamais eus. Le calcul était sans doute très-dur, mais vous avez vu comment, par un rapide mouvement de la vis, j'ai pu le faire éclater, et comment aussi les fragments se sont trouvés broyés en détail (1872). Je n'aurais certainement pas tenté l'opération si je n'avais eu pleine confiance dans la solidité de mon instrument, et je ne crois pas que le bon résultat que nous avons obtenu eût été possible avec un brise-pierre français d'égale dimension, par la raison que ces derniers, à grosseur égale, sont moins puissants que ceux que nous trouvons chez les bons fabricants de Londres.

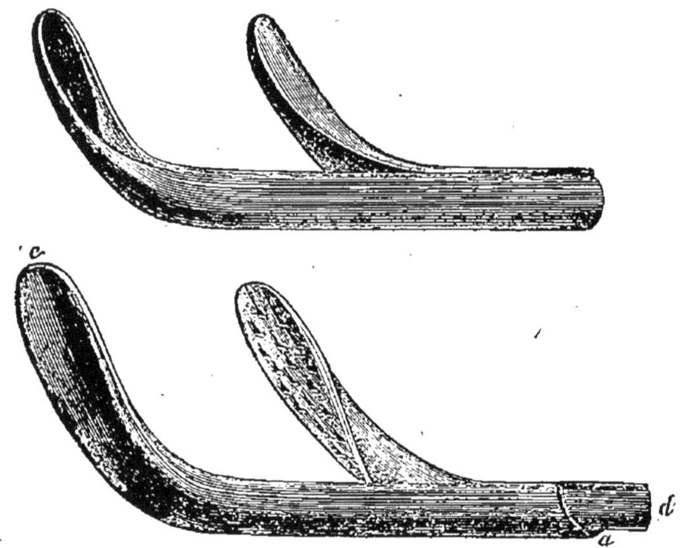

Fig. 37 et 38. — Lithotrites à mors plats.

Les bords de l'instrument fenêtré sont tranchants, arrivent exactement au contact les uns des autres, et les fragments qu'ils produisent sont irréguliers et blessants. Ne vous servez donc jamais que du lithotrite à mors plats qui seul réduit, à proprement parler, le calcul en poussière; et, comme ici les mors ne se rencontrent pas, ils sont incapables de pincer ni de léser la vessie. La manœuvre en est également beaucoup plus aisée que celle de l'autre instrument.

[Un malade est apporté.]

Je vous ai dit qu'un brise-pierre s'introduit différemment qu'une sonde. Vous savez qu'en Angleterre, pour passer une algalie, nous nous plaçons à gauche du malade ; les chirurgiens français se placent à droite. Pour sonder un malade couché, vous tenez votre instrument presque horizontalement, vous attirez doucement vers lui le pénis, puis, par une courbe habilement exécutée, vous le glissez sans effort jusque dans la vessie. L'introduction du lithotrite exige une manœuvre différente.

On peut se placer à droite ou à gauche, mais il vaut mieux se placer à droite, car c'est le côté qui convient pour l'opération du broiement, et il serait disgracieux, après avoir introduit l'instrument, de faire le tour du malade pour continuer l'opération. Donc, placé à la droite du patient, à la figure duquel vous tournez légèrement le dos, vous laissez lentement et avec douceur le lithotrite trouver lui-même sa voie jusqu'à ce que le talon parvienne peu à peu jusqu'à la direction presque verticale. Arrivé là, vous le maintenez quelques secondes dans cette position, le laissant avancer, toujours ainsi placé, par son propre poids, jusqu'à ce qu'il coule, pour ainsi dire, sous l'arcade pubienne. Alors vous abaissez doucement le manche, et l'instrument glisse immédiatement dans la vessie.

Vous le voyez, il n'y a pas d'instrument plus facile à passer que le lithorite dirigé d'une façon convenable.

Le voilà donc introduit. Il me faut à présent trouver et saisir la pierre. Pour cela, jouvre simplement les mors, je les referme : la pierre est dedans. Je touche le bouton qui transforme le mouvement de glissement en mouvement de vis, je tourne la roue, et je broie. Je dégage l'écrou, j'ouvre et ferme de nouveau les mors ; je charge ainsi un volumineux fragment que je broie d'une façon identique. J'ai ainsi une bonne quantité de débris et l'opération n'a pas duré une minute. Je retire le lithotrite lentement et avec précaution, et nous trouvons dans la cuiller quelques détritus qui, comme vous voyez, sont d'acide urique. Nous n'avons pas une goutte de sang et le malade n'a proféré aucune plainte. Interrogez-le, il vous répondra, j'ose le dire, que tout cela n'est pas très-agréable, mais ce n'est rien qui vaille le chloroforme, comme l'avulsion d'une dent, par exemple.

Nous allons maintenant opérer un autre malade qui a déjà subi deux séances : aussi sait-il à quoi s'en tenir.

[Le deuxième malade prend place sur la table; le premier s'en va.]

J'introduis l'instrument comme tantôt. J'écarte et je rapproche les mors... rien. Je tourne à gauche, rien encore. Je tourne à droite... toujours rien. Alors j'abaisse et je fais pivoter l'instrument sur lui-même, de manière à tourner en bas la concavité du bec : j'ouvre et je referme, mais non, cette fois, sans avoir saisi un petit fragment profondément blotti derrière la prostate. Je le broie. J'ouvre et referme de nouveau sans changer de position, et j'en pince un autre un peu plus gros ; je l'écrase et je retire l'instrument.

Ceci est toujours un peu plus douloureux que si le calcul avait occupé sa position habituelle, et prend aussi plus de temps, deux minutes au lieu d'une. Du reste, il n'est pas ordinaire de rencontrer un cas qui présente autant de difficultés, si tant est que vous vouliez donner ce nom aux manœuvres dont vous venez d'être témoins.

Permettez-moi de vous suggérer un conseil qui a, je crois, sa valeur. Chaque fois que vous aurez trouvé et broyé soit une pierre, soit un fragment de bonne grosseur, maintenez votre lithotrite à la même place; selon toute probabilité, quelque laborieuse qu'ait pu être cette première trouvaille, vous en ferez encore d'autres au même endroit. Ceci me rappelle la pêche aux perches : quand vous en avez pris une, vous en prendrez peut-être vingt, trente, dans le même trou, si vous avez soin d'y chercher toujours, au lieu de vous promener à l'aventure le long des bas-fonds. Il en est de même dans la lithotritie : sachez garder en place votre brise-pierre et vous n'aurez qu'à prendre et à broyer. En un mot, chaque vessie a son « aire », son lieu d'élection pour l'opération, et il y a dans toutes un certain endroit qui est, pour ainsi dire, le rendez-vous favori des fragments. Si vous trouvez cette bonne place, vous pourrez broyer sans interruption; mais si vous ne la trouvez pas, vous aurez souvent quelque difficulté à découvrir votre pierre.

L'*aire* varie naturellement avec la position du malade; elle n'est pas la même dans la station debout que dans le décubitus dorsal. Il est bon, pour ce motif, d'élever le pelvis de deux ou trois pouces, afin que l'aire ne soit pas trop rapprochée du col de la vessie. Le col est, en effet, très-sensible, et vous devez toujours en éviter le voisinage, car, en tirant la branche mâle, vous pourriez le heurter si vous n'y preniez garde. Une de nos maximes, en lithotritie, doit être de ne jamais forcer pour ouvrir l'instrument; nous devons, au contraire, attirer avec douceur la branche mâle, de manière à *sentir* le col, et sachez bien qu'un brise-pierre qui ne glisse pas avec la plus entière facilité et sans la moindre secousse n'est qu'un méchant outil.

Ce diagramme vous montrera ce que j'entends par l'*aire d'élection*. Si le malade est étendu sur le dos, sans coussin sous le pelvis, l'aire sera plus rapprochée du col de la vessie que si le bassin est convenablement élevé.

Chez le malade que vous venez de voir, la prostate est hypertrophiée, et, pour trouver la pierre, nous avons dû, comme vous savez, retourner entièrement le lithotrite. C'est surtout dans les cas d'hypertrophie prostatique qu'il est important de bien soulever le bassin, afin de rejeter les fragments vers la partie postérieure de la vessie, en d'autres termes, pour éloigner le plus possible du col ce que nous avons appelé l'*aire d'élection*.

Mais, me demanderez-vous à présent, combien d'introductions du lithotrite peut-on se permettre à chaque séance; et, après chaque introduction, quelle quantité de débris est-il licite d'extraire? — La réponse à cette question, Messieurs, est subordonnée à plus d'une considération.

Ainsi, nous devons premièrement faire entrer en ligne de compte la dextérité manuelle de l'opérateur :

A pourra se permettre trois introductions successives du brise-pierre, chacune accompagnée de broiement et d'extraction, et causer cependant moins d'irritation dans les organes que B qui n'introduira son instrument qu'une seule fois, mais le fera d'une main malheureuse.

En second lieu, il est tel malade qui supportera trois introductions bien mieux qu'un autre n'en tolérera une seule, les voies urinaires étant plus larges et moins sensibles chez celui-là que chez celui-ci.

Troisièmement, il est des circonstances spéciales qui commandent parfois de précipiter les choses et de déblayer la vessie dans le plus bref délai. Exemple : la dernière séance, par les fragments aigus qu'elle a produits, a occasionné beaucoup de douleur et provoqué une cystite : l'urine devient chaque jour plus épaisse et plus sanglante. Dans ces conditions j'opère immédiatement ; j'extrais tout ce que je puis, et, pour atteindre plus aisément mon but, je place ordinairement le malade sous l'influence du chloroforme. Ici toute temporisation serait une faute, et vous auriez beau combattre la cystite par les moyens ordinaires, vains seraient vos efforts aussi longtemps que durerait la cause réelle de l'irritation. Broyez, au contraire, les gros fragments, ramenez-en les débris avec précaution, et, immédiatement après, vousv errez s'éclaircir l'urine, et s'amender tous les symptômes. Je regarde comme de la plus haute importance d'agir, en pareil cas, avec promptitude et décision. Il est probable qu'au bout de deux ou trois jours l'urine s'épaissira de nouveau. Eh bien, de nouveau vous opérerez de la même manière, et, cette fois, vous parviendrez peut-être à extraire la totalité ou la presque totalité de la matière irritante.

Quatrièmement, nous avons à envisager le cas d'un malade qui se trouve dans l'impuissance de vider sa vessie autrement qu'avec le secours du cathéter, et dont les organes seront par conséquent inhabiles à se débarrasser des débris de la fragmentation. Ici vous devrez multiplier les prises et en extraire les produits. Pour peu que vos manœuvres soient bien exécutées, vous n'aurez aucune crainte à concevoir, ayant toujours pour votre alliée, dans ces conjonctures, la tolérance de l'urèthre.

Savez-vous, au contraire, dans quelle circonstance vous devrez apporter le plus de circonspection dans l'emploi des instruments, au moins pour commencer? C'est lorsque vous aurez affaire à un de ces campagnards au teint frais, à l'apparence robuste, dont la vie toujours active n'aura peut-être jamais été troublée par un seul jour de maladie, et dont l'urèthre sera encore vierge du contact de la sonde. Un tel homme, ne vous y trompez pas, supportera moins bien que n'importe quel malade les manœuvres opératoires qui constituent la lithotritie, à moins que vous n'agissiez avec la plus extrême prudence, en débutant surtout. Pour trouver pis qu'un pareil malade, il faudrait tomber sur un véritable cachectique miné depuis longtemps par une pyélite chronique ou par toute autre affection rénale.

Règle générale donc, commencez par une seule introduction du lithotrite, broyant à quatre ou cinq reprises, pendant un séjour de deux minutes que je vous accorde (bien que vous sachiez que j'y reste moins de temps moi-même) ; puis ramenez dans les mors une quantité modérée de débris, j'entends ce qui peut passer aisément sans offenser l'urèthre. Prenez votre temps pour retirer le brise-pierre, afin d'éviter toute éraillure de la muqueuse. Le méat, en particulier, est souvent étroit, et le moment où vous le franchissez avec votre instrument chargé de débris peut devenir le temps le plus douloureux de toute l'opération. S'il en était ainsi, vous devriez débrider avec le petit bistouri à lame cachée.

Les exercices sur le cadavre pourront vous familiariser, jusqu'à un certain point, avec la manipulation du lithotrite. Toutefois la poche flasque qui représente la vessie d'un cadavre ne rappelle que de loin, au point de vue des sensations chirurgicales, le réservoir urinaire de l'homme vivant. Bien que ces exercices d'amphithéâtre ne soient pas absolument sans profit, surtout si vous vous y livrez sous la direction d'un maître, ils ne vaudront jamais pour vous, à beaucoup près, la pratique du malade.

Après la manœuvre opératoire, les soins consécutifs sont ce qu'il y a de plus important. Vous m'avez entendu dire, l'autre jour, qu'il fallait bien se garder de favoriser la sortie prématurée des fragments. Je vous demande la permission d'insister encore aujourd'hui sur ce point.

Après l'opération, les fragments se déposent au fond de la vessie. J'ai l'habitude de favoriser ce résultat en tenant mon malade au lit pendant trente-six heures, lui enjoignant autant que possible le décubitus dorsal; en tout cas, lui recommandant expressément de n'uriner que dans cette position, toujours dans le but d'immobiliser dans les parties déclives les fragments anguleux et tranchants, et d'obvier à ce qu'ils soient entraînés dans le canal de l'urèthre. Ces précautions étaient et sont malheureusement encore trop souvent négligées; aussi qu'arrive-t-il? Sous l'influence d'un impérieux besoin d'uriner, le malade se lève et pousse avec effort; des fragments aigus s'enchassent dans le col, d'où des hémorrhagies, de la douleur, parfois même l'inflammation de la prostate ou du testicule. Tandis que si le patient n'urine qu'allongé, les fragments constamment humectés verront peu à peu s'émousser leurs saillies et leurs angles; le canal, irrité par le contact des instruments, tuméfié peut-être, aura le temps de se décongestionner, et, en fin de compte, fragments et passage s'accommoderont beaucoup mieux qu'au début.

Je crois être le seul à enseigner toutes ces choses; mais, croyez-moi, leur importance est grande, elle n'a d'égale que leur simplicité. Ne permettez jamais à un homme, que vous aurez lithotritié, d'uriner debout entre la première et la deuxième séance, alors que les morceaux de son calcul sont volumineux et blessants. Quand vous lui aurez broyé ses fragments à deux ou trois reprises, vous pourrez peut-être lui permettre d'uriner occasionnellement debout; mais, durant les trente-six heures consécutives à chaque séance, ne le laissez jamais uriner autrement que couché.

Immédiatement après l'opération, faites appliquer si vous voulez, sur l'hypogastre un cataplasme chaud à la farine de graine de lin ; ce sera toujours pour le malade une satisfaction et peut-être un soulagement. La veille ou le matin de l'opération, vous aurez dû provoquer une exonération intestinale, afin d'ajourner le plus possible de nouveaux besoins, ainsi que les efforts qui peuvent en résulter.

Je suppose maintenant qu'après cinq, six ou huit séances, vous pensiez avoir débarrassé entièrement, ou à peu de chose près, la vessie de votre client. Votre tâche n'est pas encore terminée. Vous savez qu'on a reproché à la lithotritie de laisser toujours planer un doute sur l'extraction du *dernier* fragment, autrement dit, de ne jamais donner au chirurgien la complète certitude qu'il n'a pas laissé dans la vessie de son malade, avec un dernier débris, le noyau d'une future pierre. Cette objection pouvait bien autrefois ne pas être sans fondement. Aujourd'hui elle n'est que spécieuse, si l'opération a été bien faite ; j'entends que, si vous savez vous y prendre, le dernier fragment ne vous donnera pas plus de peine que les autres.

Généralement, le dernier débris se trouve expulsé, comme ses prédécesseurs, par les efforts naturels de l'opéré. Mais admettons un instant la présence d'un retardataire que l'exubérance de ses dimensions empêche encore de franchir le canal, ce que vous reconnaissez à la persistance des douleurs, etc. Prenez alors un lithotrite muni d'un bec large et court, que vous puissiez retourner complètement dans la vessie.

Un pareil instrument vous permettra d'explorer en toute sécurité et à fond tout le plancher de la poche urinaire. C'est ici surtout que vous apprécierez la valeur de la forme cylindrique que j'ai donnée à l'armature. Vous pourrez la tourner légèrement et rapidement de la façon la plus délicate entre le pouce et l'index, mais toujours dans cette position, c'est-à-dire le bec de l'instrument tourné en bas, immédiatement en arrière du col de la vessie.

En agissant ainsi, il est très-facile de tirer d'un fragment pas plus gros que la moitié d'un pois, une note perceptible à l'oreille. J'en ai donné cent fois la preuve dans mon service et ailleurs, en ramenant le petit débris tout entier, après l'avoir fait sonner en présence de l'auditoire. Un si haut degré de précision n'est, je crois, possible avec aucune autre forme d'armature connue.

Nous possédons encore un excellent moyen de débarrasser les opérés de leur dernier fragment, et même de déblayer la vessie après chaque séance, lorsque l'état des organes ne nous permet pas de compter sur l'efficacité des efforts naturels d'expulsion : je veux parler de l'instrument dont M. Clover, bien connu déja par son appareil à chloroformisation, vient d'enrichir l'arsenal de la chirurgie urinaire. C'est un appareil fort séduisant et de si bonne apparence qu'il est à craindre qu'on ne s'en serve sans nécessité. Il y a cependant des circonstances qui s'opposent à une élimination régulière des débris. Ainsi, pour un malade qui ne peut uriner qu'a l'aide du cathéter, l'appareil en question convient parfaitement. Après avoir broyé le calcul, on introduit une sonde munie d'une large ouverture, et l'on aspire les fragments, au moyen de cette poire de caoutchouc qu'on adapte à l'extrémité de la sonde.

Je dois pourtant ajouter que toutes ces manœuvres ne laissent pas que de fatiguer la vessie; elles demandent toujours plus de temps et causent plus de douleur qu'une séance ordinaire de lithotritie. [1]

Allons cependant plus loin. Toutes vos explorations finales laissent encore debout un dernier soupçon : quelques symptômes persistent, qui vous laissent comme un regret de n'avoir pas réellement tout enlevé.

Que faire ? Vous n'osez affirmer si le malaise actuel tient à quelque fragment qui aura échappé à

[1] L'appareil évacuateur de Clover est un véritable appareil à double courant bien que la sonde ne représente qu'un canal unique. Une courte description en fera aisément comprendre le mécanisme. L'appareil se compose de deux parties : 1° d'une sonde métallique de fort calibre (7 m.m. de diamètre) portant près de son extrémité vésicale un œil unique très-large dont le grand diamètre mesure de 15 à 20 millimètres ; 2° d'une bouteille en caoutchouc munie d'un collet de verre sur lequel se trouve disposé un ajutage en melchior ou en buis, destiné à recevoir le talon de la sonde. Le fonctionnement de l'appareil est aussi simple qu'ingénieux. La sonde est introduite dans la vessie ; son extrémité libre est adaptée au collet de la bouteille, dans l'intérieur de laquelle elle doit s'avancer de plusieurs centimètres. La bouteille elle-même a été préalablement remplie d'eau à 38° centigrades. Alors le chirurgien prend à pleine main le ventre en caoutchouc et, par une douce pression, fait passer le liquide dans la vessie. Dès qu'il cesse de comprimer, un courant inverse s'établit de la vessie vers la bouteille, entraînant avec lui les fragments. On répète la manœuvre autant de fois que c'est nécessaire. Il est à peu près impossible qu'un fragment parvenu dans la bouteille puisse retrouver le chemin de la vessie, à cause de la différence de niveau qui existe entre l'ouverture de la sonde et les parois du collet de verre. Les débris sont comme « pris à la nasse ». (Fig. 39.)

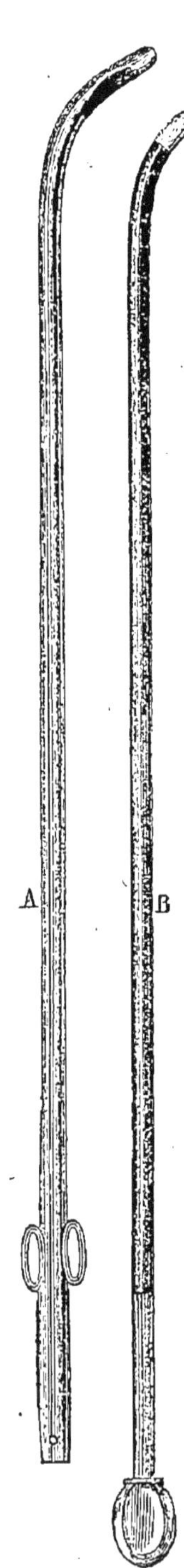

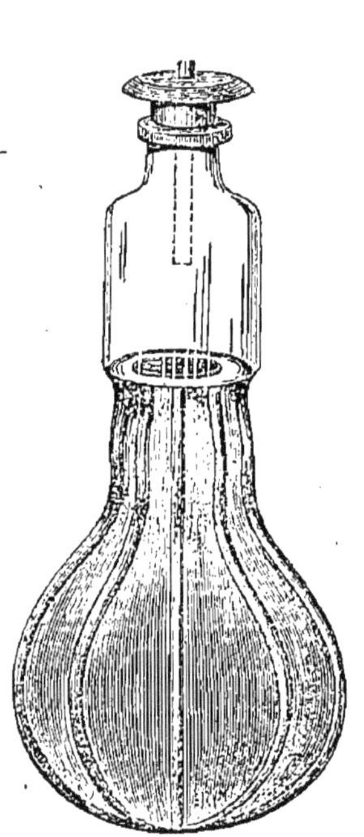

Fig. 20. — Appareil évacuateur de Clover.

vos recherches, ou bien s'il n'est que la conséquence de l'irritation occasionnée par le long séjour de la pierre, et aussi jusqu'a un certain point, par votre intervention chirurgicale. Eh bien, en pareille circonstance, attendez une semaine pour voir si la situation ne s'améliorera pas, et si, au bout de ce temps, vous conservez encore quelque doute, faites faire au malade un exercice violent. Je ne connais rien de mieux à Londres qu'une longue promenade en omnibus. Ordonnez à votre opéré de dépenser un schelling en omnibus, de « Mile End à Kensington » par exemple.

Si cela ne trouve pas un fragment dans la vessie d'un homme, je ne sais pas trop ce qui le trouvera.

Toutes les fois que le malade sortira victorieux de cette épreuve, que ses souffrances ne seront pas exaspérées par une pareille promenade, surtout si les routes sont nouvellement chargées, comptez qu'il ne reste plus le moindre fragment dans le réservoir urinaire : seule, l'irritation de la vessie demeure responsable de l'opiniâtreté des douleurs. Le moindre restant de concrétion, en effet, ne manquerait pas, dans ces circonstances, d'occasionner un redoublement marqué de malaise, et peut-être un peu de sang dans les urines.

Il est parfois difficile, je l'avoue, de préciser la cause réelle de cette irritation tardive, et, dans ces cas obscurs, bien rares à la vérité, il faut savoir temporiser; le tact du chirurgien aidant, la lumière finira toujours par se produire.

L'arrêt d'un fragment dans l'urèthre constitue un

accident toujours fâcheux, mais heureusement fort rare, et la rareté en sera plus grande encore si vous observez toutes les précautions que je vous ai indiquées. Quant à moi, je ne me suis jamais trouvé dans la nécessité d'inciser l'urèthre pour une complication de cette nature. Occasionnellement, j'ai dû recourir à la pince pour dégager un fragment ; encore ne me suis-je vu dans la nécessité de recourir à cet expédient qu'un bien petit nombre de fois. De toutes les inventions plus ou moins compliquées qu'on a imaginées pour remédier à l'arrêt des fragments, je ne connais rien de vraiment supérieur à la longue pince ordinaire queje vous présente, et voilà bien trois ans que je n'ai même pas eu l'occasion de m'en servir. Mieux vous broierez votre pierre, moins vous aurez besoin de la pince. Vous pouvez voir dans ce flacon ce que j'appelle une pierre bien broyée : ce n'est presque qu'une poussière. Je n'en saurais dire autant du contenu de cet autre flacon ; les gros débris que vous y remarquez en quantité ont dû, selon toute apparence, ne passer qu'avec beaucoup de mal. C'est un vieux dicton que « l'on reconnaît un charpentier à ses copeaux » ; nous pouvons ajouter avec non moins de raison, qu'en fait delithotritie, la qualité des fragments donne la mesure de l'habileté de l'opérateur.

Un mot maintenant au sujet du chloroforme.

Devez-vous recourir, dans l'opération qui nous occupe, à l'agent anesthésique? — Oui, selon quelques chirurgiens. Quant à moi, j'établis d'abord en principe qu'une séance de lithotritie ne doit jamais être assez douloureuse pour légitimer l'intervention du chloroforme. Et pourtant je le donnerais, si la douleur devait seulement égaler en intensité celle que produit l'avulsion d'une dent !

Mais nous avons de bien meilleures raisons encore pour ne pas donner le chloroforme. Sans lui, en effet, nous pouvons bien mieux apprécier la susceptibilité actuelle du malade. La vessie, à de certains moments, est bien plus irritable que dans d'autres ; dès lors, si le malade souffre beaucoup, il nous est toujours loisible d'abréger la séance ; dans le cas contraire, nous prolongeons la manœuvre, nous broyons à trois ou quatre reprises, « fanant le foin tant que le soleil brille ». En moyenne, deux introductions successives du lithotrite suffisent pour chaque séance ; on ne peut guère aller au-delà sans préjudice pour le malade, surtout si la vessie est irritable et sensible. Or, vous n'apprécierez jamais sainement toutes ces choses, si vous administrez le chloroforme.

Un autre argument a été invoqué contre l'emploi de l'agent anesthésique. Sans lui, a-t-on dit, le patient sera toujours prêt à avertir l'opérateur qui, par mégarde, pincerait les parois vésicales au lieu de charger la pierre. Ceci n'est pas une raison, attendu qu'en aucun cas la vessie ne doit être offensée, et, du reste, avec des outils convenables, la méprise est à peine possible.

Je me proposais, pour clore ce sujet, de vous exposer les diverses complications qui peuvent survenir à la suite de la lithotritie, mais l'heure est trop avancée.

Je me bornerai, pour aujourd'hui, à une simple énumération ; l'étude plus approfondie de chacune de ces éventualités morbides sera, d'ailleurs, faite en temps et lieu dans les leçons suivantes.

Les principales complications de la lithotritie sont : 1° la fièvre ; 2° les hémorrhagies ; 3° la cystite ; 4° l'orchite ; 5° la rétention d'urine ; 6° enfin, l'épuisement qui peut être fatal.

Il est un genre particulier d'accès fébriles qui, comme vous savez, succède fréquemment à l'action des instruments sur l'urèthre. Les stades en sont bien marqués et plus ou moins violents : frisson, chaleur sèche et brûlante suivie de sueur. N'opposez pas à ces symptômes un traitement bien actif, vous n'avanceriez pas à grand' chose. Bornez-vous à étancher la soif du malade et attendez, pour prescrire des aliments, que l'appétit se réveille un peu. Tenez pour certain que ce que nous qualifions ici d'état fébrile n'est, après tout, que le combat de la nature contre quelque poison en voie d'élimination, et ménagez-vous seulement de bonnes conditions hygiéniques. Le malade sort toujours d'un accès de fièvre plus ou moins affaibli, et son état exige alors une alimentation réparatrice.

Les hémorrhagies consécutives à l'opération sont rarement inquiétantes, et s'arrêtent par des moyens fort simples.

La cystite donne parfois quelques ennuis ; le traitement en sera ultérieurement exposé.

L'inflammation du testicule oblige à interrompre pendant un certain temps les séances.

La rétention chronique d'urine peut survenir d'une

façon insidieuse, en ce sens qu'elle est rarement absolue, mais plus souvent, au contraire, partielle. Tenez-vous toujours sur vos gardes à cet endroit : si les envies d'uriner deviennent fréquentes, si l'urine se trouble de plus en plus, pratiquez le cathétérisme au moyen d'une sonde en gomme très-souple, et avec toute la douceur dont vous êtes capables. Si vous acquérez la preuve que la vessie ne se vide pas complètement d'elle-même, répétez votre sondage une fois, deux fois et plus encore, s'il le faut, dans les vingt-quatre heures, jusqu'à ce que la vessie ait recouvré son fonctionnement normal.

L'épuisement peut enfin survenir, mais seulement à titre de très-rare complication. Après quelques séances, les forces du malade s'affaissent, et la mort arrive.

Dans notre prochaine leçon, je prendrai pour sujet la lithotomie. Je tâcherai de vous exposer, dans une esquisse générale, les divers procédés de taille qu'on employait autrefois et ceux dont nous nous servons aujourd'hui.

DIXIÈME LEÇON.

LITHOTOMIE

MESSIEURS,

Dans notre première leçon sur les calculs vésicaux, nous avons établi qu'avant l'âge de la puberté tous les cas de pierre dans la vessie, sauf un très-petit nombre d'exceptions motivées par l'exiguité du corps étranger, réclamaient l'opération de la taille. De notre discussion il est également résulté que chez l'adulte le volume insolite de la pierre ou bien des difficultés d'autre genre pouvaient faire encore de la lithotomie une opération de nécessité. L'art de tailler les calculeux doit donc nous occuper à son tour, et l'étude n'en saurait être mieux placée qu'à la suite de la lithotritie.

La taille a toujours été un sujet d'un extrême intérêt. Vous chercheriez vainement une opération qui ait exercé plus de prestige sur les vétérans de la chirurgie; vous n'en trouveriez pas davantage qui excite encore de nos jours à un plus haut degré l'ambition des jeunes opérateurs. Je ne sache pas de satisfaction professionnelle comparable à celle d'un ancien disciple qui peut un jour dire à son maître, avec ce légitime orgueil que donne le sentiment d'une nouvelle puissance acquise : « Je viens de tailler mon premier calculeux, et avec succès ! »

D'un autre côté le vrai chirurgien, le chirurgien amoureux de son art, se trouve toujours sur son terrain lorsqu'il s'agit de discuter l'histoire et la pratique de la lithotomie; et j'estime, en effet, qu'un aperçu historique de la question constitue la meilleure et la plus utile préface à l'étude pratique qui doit nous occuper aujourd'hui. Permettez-moi donc de vous esquisser, mais à grands traits — car les écrits sur cette importante matière formeraient à eux seuls une bibliothèque — les différentes étapes par lesquelles la lithotomie est arrivée, à travers les âges, au degré de perfection qu'elle a atteint de nos jours.

Les premiers documents relatifs à l'opération de la taille que nous trouvions dans les annales de l'art datent du siècle d'Auguste. Je vous parlerai d'abord de la lithotomie sous la période classique, dont le procédé traversa, sans modification, tout le moyen-âge, autant du moins que nos connaissances nous permettent de l'affirmer. Je passerai ensuite aux modes Cystotomiques plus perfectionnés, qui se produisirent avec la Renaissance des lettres. Je terminerai enfin cette étude par la description des procédés enfantés pendant le siècle dernier et le nôtre, procédés qui se distinguent, comme l'époque qui les a vus naître, par l'affranchissement de l'autorité des anciens dans toutes les questions qui relèvent de l'observation et de l'expérience.

J'ose dire qu'il existe encore, dans l'histoire des affections calculeuses de la vessie, une période plus reculée, antérieure à Celse, l'auteur du premier mémoire connu sur la matière, et qui, soit dit en passant, fut peut-être un médecin, mais non certainement un opérateur.[1] Si quelque Lyell de la chirurgie entreprenait à ce point de vue des recherches, je ne doute pas qu'il ne pût retrouver les traces d'une période pré-historique, car où il y a des restes humains, il doit y avoir aussi des calculs. J'ignore si les pierres d'acide urique se conservent longtemps, mais nous savons tous que les concrétions des poissons ont résisté pendant des milliers d'années à l'usure du temps, et j'ai la conviction qu'il serait possible de découvrir, entr'autres débris de notre espèce, un certain nombre de productions calcaires de l'organisme, de celles, du moins, qui sont à base d'oxalate calcique.

[1] Les historiens vont même jusqu'à contester que Celse ait jamais pratiqué la médecine. Du reste, ce remarquable écrivain ne nous est connu que par son traité : *de re medica*, qui a sauvé de l'oubli un grand nombre de procédés opératoires. Quant aux documents relatifs à sa personne, à son nom, à sa patrie, à l'époque où il a vécu, etc., ils font complètement défaut. On pense généralement aujourd'hui que Celse florissait à Rome durant la première moitié du siècle d'Auguste, mais plutôt en qualité d'auteur et d'écrivain que comme praticien.

Aujourd'hui que tant d'esprits sont dirigés vers les recherches des traces primitives de l'homme, l'idée que j'émets tentera peut-être quelque investigateur. Quant à moi, si je cultivais ce genre d'études, je ne manquerais pas de rechercher, entr'autres choses, les restes en question. Trouvera-t-on dans ces épaves des âges anté-historiques, quelque instrument que l'on puisse rapporter à l'extraction des calculs ? — Ceci est certainement plus douteux. Quoiqu'il en soit, n'accordons pas plus de temps qu'il ne faut à ces considérations purement spéculatives, et, nous bornant aux faits bien constatés, ne faisons pas remonter notre historique au-delà de 2,500 ans de distance.

Près de 2000 ans ont passé sur les écrits de Celse, et déjà à cette époque que je vous cite à dessein, l'opération pour la pierre était évidemment entrée dans la pratique. Hippocrate lui accorde une place dans ses écrits, bien qu'il fit prêter serment à ses disciples de ne jamais la pratiquer. C'est qu'alors la lithotomie, abandonnée aux mains de certains opérateurs ambulants, constituait à elle seule une profession, et pas très-haut placée dans l'estime publique.

Le procédé de l'époque, décrit dans le septième livre de Celse, portait le nom de « Incision sur la pierre». La méthode était simple, simples aussi étaient les instruments. De là le nom de « Petit appareil » qui fut donné plus tard à l'opération, pour la distinguer du « Grand appareil » dont la vogue ne date que de la seconde période.

Le lithotomiste commençait par placer son malade — le plus souvent un enfant — sur les genoux d'un homme assis ; s'agissait-il d'un adulte ? — ce qui arrivait rarement — deux hommes s'asseyaient à côté l'un de l'autre, leurs cuisses formaient la table d'opération, tandis que leurs bras, enlacés autour du patient, l'empêchaient de se débattre. L'exécutant ne se servait d'aucun conducteur. Il introduisait deux ou trois doigts dans le rectum et tâchait de percevoir le contact de la pierre, ce qui n'était évidemment possible qu'avec un calcul volumineux. Lorsqu'il était parvenu à atteindre la concrétion, il l'agrafait solidement avec l'extrémité recourbée de ses doigts, la ramenait en saillie vers le plancher périnéal ; puis — et de là le nom d' « Incision sur la pierre » —il divisait par une incision semi-lunaire, pratiquée au moyen d'un large scalpel, tous les tissus jusqu'au corps étranger[1]. Pour finir, l'opérateur amenait la pierre au dehors avec les doigts ou, au besoin, à l'aide d'un crochet.

Cette brutale et expéditive opération régna jusqu'au seizième siècle, et, à vrai dire, durant tout le dix-septième elle fut largement pratiquée en Europe. Quand parut Frère Jacques, c'est-à-dire vers la fin dix-septième siècle, l'ancien mode d' « inciser sur la pierre » était encore le plus généralement employé.

Dans la deuxième période ou période de la Renaissance, nous voyons apparaître au moins trois manières différentes de tailler les calculeux. Assez naturellement aussi, figure comme le plus fameux opérateur de l'époque, un frère d'un de ces ordres monastiques

1 « *Sinistræ digiti eum compellunt donec ad cervicem perveniatur* ». Celsus : De Re Medica. Lib. VII, cap. XXVI. De urinæ reddendæ difficultate et de calculo, curationibusque eorum.

dans lesquels s'étaient réfugiées la culture et la pratique de presque tous les arts.

Nous considérerons d'abord la « méthode Marianne » ou « Grand appareil », opération médiane créée par Jean des Romains, mais baptisée du nom de son élève Marianus Sanctus. Tandis que l'incision sur la pierre n'exigeait qu'un bistouri et un crochet, cette table serait à peine assez grande pour contenir les instruments employés dans la Marianne. Je ne puis vous montrer ici tous ces instruments : vous pourrez les voir au Collége des Chirurgiens.

Voici en quoi consistait l'opération :

On pratiquait à côté du raphé une incision longitudinale et l'on ouvrait le canal vers la portion membraneuse sur un conducteur ou *itinerarium*. Alors, au moyen d'un dilatateur dont les deux branches, mâle et femelle, étaient introduites séparément par la plaie, on déchirait violemment le canal de l'urèthre et le col de la vessie.

La seule ressemblance du procédé avec la taille médiane actuelle réside, comme vous voyez, dans la direction et le siége de l'incision [1]. Au reste, il serait difficile de rien imaginer de plus barbare que cette façon de débarrasser les calculeux. D'une part, les pierres vésicales pour lesquelles on opérait étaient certainement plus grosses que celles dont l'extraction incombe à la chirurgie moderne ; d'autre part, la section des parties molles était relativement très-

[1] Et aussi, dans l'emploi de l'*itinerarium* dont la première mention figure dans le « Libellus aureus » publié, un peu avant l'année 1534, par le disciple de Jean des Romains.

petite. Aussi, tant pour extraire le calcul que pour dilater la filière qu'il devait franchir, avait-il fallu imaginer un luxe d'instrumentation ingénieuse et compliquée, qui contenait en germe la plupart des créations de l'arsenal chirurgical contemporain. L'opération ainsi pratiquée était très-souvent fatale; de là, le discrédit dans lequel elle tomba peu à peu. Toutefois, dans certaines contrées et pour certains cas, son règne se prolongea jusqu'au commencement du dix-huitième siècle.

Je dois vous mentionner ensuite le « Haut appareil » ou « Lithotomie sus-pubienne », qui apparut vers la fin du seizième siècle, et occupe encore aujourd'hui une place plus ou moins importante. Pour le moment je ne m'étendrai pas davantage sur ce mode cystotomique, car ce qui nous intéresse surtout ici ce sont les différents procédés de taille périnéale.

Nous arrivons maintenant à une autre méthode qui nous offre déjà une ébauche quoique grossière de notre opération latérale actuelle On la pratiquait sur un conducteur qui n'était pas cannelé comme le cathéter de nos jours, mais qui, malgré cette imperfection, servait à guider l'opérateur vers la vessie. Le chirurgien enfonçait un long couteau dans la fosse ischio-rectale et pénétrait ainsi dans le réservoir urinaire par-dessus la prostate; puis, conduisant le tranchant du fer d'arrière en avant, il pratiquait en un seul temps la division des tissus. Inventée, à ce que l'on croit, durant le seizième siècle, par Pierre Franco, elle eut pour apôtre et vulgarisateur le célèbre Frère Jacques qui florissait pendant le dix-septième siècle et qui opéra, dit-on, 5,000 calculeux! Il est probable qu'il n'en opéra pas 500, mais un zéro de plus ou de moins n'était pas une affaire pour les esprits crédules et inexacts de l'époque. Frère Jacques était, comme ceux de son métier, un opérateur ambulant que son bagage anatomique n'embarrassait guère. La France fut le principal théâtre de ses exploits. Après lui, Rau, en Hollande, poursuivit la même pratique.

Il sera peut-être intéressant pour vous de savoir ce qui se passait pendant ce temps dans notre propre pays.

Jusqu'à la fin du XVIIe siècle, la plupart des calculeux en Angleterre furent soumis à l'« Incision sur la pierre » ou à la « Marianne ». Le « Haut appareil » ne fit sa première apparition chez nous qu'au commencement du XVIIIe siècle.

Vers cette époque arriva à Londres un jeune homme du Leicestershire, bientôt connu sous le nom de Cheselden, le célèbre chirurgien de « Saint-Thomas's Hospital ». Il pratiqua d'abord l'opération sus-pubienne; mais ayant eu connaissance des récents succès de la méthode de Frère Jacques, il l'essaya, la modifia suivant les inspirations de sa propre expérience, et parvint enfin à un procédé opératoire très-voisin de la cystotomie latérale de nos jours et qui lui fournit les plus beaux résultats.

Après quelques années de pratique, en 1729, Cheselden avait taillé une centaine de calculeux, et les résultats de ses opérations furent si brillants que Morand, chirurgien français, fut envoyé de Paris pour le voir opérer et rédiger un rapport sur sa méthode. Morand séjourna quelque temps à Londres, et Cheselden ayant réussi à grouper un certain nombre de calculeux, opéra devant lui. De retour en France, Morand lut à l'Académie des Sciences de Paris un rapport si favorable sur la pratique de notre compatriote que l'opération de Cheselden fut déclarée le meilleur des procédés connus. Dans ce mode cystotomique, l'incision profonde s'exécutait à l'aide d'un couteau de moyenne grandeur qui divisait les parties en suivant la cannelure du cathéter. De plus, le chirurgien prenait grand soin de maintenir autant que possible son incision dans les limites de la glande prostate, dont il intéressait seulement le lobe gauche.

Quelques années plus tard, Cheselden se retira.

Il avait taillé 213 malades de tout âge, et perdu en tout 10 opérés.

Ces faits sont les premiers documents sérieux qui permettent de juger un procédé cystotomique. Je vous l'ai déjà dit, en effet, les statistiques du moyen-âge sont d'un fabuleux à défier la foi la plus robuste. Le fameux moine ne passait pas seulement pour avoir opéré 5,000 calculeux ; on disait encore qu'il n'en avait perdu « presqu'aucun...! » Cheselden dont la méthode était plus parfaite et qui opéra des sujets de tout âge, y compris beaucoup d'enfants chez lesquels, vous le savez, l'opération est remarquablement bénigne, eut une mortalité de presque 5 0/0, résultat encore magnifique et le plus beau assurément qu'on ait jamais obtenu. [1]

[1] Les statistiques des opérations pratiquées sur les calculeux n'ont de valeur que tout autant qu'elles font mention de l'âge de chaque

L'opération en resta là durant quelques années, lorsque, à peu près vers la fin du siècle, le *gorgeret* vint à la mode. Jusqu'à une époque peu éloignée de nous, nous voyons figurer cet engin dans la plupart des opérations de taille. Aujourd'hui il en est bien peu parmi vous, je suppose, qui sachent seulement ce que c'est. A l'origine, le gorgeret était une espèce de conducteur employé dans l'opération par le « Grand appareil ». Plus tard, sur le conseil de Sir Cœsar Hawkins qui donna son nom à l'instrument, les bords du gorgeret furent rendus tranchants, ce qui permit de l'utiliser pour l'incision profonde à travers le tissu de la prostate. Dans la suite, chaque chirurgien eut, pour ainsi dire, son gorgeret qu'il faisait construire plus large ou plus étroit ou avec telle modification que lui suggéraient ses convenances particulières.

On a fait une grosse affaire de cet instrument ; ce n'est en somme, qu'un large couteau terminé par une pointe mousse destinée à suivre tout le temps la canne-

opéré. En d'autres termes, il est impossible de tirer une conclusion rigoureuse de la mortalité fournie par un mode cystotomique quelconque lorsqu'on ignore si les opérés étaient de jeunes enfants, des adolescents, des adultes ou des malades déjà avancés en âge. Ainsi, tandis que chez les enfants, la mortalité de la lithotomie, exprimée en chiffres ronds, est à peine de un sur vingt, chez les hommes de soixante et dix ans et au-dessus porteurs de pierres volumineuses et réfractaires au morcellement, le nombre des morts balance approximativement celui des guérisons. De même, vers le milieu de la vie, la taille appliquée aux calculs de moyenne grosseur, constitue, il est vrai, une heureuse opération, mais la lithotritie est à cet âge plus heureuse encore, si bien que dans la pratique des chirurgiens modernes elle a détroné à son profit l'opération sanglante. Donc, pour tirer de la pratique d'un chirurgien une conclusion valable, il faut absolument connaître l'âge de ses opérés ainsi que le nombre respectif de lithotrities et de tailles qu'il a exécutées. (*Note de Thompson.*)

lure du conducteur. Avec un bistouri ordinaire, si vous voulez faire une large incision profonde, il faut de toute nécessité que la lame s'écarte un peu du cathéter. Le but du gorgeret était de suffire à tous les débridements prostatiques sans abandonner le conducteur. En voici un qui a appartenu à Scarpa, le célèbre anatomiste. Je puis vous en montrer d'autres qui ont servi à nombre de notabilités chirurgicales et sont tombés entre mes mains; ils vous représentent les principaux types du genre.

En 1816, Dupuytren, non content de l'opération latérale, introduisit l'*opération bilatérale*, qui a pour but de diviser la prostate des deux côtés au lieu de l'inciser largement d'un seul. Afin de limiter plus exactement sa double incision profonde, Dupuytren imagina son « lithotome double » qui n'est, à vrai dire, qu'un instrument de l'ancien arsenal, rendu seulement plus maniable et plus élégant par l'art moderne. Au lieu de faire l'incision profonde *de dehors en dedans*, comme avec le couteau et le gorgeret, on introduit le lithotome fermé dans la vessie en prenant pour guide la cannelure du cathéter. Il suffit ensuite, après avoir fait saillir les deux lames cachées, de tirer à soi pour diviser la prostate *de dedans en dehors*. Un mécanisme fort simple permet de régler à l'avance l'écartement des lames.

Vers 1825 ou 1830, la taille médiane dont on parle souvent, mais d'une façon peu exacte, comme d'une évocation du procédé de Marianus, attira l'attention des chirurgiens anglais, et le nom de Mr. Allarton est devenu chez nous inséparable de celui de cette méthode. A la même époque, Civiale combinait, à Paris, la taille médiane et la taille bilatérale ; vous m'avez vu souvent pratiquer l'une et l'autre. Enfin, plus récemment, Nélaton a imaginé la cystotomie prérectale qui n'est, au fond, que l'incision bilatérale minutieusement disséquée.

Envisageons à présent les modes cystotomiques désignés sous le nom de *taille latérale* et de *taille médio-bilatérale*. Mais auparavant, permettez-moi de vous donner quelques notions générales, également applicables à chacun de ces procédés. Je vous l'ai déjà dit bien des fois : Dans toute discussion qui comporte de nombreux détails, tâchons d'abord de remonter à l'idée-mère des choses et définissons clairement la question. Par exemple, quand nous avons étudié la lithrotitie, nous avons défini cette méthode : L'art de délivrer un calculeux sans dommage pour ses organes, soit du fait de la pierre, soit du fait de l'instrument ; et vous savez quel service nous a rendu cette manière philosophique d'éclairer le débat. Apportons dans nos méditations sur la taille le même esprit critique.

Ici il nous faut une plaie : notre idéal sera de l'exécuter de telle façon qu'elle fasse courir le moins de risques possible aux vaisseaux sanguins et aux autres organes, en particulier au col de la vessie. Extraire le calcul à travers le détroit inférieur du bassin au prix minimum d'offense pour les organes de la région, voilà le problème. Le résoudre, c'est trouver le plus parfait des procédés cystotomiques. Il est fort contestable que nous soyons arrivés à la perfection sur cette matière, bien que nous ayons mis deux mille cinq cents ans, sans compter la période pré-historique, pour arriver où nous en sommes.

Quoiqu'il en soit, le chirurgien, dans chacune de ses opérations, doit toujours s'efforcer de résoudre le problème à l'aide des données de la science actuelle. Pour vous rendre à vous-même cette solution plus facile, j'appellerai vos regards sur ce diagramme dessiné avec soin sur une préparation des os et des ligaments du bassin dans la position de la lithotomie. Le détroit inférieur vous fait face. C'est dans l'aire de ce losange, comblé sur le vivant par les parties molles, que vous devez porter votre bistouri ; c'est à travers cet espace qu'il vous faut extraire votre calcul ; c'est dans ces limites ostéo-membraneuses que se trouve circonscrit votre champ d'action. J'aime beaucoup, quant à moi, d'avoir bien présent à l'esprit ce dessin graphique, lorsque mon malade est attaché et que je m'assieds devant lui pour l'opérer.

Je vous soumets également d'autres diagrammes représentant les différentes couches du périnée. J'admettrai, cependant, que vous connaissez assez bien votre anatomie pour que je puisse me dispenser de vous décrire en détail tous les organes qui, dans cette région importante, doivent fixer l'attention du chirurgien. Il me suffira de nommer les organes qui nous intéressent le plus. Nous avons d'abord l'artère honteuse interne, abritée sous la branche descendante du pubis; elle envoie au bulbe un rameau qu'on doit éviter et qui se trouve à la partie supérieure de la région. Sur la ligne médiane apparaît le bulbe de l'urèthre, qu'il ne faut pas traiter le moins du monde à la légère, car il constitue l'un des principaux dangers de l'opération. Vous pouvez le considérer comme une véritable expansion vasculaire de l'artère bulbeuse ; y porter profondément le bistouri est au moins aussi fâcheux que couper l'artère elle-même. Au-dessous du bulbe, et toujours sur la ligne médiane, se trouve le rectum, qu'il est aussi très-important de ménager. Cet autre diagramme vous montre la position de la prostate : c'est à travers le tissu de la glande que devra s'effectuer l'incision profonde.

Je ne ferai que toucher aux principaux temps de l'opération.

Le rectum aura été entièrement débarrassé à l'aide d'un lavement, quelques heures avant votre arrivée. Quant à l'état de plénitude ou de vacuité de la vessie, je vous engage à ne pas vous en préoccuper. Quelques chirurgiens attachent une grande importance à ce que la poche urinaire soit convenablement distendue ; Cheselden, au contraire, préférait qu'elle fut vide, parce que, disait-il, dans cette condition, la pierre se présente d'elle-même au col de la vessie. J'ai vu des opérateurs se donner beaucoup de peine pour emplir la vessie avant de tailler, mais le malade inconscient finissait toujours par la vider, en dépit de la ligature du pénis et de toutes les précautions de même genre.

Le chirurgien commence par introduire le cathéter cannelé dans la vessie et constate de nouveau la présence du calcul. Ne taillez jamais sans avoir la certitude matérielle que votre conducteur touche directement la pierre. L'oubli de cette règle a conduit aux plus effroyables erreurs. Supposez, par exemple, que le cathéter, engagé dans une fausse route, ne soit pas dans la vessie !... On frémit à l'idée d'une opération entreprise dans des conditions semblables : spectacle navrant pour tous les intéressés, ineffaçable souvenir pour l'opérateur et les assistants, et probablement mort du malade ! Donc, le « clik » doit être d'abord distinctement perçu par vous et par un témoin ; après quoi, vous confierez le cathéter aux mains de votre meilleur ami, je veux dire d'un assistant qui obéira ponctuellement et exclusivement à vos ordres. Le malade sera ensuite assujéti avec des bandes, ou mieux, avec les bracelets et les guêtres de cuir de Mr Prichard, de Bristol. Ce dernier mode de déligation réalise vraiment le proverbe : « Attachez bien, vous retrouverez bien », ce que souvent nos vieilles amies les bandes ne font pas.

Quelles seront maintenant vos instructions à votre ami le « chargé du cathéter » ? Vous désirez qu'il maintienne le cathéter solidement et surtout qu'il ne le laisse pas échapper de la vessie. Je ne pense pas qu'il y ait grand avantage à donner à l'instrument une direction particulière, c'est-à-dire de l'incliner, soit à droite, soit à gauche, ou bien encore de le faire bomber vers le périnée. L'essentiel, une fois l'opération commencée, c'est que le conducteur reste toujours fixe à la même place. Pour cela, il lui faut un point d'appui et, dans toute la région, il n'y en a qu'un seul. Conséquemment, la meilleure recommandation à faire à votre ami, c'est de lui dire de garder le cathéter appuyé contre l'arcade pubienne, bien accroché derrière la symphyse, et la plaque presque verticale. Vos doigts explorant une dernière fois la région, reconnaissent la direction des branches ischio-pubienne, ainsi que l'état de plénitude ou de vacuité du rectum.

Rélativement à la première incision, les avis sont partagés sur le point précis où il convient de la commencer. Sans nous arrêter à une longue discussion, je vous dirai que chez l'adulte vous devez, règle générale, commencer votre incision à un pouce un quart au-devant de l'anus, un peu à gauche du raphé. Enfoncez bravement votre bistouri, la pointe légèrement en haut jusqu'au cathéter ou à peu de chose près, et continuez votre incision, mais en la faisant de moins en moins profonde, jusqu'à trois pouces plus bas environ, vers la partie interne de la tubérosité ischiatique.

Il est très-avantageux de sentir que du premier coup l'instrument tranchant a touché le conducteur; on s'épargne ainsi toute crainte, toute incertitude de ne pas trouver son guide, et l'on ne devrait jamais agir autrement. Que votre incision ne se borne donc pas, superficielle et timide, à diviser seulement la peau. Portez, immédiatement après, l'extrémité de votre indicateur gauche dans le fond de la plaie, vous reconnaîtrez facilement le cathéter à travers les tissus. Alors insinuant votre ongle sur la rainure, vous vous en servez comme d'un guide pour faire arriver la pointe du bistouri jusqu'au contact de la gorge du cathéter. Gardez toujours la pointe en haut, vous serez en sécurité; si, au contraire, vous l'inclinez en bas, la cannelure peut vous échapper, et votre bistouri s'égarer dans le rectum ou ailleurs. Ensuite vous n'avez qu'à pousser l'instrument tranchant jusque dans la vessie, laissant seulement la lame devenir un peu plus horizontale à mesure qu'elle avance, tout en ayant bien soin de ne point abandonner le conducteur.

L'étendue en profondeur de l'incision dépendra de l'angle que formera le bistouri avec le cathéter. Si vous retirez le premier de ces instruments appliqué parallèlement le long du second, il va de soi que la plaie produite ne mesurera en étendue que juste la largeur de la lame ; mais si vous portez le tranchant en dehors et en bas vers les parties molles, vous ferez en sortant, quoique d'une main légère, une nette et franche coupure. Lorsque le calcul offre un volume considérable, un peu de bravoure dans l'incision vaut certainement mieux qu'un excès de timidité ; il importe cependant de se tenir dans des limites raisonnables.

Dieu sait la dépense de bons conseils auxquels a donné lieu ce point particulier du procès opératoire : la largeur de l'incision ! Mais ne vous y trompez pas, la force de pénétration de la parole connaît des limites, et il est bien avéré que les mots sont aussi impuissants à dépeindre nos actions qu'à refléter fidèlement notre pensée. Quant à moi, j'estime que le résultat de nos préoccupations à cet égard se traduit en pratique par une tendance à tailler plutôt avec parcimonie qu'avec ampleur, et qu'ainsi, pendant le passage de la pierre et des tenettes, le col de la vessie reçoit de plus graves dommages que ne lui en eût fait subir un débridement plus étendu.

Ces réflexions ne s'appliquent, bien entendu, qu'à la

cystotomie de l'adulte : chez l'enfant, c'est à peine si l'on trouve une prostate ; en tout cas, la glande réduite au poids de quelques grains ne mérite ici aucune attention ; le bistouri en dépasse toujours et de beaucoup les limites, et néanmoins ce sont ces petits malades qui guérissent le mieux. Vous comprenez déjà l'élément nouveau, qu'introduit dans le problème, la seule différence d'âge qui distingue l'enfance de la puberté.

Revenons au manuel opératoire.

L'incision terminée, vous introduisez le long du cathéter votre indicateur gauche jusque dans la vessie et le plus souvent vous tombez d'emblée sur le calcul. Enfoncez plus avant votre doigt, vous ralentirez toujours dans une certaine mesure l'écoulement de l'urine, et surtout vous dilaterez un peu le trajet. Ensuite, saisissant de l'autre main les tenettes, vous les faites glisser le long de la face palmaire de l'indicateur gauche dans le réservoir urinaire, et produisez ainsi une deuxième dilatation. Il ne vous reste plus qu'à ouvrir la pince largement, mais sans brusquerie, une cuiller à plat sur le plancher vésical, l'autre en haut, et à refermer : généralement la pierre se trouve saisie. Si vous croyez avoir une bonne prise, tirez graduellement en avant et en bas tandis que l'index gauche, toujours maintenu dans la plaie, s'efforce de faciliter le passage et opère ainsi la troisième et dernière dilatation.

Ayez soin de ne pas donner à vos tractions une direction horizontale afin de ne point contusionner les tissus contre l'arcade pubienne; tirez plutôt en bas, dans la direction de la partie la plus large du détroit inférieur du bassin. Procédez enfin durant toute la manœuvre avec une sage et impassible lenteur. A ce moment, vous ne devez voir que vous et votre malade, et, loin de subir l'influence des assistants ou des spectateurs, ne prendre jamais conseil que de votre responsabilité.

Pour terminer, j'ajouterai brièvement que vous devez vous assurer, séance tenante, s'il n'y a pas un deuxième calcul dans la vessie. Vous liez ensuite tout vaisseau que vous verriez donner. Vous pouvez aussi injecter dans la poche urinaire une ou deux seringuées d'eau froide. Enfin, si l'hémorrhagie persiste, vous introduisez dans la vessie, à travers la plaie, une canule munie d'un espèce de « jupon » en fine toile [1], dans lequel vous entassez quelques bourdonnets de charpie, de manière à comprimer la surface saignante. Un simple suintement sanguin n'est pas, selon moi, une raison suffisante pour laisser un corps étranger dans la plaie; mais si la déperdition est considérable et persistante, j'emploie le tube et la charpie. Au bout de quarante-huit heures on peut généralement supprimer cet appareil hémostatique, ce qui se fait en enlevant d'abord un à un les bourdonnets de charpie, et enfin la canule elle-même.

Après l'opération, le malade est transporté dans son lit et couché sur le dos, les jarrets soutenus par un ou deux oreillers. Vous aurez soin de maintenir le péri-

[1] Canule de Dupuytren.

née un peu relevé, afin qu'il soit bien en vue et que vous puissiez convenablement surveiller la sortie de l'urine. Dans la suite, moins vous interviendrez, mieux cela vaudra. Toutefois, vous n'omettrez point de calmer, par de bonnes doses de morphine ou d'opium, les douleurs aigues éprouvées généralement par les malades durant les premières heures. J'ai l'habitude, quand l'opéré est un adulte, de lui placer dans le rectum un suppositoire contenant un grain de morphine, avant même qu'on l'enlève de la table d'opération.

Je n'ai que le temps de vous dire quelques mots sur les opérations médiane et médio-bilatérale.

Dans la taille médiane, on pratique le long du raphé une incision commençant à deux pouces et demi environ au-devant de l'anus et s'approchant aussi près de la marge que le permet la présence du rectum, car ici on a besoin de tout l'espace disponible. L'opérateur, un doigt dans l'intestin, divise les tissus couche par couche jusqu'au cathéter, et ouvre l'urèthre vers la région membraneuse. Par cette ouverture, il insinue un gorgeret dans la vessie, puis, sur ce gorgeret, son index qui va dilater les parties et servir à son tour de guide aux tenettes. Je dois ajouter que la plupart des chirurgiens opèrent en un seul temps; ils plongent en avant de l'anus un bistouri droit jusqu'au cathéter, et divisent d'un seul coup tous les tissus de bas en haut. J'avoue que je préfère la première façon d'agir.

Il est évident que la taille médiane ne saurait convenir aux pierres volumineuses, et cependant, grâce à la lithotritie, ce sont surtout les gros calculs qui incombent aujourd'hui à la taille. Heureusement l'opération médio-bilatérale est venue étendre le champ d'application de la cystotomie médiane.

Voici comment s'accomplit ce nouveau mode d'extraction des calculs.

On opère comme pour la taille médiane, jusqu'à l'ouverture de l'urèthre inclusivement. Alors, au lieu d'introduire le gorgeret directeur, on engage dans la vessie le lithotome double, on l'ouvre, puis, le tirant à soi en suivant la cannelure du cathéter, on produit deux incisions de moyenne étendue, l'une à droite, l'autre à gauche.

J'ai pratiqué ces deux opérations une trentaine de fois et, en fait, je suis encore à trouver la raison du choix qu'il faudrait faire entr'elles et notre taille latérale. Pour porter un jugement exact, il ne faudrait pas moins de cent opérations exécutées suivant chaque mode par la même main. Je puis cependant, pour finir, vous dévoiler d'un mot le principe qui fait la différence essentielle de ces méthodes. Ce principe émane de convictions opposées sur les dangers du bistouri.

Parmi les hommes de l'art, les uns, effrayés par les données de l'anatomie, ne coupent qu'avec crainte ce qu'il est absolument nécessaire de couper ; les autres, moins timides — remarquez que je ne dis pas moins prudents — regardent le principe des incisions larges et franches comme supérieur à celui des incisions mesquines et timorées. Tout chirurgien, soyez-en convaincus, obéit plus ou moins à l'une où à l'autre de ces tendances. L'école anatomique, en préconisant surtout les opérations médianes, a certainement sacrifié l'espace et la voie d'exerèse à la préoccupation d'éviter les vaisseaux ou les autres organes importants de la région. Les tailles médianes conviennent sans doute pour les petites pierres, voire même pour celles de moyenne grosseur; mais, encore une fois, de pareils calculs sont aujourd'hui tributaires de la méthode du broiement. Nous n'avons que faire ici d'une opération sanglante. De tous les procédés d'extraction périnéale, si nous exceptons la taille recto-vésicale, c'est la lithotomie latérale qui ouvre la plus large voie au calcul. Tous les autres procédés sont foncièrement des opérations médianes.

Au début de ma carrière, jugeant un peu théoriquement toutes choses et n'ayant pas recours à la lithotritie aussi souvent qu'aujourd'hui, j'inclinais volontiers vers les incisions médianes, dans la pensée qu'elles exposaient moins que les autres à l'hémorrhagie. Je dois avouer que la pratique n'a pas confirmé ces vues théoriques : je suis arrivé à cette conclusion que les tailles médianes donnent tout autant de sang que les opérations latérales. J'attribue ceci au bulbe que je considère, à tous égards, comme une grosse artère. Quand vous portez le bistouri dans ce tissu spongieux, — ce qui n'arrive pas dans tous les cas, mais dans quelques-uns — vous avez autant d'hémorrhagie que si vous aviez coupé l'artère bulbeuse, et l'hémostase est plus difficile à réaliser. Or, plus ou moins, dans les opérations médianes, le bulbe est toujours intéressé.

Le problème cystotomique consiste à pénétrer dans

la vessie sans offenser le bulbe, ni son artère, ni le rectum. Eh bien ! je crois que la taille latérale, convenablement exécutée, le résout mieux que toute autre méthode, lorsque vous avez affaire à un calcul volumineux qui réclame une large ouverture.

Je ne saurais vous dire quelle est la plus facile de ces deux méthodes. S'il existe, à cet égard, une différence, je crois qu'elle est en faveur de la taille latérale. Le fait important, désormais acquis au débat, c'est que dans l'âge adulte, les concrétions d'un volume exceptionnel demeurent seules justiciables de la taille, tandis que les calculs de petite et de moyenne dimension sont traités avec beaucoup plus de sécurité par la lithrotritie.

Et c'est ce fait qui remet aujourd'hui à l'examen sérieux et approfondi des chirurgiens les divers procédés de taille.

ONZIÈME LEÇON.

DES COMPLICATIONS RÉNALES DANS L'AFFECTION CALCULEUSE DE LA VESSIE ET DES INDICATIONS OPÉRATOIRES QUI EN RÉSULTENT [1].

(28 février 1873.)

MESSIEURS,

Pendant les dix dernières semaines de l'année 1872, il est entré dans mes salles d'hôpital huit cas de calcul de la vessie. Sur ces huit sujets, sept étaient des adultes, dont la plupart d'un âge avancé ; ils subirent tous les sept la lithotritie, et furent renvoyés guéris.

[1] Cette leçon, qui emprunta aux circonstances dans lesquelles elle fut prononcée (après la mort de l'Empereur), un si vif intérêt d'actualité, ne figure pas dans la dernière édition anglaise des « Clinical Lectures ». Suivant le désir de Sir Henry Thompson, nous reproduisons ici, à peu près textuellement, la traduction qui en fut faite à l'époque par le Dr Curtis, de Boston.

Le huitième malade était un garçon âgé de dix ans ; j'ai dû lui pratiquer la taille, et il est également sorti guéri. Vers la fin du mois de janvier, reprenant mes fonctions d'hôpital, j'ai trouvé un malade qui venait d'être reçu, et dont l'observation présente des particularités très-intéressantes. Je me propose, par conséquent, d'en faire le sujet de cette leçon.

Le malade était âgé de soixante ans. Les premiers symptômes de pierre remontaient à près de trois ans. Il fut traité dans un hôpital l'été dernier pour un calcul assez volumineux, au moyen de la lithotritie. Il sortit soulagé, mais il continua à rendre, de temps en temps, des matières phosphatiques qui l'obligèrent parfois à avoir recours au cathétérisme évacuateur. Sa vessie offrait les conditions qui donnent lieu à la formation rapide de matières phosphatiques.

État actuel, le 24 janvier. — Il urine toutes les demi-heures, jour et nuit, avec efforts et douleurs considérables ; à chaque miction il est obligé de se lever de son lit. L'urine est pâle, trouble, alcaline : densité 1,009 ; à l'examen microscopique on trouve du premier coup un moule granuleux. Comme état général, il y a affaiblissement considérable.

Vous vous souviendrez que je suis entré dans des détails cliniques étendus relativement à ce malade, lorsque nous l'avons examiné dans son lit, en vous faisant remarquer qu'il portait une affection chronique des reins ; j'ai discuté devant vous la conduite que cette complication devait nous faire suivre dans le cas où il y aurait un calcul de la vessie ; je vous ai également dit que j'avais l'intention de procéder avec toutes les précautions voulues à l'enlèvement de tout fragment de matière phosphatique qui pourrait être la cause des souffrances du malade. C'est ce que j'ai fait, et j'ai pu sans peine faire l'extraction d'une certaine quantité de ces matières étrangères. Le 26 janvier, il avait rendu quelques débris, et les besoins d'uriner étaient déjà moins fréquents. Le 28, j'ai extrait un fragment de petit volume. Le 31, j'ai fait une exploration sans trouver de fragments. Dans l'après-midi de ce jour, le malade prit sur lui d'aller se promener dans la cour, sans permission, et en l'absence de la surveillante. Le 2 février, il eut un frisson et la température monta à 39°, 5. Le 3, deuxième frisson. Le 4, il était somnolent avec incohérence des paroles. Je lui ai fait appliquer à la région lombaire des cataplasmes chauds de graine de lin saupoudrés de farine de moutarde, qui furent fréquemment renouvelés. Le pouls était à 100, la température à près de 38 degrés; les urines n'étaient que faiblement diminuées de quantité. Les choses restèrent en cet état pendant deux jours ; alors son état de somnolence devint moins prononcé, le subdelirium disparut, la langue, qui avait été chargée, se nettoya, et le malade commença à prendre de la nourriture d'une manière assez satisfaisante. Nous l'avions presque condamné le 4, mais maintenant nous avions quelque espoir de le voir guérir. Mais le 8 et le 9, il fut moins bien, et les urines prirent une teinte sanguinolente. L'emploi des cataplasmes chauds à la région lombaire fut suivi d'une amélioration évidente le 11 et le 12. Mais le 13, les urines offrirent de nouveau des caractères inquiétants, et le malade continua à s'affaiblir, en refusant toute nourriture. Le 17, l'état de somnolence et de subdelirium reparut; la température s'abaissa; le pouls s'affaiblit; les urines devinrent encore plus sanguinolentes. Le malade succomba, épuisé, le soir du 19.

A l'autopsie, nous trouvâmes des altérations dont voici un court résumé : épaississement des parois vésicales avec teinte ardoisée de la muqueuse et quelques fausses membranes adhérentes par places. Au col de la vessie, barrière prononcée, réunissant les lobes latéraux de la prostate hypertrophiée; derrière celle-ci, bas-fond profondément déprimé, contenant quelques concrétions phosphatiques peu volumineuses, du poids de 75 centigrammes. Les uretères étaient un peu dilatés, surtout du côté gauche. Les reins étaient entourés d'une masse adipeuse indurée et hyperémiée, adhérente à la capsule fibreuse; celle-ci, lorsqu'on cherchait à l'enlever, entraînait avec elle des fragments de parenchyme rénal, en exposant de petits abcès miliaires. La surface du rein était lobulée, pour ainsi dire, et finement granulée. Le volume des reins était normal, comme s'il s'était agi de reins atrophiés et granuleux (*granular contracted kidney*), ayant subi momentanément une tuméfaction inflammatoire aiguë. Le rein droit était considérablement hyperémié à la surface, avec ecchymoses par places; ces caractères étaient moins prononcés à gauche. A la coupe, teinte brunâtre, avec petites taches pâles, jaunâtres, disséminées, les pyramides paraissant congestionnées à un degré intense. Les bassinets étaient dilatés ; leur muqueuse très-hyperémiée dans toute son étendue.

M. Beck fit des coupes pour l'examen microscopique, et trouva bon nombre de tubuli comblés par un épithélium granuleux. Les glomérules de Malpighi étaient entourés d'une foule de cellules d'origine récente. A l'examen d'une coupe du parenchyme après durcissement dans l'alcool, on trouva que les tubuli de la substance corticale étaient altérés, les uns étant dilatés, les autres rétrécis. Dans les tubuli dilatés, l'épithélium était granuleux avec diminution de volume des cellules. Dans certains points, l'épithélium avait complètement disparu, et la lumière des tubuli était remplie de débris granuleux. Entre les tubuli, dans toute l'étendue du parenchyme, étaient des cellules jeunes en très-grand nombre ; autour des glomérules, elles se pressaient accumulées. Dans certains points, au voisinage immédiat des petits abcès, le tissu normal du rein avait disparu et était remplacé par des amas de jeunes cellules arrondies.

Le malade étant atteint d'altérations aussi graves, le chirurgien ne pouvait se donner comme mission que de le soulager, de pallier, dans la mesure du possible, les souffrances dues aux complications d'une affection nécessairement mortelle : maladie de Bright invétérée, entée sur une affection calculeuse de la vessie. Il ne pouvait être question de traitement curatif. Le calcul avait été enlevé antérieurement, mais l'urine altérée et le mucus vésical donnaient lieu, par leur décomposition, à la formation incessante de dépôts phosphatiques, qui finissaient par cohérer, et, étant entraînés dans l'urèthre, occasionnaient des souffrances très-vives. Ce cas donne à réfléchir sur les ressources dont dispose la thérapeutique en pareil cas. Je vais, par conséquent, profiter de l'occasion qui se présente, pour traiter avec vous une question importante qui, envisagée dans toute son étendue, peut être ainsi énoncée :

Lorsqu'avec une pierre de la vessie il existe une affection des reins, jusqu'à quel point et comment cette complication doit-elle modifier les indications opératoires motivées par l'affection calculeuse ?

I. Je dois d'abord vous dire ce que nous devons entendre par *affection des reins*. Le terme est susceptible d'acceptions variées et plus ou moins arbitraires. Il sert à désigner naturellement, en les réunissant, toutes les affections pathologiques que peut présenter le rein. Je vais chercher à classer celles-ci d'une manière sommaire, en vue du sujet qui nous occupe; et, à cet effet, je commence par laisser entièrement de côté les affections malignes, qui ne peuvent aucunement entrer en ligne de compte quand il s'agit d'indications opératoires.

a. Parmi les affections rénales dont nous avons à parler, nous trouvons d'abord certaines altérations chroniques du parenchyme rénal qui sont associées à un état général cachectique, plutôt peut-être à titre d'expression locale que de cause, et qui rentrent dans la catégorie des affections qu'on désigne sous le nom de « maladie de Bright ». Vous savez que les autopsies nous fournissent des exemples d'altérations du rein différant considérablement les unes des autres, sous le rapport de l'aspect et du volume de l'organe ainsi que des modifications histologiques, et qui n'en constituent pas moins des variétés de reins brightiques différant, soit par la nature de l'affection, soit par la période de l'évolution à laquelle celle-ci est parvenue. La plupart de ces altérations rentrent dans les deux catégories suivantes : ou bien il ya le *granular contracted kidney* comme chez notre malade, ou bien le *large smooth, white kidney*[1]. Je ne fais que mentionner une altération beaucoup plus rare, à savoir la dégénérescence lardacée ou *amyloïde* du rein. Or, vous savez que les signes de la maladie de Bright sont, en général, assez clairs et nets pour permettre de reconnaître cette affection à toutes les périodes de son évolution; le degré même de l'altération rénale peut, jusqu'à un certain point, être déterminé par l'examen des symptômes présentés par le malade.

b. Une autre altération, qu'il faut distinguer absolument de la précédente, est celle qui se présente dans les reins qui ont contenu souvent ou pendant longtemps des calculs.

Ces corps étrangers, de faible volume, généralement composés d'acide urique, par leur présence dans les tubes urinifères, à leur embouchure ou dans les

1 Nous reproduisons les termes anglais qui sont employés généralement pour désigner et décrire certains types d'altérations rénales. Le « *granular contracted kydney* » désigne le rein brightique chronique, avec granulations et atrophie. Le « *large smooth, white kidney* » est typique de la forme aiguë de la maladie de Bright.

(*Note du Dr Curtis.*)

calices, sont la cause d'altérations du tissu à un degré proportionnel au volume de ces matières de nouvelle formation et à la durée de leur séjour. On peut rencontrer tous les degrés de l'altération rénale, depuis une inflammation limitée et temporaire de la muqueuse du bassinet, due à la présence d'une quantité considérable de cristaux de formation récente, jusqu'à la destruction presque complète de l'organe en totalité, par suite de l'existence d'un calcul rénal volumineux. Cette condition est heureusement assez rare [1], mais l'autre est très-commune. Je doute qu'un malade puisse rendre de l'acide urique à l'état solide, en quantité considérable, pendant quelques mois, sans qu'il se produise un certain degré d'altération du rein. Il est certain que, pendant la durée de ces phénomènes, on peut constater la présence de globules rouges du sang dans les urines, et l'on peut admettre qu'un malade qui a continué pendant plusieurs années à rendre de temps en temps des calculs uriques, a dû subir une altération permanente des reins plus ou moins accusée.

Il n'existe pas d'autres signes capables d'éclairer le diagnostic en pareil cas. L'état général du malade est souvent très-satisfaisant; il n'y a aucune apparence cachectique, comme dans les affections de la première catégorie (maladie de Bright), dont nous venons de parler. Bien au contraire, bon nombre de

[1] L'un de nous a observé à l'Hôpital des femmes, de New-York, une femme qui mourut d'hémorrhagie rénale et chez laquelle l'autopsie démontra, dans le bassinet du rein gauche, énormément dilaté, la présence d'un calcul aplati, légèrement adhérent et de la grosseur d'une fève de marais (0m02 de long sur 0m015 de large).

ces sujets ont l'air particulièrement robuste et sain. Les urines sont belles, suffisantes en quantité, d'une densité normale, sans albumine, quoique contenant souvent des urates en excès et des globules sanguins; ces derniers, toutefois, en quantité trop peu considérable pour modifier l'aspect de l'urine à l'œil nu. Souvent il existe des douleurs aux régions rénale et sacrée, ainsi que dans les hanches. D'autre part, je vous ai souvent fait remarquer que ces malades sont sujets à présenter des troubles fébriles très-prononcés, à la suite de l'emploi de manœuvres opératoires; et j'ai insisté sur ce fait que le chirurgien doit user de précautions exceptionnelles, lorsqu'il est appelé à traiter des calculeux de cette espèce, quelque robustes qu'ils puissent paraître extérieurement.

c. Au sujet des affections rénales qui nous occupent en ce moment, je dois mentionner le *diabète sucré*. Pour n'avoir pas à y revenir, laissez-moi vous dire dès à présent que, pour les calculeux de cette catégorie comme de celle qui précède qui sont généralement d'un âge avancé, la lithotritie est incontestablement préférable à la taille, à moins toutefois que la pierre ne soit volumineuse. Il est seulement indispensable que le chirurgien ait soin de réduire au minimum l'intervention des instruments et d'agir avec la plus grande douceur. J'ai opéré avec plein succès deux malades qui étaient affectés de diabète sucré à un degré très-prononcé, l'un d'eux pendant le mois dernier; ils étaient tous deux très-impressionnables et disposés à réagir sous l'influence des manœuvres opératoires. Chez un grand nombre des sujets âgés qui sont porteurs de calculs uriques, les reins ont subi depuis fort longtemps une irritation plus ou moins intense due à la formation de petits calculs rénaux et, lorsque cette irritation a atteint un certain degré, toute opération qui peut intéresser la vessie devient très-hasardeuse.

d. La dernière catégorie d'altérations rénales que j'ai à considérer renferme celles qui résultent d'affections susceptibles de faire obstacle à l'émission de l'urine. Ces altérations ne sont pas rares, et leur étude rentre directement dans le sujet qui nous occupe.

Il y a plusieurs années déjà que j'ai décrit le mécanisme qui régit la production de ces lésions. Les principales conditions qui en sont le point de départ sont, en les énumérant dans l'ordre de leur fréquence comme cause : les rétrécissements de l'urèthre, les hypertrophies de la prostate, les calculs volumineux de la vessie, et enfin, plus rarement, l'atonie vésicale. Tout rétrécissement de l'urèthre constitue un obstacle au cours de l'urine et à son émission, à un degré proportionnel à l'étroitesse de la coarctation. L'hypertrophie prostatique prononcée est également une cause d'obstruction, quoiqu'à un degré bien moindre que les rétrécissements. Les calculs de la vessie ont parfois pour résultat de faire obstacle à l'issue des urines; mais cela est exceptionnel, et lorsqu'il en est ainsi, ce résultat dépend de certaines conditions individuelles, telles qu'une situation particulière de la pierre dans la vessie, son volume ou la tendance qu'elle peut avoir à venir se placer sur l'orifice du col vésical.

Ce qui est certain, c'est que dans certains cas de calcul ancien l'autopsie ne révèle, comme résultat de l'obstruction des voies urinaires, que des altérations rénales insignifiantes, tandis que dans d'autres cas du même genre, ces altérations se trouvent être très-prononcées par leur étendue et par leur degré ; mais jamais, notons le fait, on ne voit survenir ces altérations sans avoir été précédées pendant longtemps d'obstacle à l'issue des urines, quel que soit le mécanisme de l'obstruction.

Les lésions dont je veux parler consistent surtout en la dilatation des voies urinaires dans toute leur étendue, en amont du point où siége l'obstacle. Ainsi, dans les cas de rétrécissement uréthral, nous constatons à l'autopsie : la *dilatation de l'urèthre* et de ses canaux excréteurs glandulaires ; [1] des *hernies de la muqueuse* à travers les interstices des faisceaux musculaires de la paroi vésicale, donnant lieu à la formation de *vacuoles* ou compartiments ; [2] la *dilatation des uretères*, des *bassinets* et même du *tissu rénal* avec *atrophie* de celui-ci par compression excentrique ; le rein peut arriver même à n'être plus constitué que par une série de kystes, de telle sorte qu'autrefois on caractérisait cet état, au point de vue anatomo-pathologique, d'après cette apparence kystique [3].

[1] Voyez fig. 19.

[2] Voyez fig. 40.

[3] Voyez *Stricture of the urethra*, par Henry Thompson, 1re édit., pp. 64-70.

Arrêtons un instant notre attention sur les conditions mécaniques de la production de ces transformations si remarquables.

Vous connaissez ce principe d'hydraulique qui veut que les pressions se transmettent par l'intermédiaire des liquides avec une égale intensité dans toutes les directions. Ainsi, si je comprime une poche à parois souples, remplie de liquide, la pression sera égale sur tous les points de la périphérie, et des tubes qui communiquent avec l'intérieur de la poche et qui s'élèvent verticalement de ces deux pôles opposés, donneront issue à des colonnes de liquide qui s'élèveront avec une force égale de chaque côté. Or, qu'est-ce qui doit arriver lorsque cette poche souple et contractile qui s'appelle la vessie vient à lutter contre un obstacle — que celui-ci dépende d'un rétrécissement, d'une hypertrophie prostatique ou d'un calcul ? — Nécessairement l'acte de la miction exige alors un déploiement de force qui dépasse la mesure normale ; le malade fait *effort* pour expulser l'urine, et la force mise en œuvre devient parfois très-considérable si l'obstacle est difficile à vaincre.

Vous saisissez tout de suite que la pression engendrée par les efforts musculaires se transmet non-seulement d'arrière en avant contre l'obstacle, mais également, d'avant en arrière, sur les uretères à leur embouchure dans la vessie. Admettons que chez un sujet bien portant il faille, pour accomplir l'acte de la miction, une pression équivalente à une livre par pouce carré (ce chiffre ne devant servir que pour terme de comparaison); si les voies urinaires sont le siége d'une obstruction quelconque, la pression développée pourra bien être doublée, triplée, quintuplée. De plus, les besoins d'uriner au lieu de survenir, mettons cinq fois dans les vingt-quatre heures et d'être promptement satisfaits, les besoins d'uriner, disons-nous, peuvent se présenter dix ou vingt fois et l'accomplissement de la miction peut, à chaque fois, exiger un temps bien plus long qu'à l'état de santé.

Point n'est besoin de vous expliquer plus longuement les conséquences de ce dérangement fonctionnel ni de vous montrer en détail comment il arrive à la longue — car les embouchures des uretères, en vertu de leur mode d'occlusion, cèdent difficilement à une pression qui s'exerce d'avant en arrière — que chaque effort produit une augmentation de pression qui se transmet le long des uretères, de telle sorte que, la dilatation progressant sans cesse de bas en haut, la pression hydraulique finit par atteindre même le rein: l'atrophie par compression et les phénomènes inflammatoires concomitants en sont le résultat. C'est ainsi que les uretères et les bassinets finissent parfois par constituer de véritables réservoirs supplémentaires de la vessie, de sorte qu'on les trouve remplis d'urine décomposée et ammoniacale. Longtemps déjà avant que les choses en soient arrivées à ce point, il se développe des troubles inflammatoires, ce qui constitue l'état que nous désignons, comme vous savez, sous le nom de *pyélite*.

On a proposé de donner à cet ensemble d'altérations le nom de *néphrite chirurgicale*, désignation réservée par d'autres à la néphrite aiguë suppurée, qui vient parfois terminer la scène dans les cas d'affection invétérée des reins. Le docteur Dickinson avait raison lorsque, devant la Société Médico-Chirurgicale, il proposa l'abandon d'une désignation si peu scientifique que celle-là. Quant à moi, je ne l'emploie jamais, et elle me répugne absolument. Certes cette altération n'a rien de *chirurgical*, si ce n'est que c'est faute d'intervention chirurgicale que les lésions ont pu en arriver là ! Si le secours pouvait seulement être donné au moment opportun, qu'il s'agisse d'un cas de rétrécissement ou d'un calcul, jamais un état comme celui que je viens de décrire n'existerait. A ces altérations pathologiques on pourrait donner le nom de « dilatation mécanique » de l'uretère et du rein, pour donner à entendre qu'elles sont produites principalement, quoique pas entièrement peut-être, par les conditions de dynamique physique que je vous ai décrites.

Et maintenant vous me demanderez quels sont, du vivant du malade, les signes de l'existence de ces altérations. Je vous dirai que je n'en connais pas qui soient pathognomoniques. Déjà, il y a près de trois ans, j'ai dû faire cet aveu, humiliant, suis-je tenté de dire, lorsque devant la « Royal Medical and Chirurgical Society », j'ai fortement insisté sur ce point, dans le but exprès d'y appeler l'attention et l'investigation de mes confrères [1].

[1] J'ai dit alors à ce sujet : « Il faut avouer que nous n'avons pas encore le moyen de reconnaître pendant la vie du malade l'existence de ces altérations. L'albuminurie peut faire défaut, et l'examen microscopique des urines ne décèle pas l'existence de dépôts caractéristiques d'une affec-

Depuis longtemps, Messieurs, je cherche en vain des éléments de diagnostic à l'aide desquels on puisse reconnaître l'existence de la pyélite avec dilatation des organes affectés. Les urines en pareil cas ne sont guère modifiées ; elles sont d'une densité normale, et leur quantité est suffisante ; elles ne sont pas albumineuses, en dehors des cas où il s'y trouve mélangé du pus ou du sang. Ces deux éléments, vous le savez, existent très-communément dans les urines des calculeux dont les reins sont sains ; ils proviennent alors de la vessie, sous l'influence de l'irritation développée par la présence du corps étranger. Dans tous les cas où il existe un calcul vésical ayant dépassé un faible volume, vous trouverez dans l'urine du pus et du sang, et il en sera de même à plus forte raison s'il

tion rénale. L'urine d'un malade calculeux contient souvent du mucus, du pus et du sang, mais il n'est pas toujours possible de déterminer si ces matières proviennent de la vessie (qui est leur source la plus commune lorsqu'il s'agit d'un cas de pierre) ou des organes situés plus haut ; de plus, les cylindres manquent, ainsi que les autres signes pathognomoniques des altérations du parenchyme rénal. Il est de fait qu'il n'est pas rare de voir exister une pyélite invétérée, et même quelquefois une néphrite chronique, avec absence complète de tout symptôme physique ou rationnel..... S'il était possible de reconnaître à temps l'existence de ces complications, on pourrait se demander si en pareil cas il serait indiqué d'intervenir au moyen de la lithotritie, ou s'il ne serait pas plus sage de s'abstenir de toute intervention curative ; car il n'est pas douteux que l'existence de ces altérations ne soit presque aussi sûre de donner lieu à un résultat fatal après la taille qu'après la lithotritie. Or, dans les douze cas que nous considérons en ce moment, ces altérations existaient à titre de complication chez au moins cinq malades ; et, s'il avait été possible de les reconnaître, on aurait pu s'abstenir de toute intervention opératoire, ce qui aurait peut-être permis au malade ainsi traité de vivre un peu plus longtemps, en souffrant beaucoup, il est vrai, pendant le peu de jours qui lui seraient restés. » (*Royal med. and chirurg. Transactions*, vol. Iiii, pp. 136, 137 ; 1870.)

(*Note de Thompson.*)

existe de la cystite quelque peu prononcée ; or, celle-ci ne manque jamais dans les cas de dilatation qui nous occupent.

L'examen microscopique de l'urine ne fournit pas plus de données diagnostiques certaines : l'urine ne contient aucune matière organisée qui puisse se rapporter à la désintégration du parenchyme rénal ; les cylindres manquent également. On ne trouve d'anormal que des globules de pus et des globules rouges du sang ; en un mot, l'examen des urines ne donne aucun renseignement positif. D'autre part, à aucune période de l'affection on ne constate ni hydropisie ni sécheresse habituelle de la peau, et l'état fébrile continu ou rémittent qu'on rencontre souvent peut faire défaut. Il n'y a pas non plus d'amaigrissement ; loin de là, certains de ces malades augmentent de poids. Mais, d'autre part, un tel malade, pour peu que les altérations soient quelque peu avancées, offre toujours un état général débilité ; il est faible et se fatigue promptement — syptômes qui ne peuvent guère servir qu'à prévenir le médecin du peu de résistance physique dont son malade est capable, mais qui, à part ce renseignement, ne fournissent aucune base certaine de diagnostic.

On a cependant prétendu, non sans une apparence de raison, que, le rein étant considérablement altéré, les urines devaient infailliblement contenir une quantité d'urée au-dessous de la moyenne. Au point de vue pratique, il n'en est point ainsi ; malgré l'existence d'une pyélite très-prononcée avec dilatation, l'élimination de l'urée reste *suffisante*. Voilà le fait pratique.

Ainsi, à supposer chaque rein réduit à la moitié de son volume, ces deux demi-reins peuvent très-bien suffire à l'accomplissement de leurs fonctions excrétoires, tant que les besoins et l'activité de l'économie se trouvent être à un taux peu élevé; absolument comme on voit deux moitiés de poumon suffire à l'hématose, dans certaines circonstances favorables au maintien de l'existence sous ces conditions. L'insuffisance de l'élimination de l'urée ne se trahira alors que le jour où le fonctionnement de ces deux moitiés de rein se trouvera être entravé, soit par suite de trouble résultant de l'impression extérieure du froid, soit par suite d'un mouvement inflammatoire propagé aux reins consécutivement à quelque traumatisme opératoire portant sur l'urèthre ou la vessie.

Enfin, en considérant toujours le côté pratique de la question, supposons que j'examine les urines d'un malade pour faire le dosage de l'urée, et que je trouve un chiffre notablement au-dessous de la quantité normale, n'est-il pas vrai que le malade en question devra se trouver sous le coup d'un empoisonnement urémique plus ou moins prononcé, et ne devra-t-il pas présenter à bref délai les signes cliniques de cet état morbide? Et l'absence de ces signes n'est-elle pas la preuve que l'urée continue à être éliminée à un degré suffisant? Dès que les principes constituants de l'urine commencent à être retenus dans le sang, à partir de ce moment, les phénomènes d'empoisonnement sont imminents. En pratique, on ne fait pas grand fonds des seuls résultats de l'analyse chimique des urines. Quand un malade rend en abondance des urines marquant 1018 à 1025 et ne contenant ni cylindres ni albumine, sauf celle qui accompagne le pus et le sang mêlés à l'urine, rien ne nous autorise à supposer qu'il existe une altération invétérée des reins, à moins que d'autres signes ne viennent témoigner de son existence.

Or, jamais je n'entreprends d'opérer un calculeux sans préalablement recourir à l'examen des urines, et, quand je me décide à opérer un malade dont les reins sont manifestement altérés, j'agis en pleine connaissance de cause, parce qu'il est absolument indispensable de tenter à tout hasard une intervention chirurgicale. J'aurai à revenir tout à l'heure sur ce sujet. Je dirai, en attendant, que personne plus que moi n'est prêt à faire bon accueil à toute nouvelle application de l'analyse chimique des urines pouvant apporter des données diagnostiques ; je crains toutefois que, dans l'état actuel de nos connaissances, aucun moyen de ce genre ne puisse éclairer le diagnostic de la « dilatation mécanique » dont nous nous occupons.

On s'est encore demandé s'il ne serait pas possible de reconnaître l'existence de ces altérations à l'aide des données fournies par la palpation ou la percussion. Pour ce qui est de moi, je réponds sans hésitation par la négative. A l'étranger, une voix des plus autorisées s'est déclarée récemment en faveur de la valeur séméiologique réelle de ces signes au point de vue du diagnostic des lésions rénales. Après m'être particulièrement occupé depuis plusieurs années de cette question, je dois exprimer un avis absolument contraire à celui de cet auteur, tout en lui rendant l'hommage qui lui est dû. Depuis longtemps j'ai la conviction que c'est cette lésion des reins qui, plus que toute autre circonstance, nous empêche de diminuer encore la mortalité des opérations motivées par les calculs vésicaux volumineux.

Si, dans un cas donné, je pouvais reconnaître avec certitude qu'un malade portant une pierre volumineuse présentât en même temps l'état de dilatation des uretères et des reins, je lui donnerais le conseil de ne se laisser pratiquer aucune opération, et je me contenterais de faire tout mon possible pour prolonger son existence en palliant, dans la mesure du possible, ses souffrances. Ce programme peut être réalisé jusqu'à un certain point dans ces conditions, et les résultats en sont souvent meilleurs qu'on ne pouvait l'espérer, comme j'ai pu le voir dans quelques cas remarquables. Mais, d'autre part, ces soins palliatifs restent parfois sans effet, et le malade demande avec persistance qu'on lui supprime à tout prix des souffrances devenues intolérables. Dans ces circonstances, pouvons-nous prendre sur nous de lui refuser le secours chirurgical sans forfaire à l'humanité ?

Mais, pour en finir avec ce point, quelle est la valeur réelle des signes obtenus par la palpation et la percussion ?

Tout d'abord, nous avons établi d'une manière incontestable que la sensibilité à la pression de la région rénale peut parfaitement faire défaut, à moins qu'il n'existe une suppuration aiguë, une néphrite aiguë ou un calcul rénal. Vous avez souvent pu voir avec quel soin j'interroge la sensibilité des régions rénales chez nos malades ; vous savez combien cette exploration est facile avec des sujets maigres, et, d'autre part, vous savez combien elle offre de difficultés lorsqu'il s'agit d'un malade très-gras. Or, il ne faudrait pas vous figurer que la maigreur soit la règle chez les malades dont il est question ; au contraire, je vous assure que vous avez le plus souvent affaire à des malades d'un certain embonpoint. Ces malades ont généralement été dans l'inaction depuis un ou deux ans, sans prendre d'exercice musculaire, de sorte que le tissu adipeux a pu s'accumuler ; dans cet état de choses, la palpation ne peut plus guère vous apprendre grand'chose relativement à l'état des uretères.

Il y a plus : quand même il s'agirait d'un sujet maigre, offrant les conditions les plus favorables à ce genre d'exploration, les lésions dont nous nous occupons ne sont pas de nature à se révéler à l'observateur par des signes physiques. Supposons que l'uretère ait atteint les dimensions de l'aorte ou qu'il les ait même dépassées : aurons-nous affaire alors à un tube distendu par des gaz et reconnaissable par la sonorité à la percussion ? ou bien y aura-t-il distention par un liquide avec production de matité sur le parcours de l'organe ?—Evidemment non ; l'uretère, en pareil cas, est à l'état de tube affaissé, à parois minces et souples, quoique donnant passage, il est vrai, à du liquide; mais il vous sera tout aussi difficile de le distinguer par la percussion des organes voisins et de délimiter son contour, qu'il le serait de reconnaître, par le même procédé d'exploration, le plexus lombaire. Cela est également vrai pour le rein lui-même.

Vous pouvez certainement, sans un degré d'habileté extraordinaire, déterminer les dimensions d'un rein augmenté de volume ; mais il est impossible, par les procédés d'exploration physique, de reconnaître et de démontrer l'existence d'une dilatation du bassinet, ou d'une atrophie du parenchyme rénal. Sans doute, vous pourrez avoir des présomptions ; sans doute, vous pourrez parfois deviner avec sagacité ; mais, lorsqu'il s'agit d'un diagnostic dont dépend la vie ou la mort du malade, on ne doit pas se contenter de présomptions, quelques sagaces qu'elles soient. Il y a donc là un champ de recherches qui invite à de nouvelles investigations. Car, je vous l'affirme avec certitude, nous ne possédons pas encore aujourd'hui les moyens de diagnostiquer, d'une manière quelque peu certaine, la pyélite accompagnée de distension mécanique.

II. Je dois maintenant considérer la question du *pronostic* des altérations rénales, dans les cas où il existe un calcul de la vessie que l'on se propose de traiter par une intervention opératoire.

Tout d'abord je vous dirai que lorsque le calcul est de faible volume — gros comme une petite noix — la lithotritie *bien faite* offre peu de dangers, quel que soit l'état des reins. Mais malheureusement la pierre a souvent acquis un volume considérable, et le malade est dans une situation précaire, quoi qu'on fasse ; nous devons alors nous demander quel est le traitement qui va lui donner plus de chances d'amélioration, sinon de guérison.

J'ai opéré au moins trois calculeux qui étaient affectés de maladie de Bright invétérée et manifeste, et chez lesquels les souffrances avaient atteint un degré d'intensité tel que l'opération était ardemment sollicitée. De ces calculs, phosphatiques tous les trois, deux étaient volumineux, le troisième avait des dimensions moyennes. Pour moi, un calcul de *volume moyen* est celui qui offre environ un pouce comme moyenne de ses grands diamètres.

Le premier de ces trois malades était un client du docteur Sharpe, de Norwood; je le soignai en 1865. Je réussis, au moyen des précautions les plus minutieuses, à débarrasser complétement la vessie en huit séances, ce qui apporta au malade un très-grand soulagement. Les urines, quoique assez transparentes, étaient peu denses et albumineuses. Le malade put atteindre le terme de son existence; il vécut encore de neuf à dix mois, je crois, dans des conditions de bien-être relativement très-bonnes.

Le deuxième cas s'est présenté à moi, ici, à l'hôpital, en 1870. J'eus soin de procéder avec infiniment de circonspection. Les séances, au nombre de cinq, durèrent six semaines à cause des frissons intenses, avec état frébile prolongé, qui en furent plusieurs fois le résultat. Le malade sortit de l'hôpital merveilleusement amélioré et débarrassé de tous les symptômes dépendant de la pierre vésicale. Je le revis trois mois après sa sortie, et l'amélioration se maintenait parfaitement. Depuis lors, je n'ai plus eu de ses nouvelles.

Enfin, le dernier de ces trois cas se présenta vers la même époque, également à l'hôpital. L'affection rénale était ici plus avancée qu'elle ne l'était dans le cas précédent. Ce ne fut qu'après bien des sollicitations de sa part que je consentis à lui pratiquer la lithotritie. Je ne pus résister à ses supplications de faire mon possible pour atténuer ses souffrances ; il savait aussi bien que moi qu'une mort inévitable ne pouvait longtemps se faire attendre. En tenant compte de sa pâleur, de son état de débilitation, de l'accélération constante du pouls, il ne pouvait être question un seul instant de lui pratiquer la taille. J'attendis trois semaines avant de porter la main sur lui, dans l'espoir que son état pourrait s'amender un peu par un traitement préparatoire. Cinq séances de lithotritie suffirent à l'enlèvement de la presque totalité du calcul ; mais la cinquième fut suivie de frissons intenses avec vomissements, et le malade succomba en peu de jours.

La taille aurait-elle été applicable dans n'importe lequel des trois cas que je viens de vous rapporter ? Je n'hésite pas à affirmer qu'on ne pouvait, avec la moindre chance de succès, faire subir une opération par l'instrument tranchant à des malades aussi profondément débilités. La lithotritie seulement pouvait offrir quelques chances de guérison, et, grâce à elle, j'ai pu épargner à deux de ces malades les tortures de l'affection calculeuse, ajourner pour eux la terminaison fatale qui était imminente.

Mais, me direz-vous, il s'agissait dans ces cas de « maladie de Bright » confirmée, et vous me demanderez, à bon droit, si les mêmes règles de conduite doivent être appliquées dans un cas de calcul accompagné de pyélite avec dilatation mécanique, à supposer que l'existence de cette complication fût reconnue à l'avance.

A cela je ne peux faire qu'une réponse : tous les malades de ce genre que j'ai vus et chez lesquels l'autopsie a démontré l'existence des altérations rénales en question, tous ces malades, dis-je, présentaient un défaut manifeste de résistance vitale ; tous offraient un état général de débilitation qui m'aurait fait reculer, jusqu'à la dernière extrémité, avant de me résoudre à porter sur eux l'instrument tranchant. Et, tout en convenant que je m'abstiendrais volontiers de la lithotritie comme de la taille, ainsi que je vous l'ai déjà dit, dans les cas où il serait permis de reconnaître l'existence d'une altération invétérée du rein, cependant je crois que, chez quelques-uns de ces malades, j'ai réussi à appliquer avantageusement la lithotritie. Il en a été ainsi pour trois cas compliqués de rétrécissement uréthral étroit et invétéré, et accompagnés, j'en suis convaincu, d'un état de dilatation mécanique considérable des voies urinaires postérieures au rétrécissement. Dans ces cas, j'ai dû maintenir à l'urèthre un calibre suffisant à l'aide de sondes à demeure. Mais ces malades étaient dans un état général tellement misérable que, pour rien au monde, je n'aurais consenti à les tailler, et je crois que tout praticien aurait partagé mes scrupules.

Mais à ces allégations vous pourriez me répondre à bon droit : que faites-vous de cette proposition formulée autrefois par certains chirurgiens, et des plus autorisés : que, dans les cas où il existe une *affection rénale*, il est préférable de recourir à une opération qui supprime le calcul d'*un seul coup* que de vouloir atteindre ce résultat à l'aide d'une méthode, telle que le broiement, qui nécessite l'introduction répétée du brise-pierre, et qui expose le malade à l'irritation prolongée qu'occasionne la présence des fragments calculeux ?

Il y a *aujourd'hui* à répondre à cette objection, que la proposition qui vient d'être énoncée, et qui était vraie incontestablement il y a trente ans, n'est plus vraie maintenant que la valeur relative des deux méthodes opératoires, taille et lithotritie, a été si profondément modifiée. L'opération de la taille avait déjà acquis le degré de perfection qu'elle présente aujourd'hui avant que la lithotritie fût seulement inventée, et elle donnait déjà des résultats aussi beaux que ceux qu'on en a retirés depuis. Mais, par contre, le perfectionnement de la méthode nouvelle, la lithotritie, s'est fait progressivement dans le cours des dernières cinquante années, et jusqu'à ce jour. L'application de cette méthode donne aujourd'hui des résultats meilleurs que ceux d'il y a vingt, ou même dix ans, et c'est pour cela que la proposition ayant trait aux complications rénales qui était parfaitement fondée alors, perd tous les jours de plus en plus sa raison d'être. *Je suis même d'opinion que la règle inverse doit être adoptée pour les cas où le calcul est facile à broyer*. Pour étayer cette assertion, j'ai fait paraître devant vous six témoins irrécusables — j'en aurais facilement produit un plus grand nombre — six malades calculeux qu'il eut été impossible de traiter par la taille. Conduire ces malheureux individus, pâles et affaiblis, à l'amphithéâtre pour leur faire subir la taille, c'eût été les mener à l'abattoir, purement et simplement. De ces six patients, cinq ont pu être sauvés.

Je crois donc que lorsqu'il s'agit d'un calcul même assez volumineux, pourvu qu'il soit de consistance friable, — et notez que, dans ce cas, le calcul est généralement phosphatique et par conséquent friable,— et lorsqu'il existe une altération invétérée des reins avec débilitation générale ; je crois, dis-je, que s'il y a une opération qui puisse offrir quelque chance de succès, c'est la lithotritie ; et je crois que, dans un tel cas, la taille expose à une mort certaine. Le choix reste donc fixé entre la lithotritie et un traitement palliatif. Si, d'autre part, le calcul n'est pas de nature à être facilement broyé, il faut choisir entre la taille et le traitement palliatif, et peut-être ce dernier doit-il être préféré.

Mais il est impossible de perdre de vue un élément important de cette discussion, et il y aurait affectation de ma part à vouloir le passer sous silence. Quand je pèse devant vous la valeur de la lithotritie, il va sans dire que je n'entends parler que de la lithotritie soigneusement pratiquée par une main habile et expérimentée. En dehors de ces conditions, mieux vaut assurément la taille. Notez qu'il n'est pas possible de comparer entre elles les deux méthodes rivales, comme nous pourrions comparer entre elles certaines autres opérations — deux procédés d'amputation de jambe par exemple. Et il ne faut pas se dissimuler ce fait, à savoir, que deux chirurgiens expérimentés peuvent retirer de la taille des résultats sensiblement les mêmes à la longue, tandis que la lithotritie pourra, entre leurs mains respectives, donner des résultats absolument dissemblables, et constituer en réalité des méthodes opératoires qui n'ont de commun que le nom. C'est ainsi qu'un jeune chirurgien qui commence sa carrière pourra très-bien pratiquer admirablement une taille latéralisée des plus réussies, tandis qu'il lui faudra une expérience consommée pour arriver à bien faire la lithotritie. Il est donc impossible de comparer entre elles les deux méthodes, ou de déterminer leur valeur respective, sans tenir compte de cet élément de la question.

A vous qui êtes ici en qualité d'élèves, je vous conseille d'opter plutôt pour la taille que pour la lithotritie dans les cas douteux ou difficiles qui pourront se présenter dans votre clientèle, alors que vous en serez à vos débuts ; et cela dans tous les cas, sauf ceux où le calcul sera de très-faible volume, jusqu'à ce que vous ayez acquis une certaine habileté dans le maniement du brise-pierre. Ne vous hasardez pas à entreprendre la lithotritie, pour les calculs un peu gros, avant d'avoir pu acquérir un certain degré d'expérience en broyant de petites pierres.

Messieurs, de quelque côté que nous envisagions ces questions si importantes, il s'en dégage toujours une considération capitale, un enseignement de premier ordre, que voici :

Efforcez-vous de reconnaître de bonne heure la présence des calculs vésicaux; quand la pierre n'est pas reconnue avant d'avoir acquis un volume considérable, c'est qu'il y a eu *faute commise.*

Quand le calcul est petit, il peut être broyé en une ou deux séances au plus, et presque sans danger. L'indication de la taille est alors supprimée, et l'état des reins ne saurait guère causer d'inquiétude. Jamais encore je n'ai perdu de malade dont le calcul ait pu être reconnu et broyé alors que ses dimensions étaient encore faibles, et je compte ne jamais en perdre dans ces conditions.

DOUZIÈME LEÇON.

AVENIR DE LA CHIRURGIE OPÉRATOIRE DANS LE TRAITEMENT DES CALCULS VÉSICAUX [1].

(8 Novembre 1873.)

Messieurs,

Le titre que j'ai choisi pourrait, de prime abord, vous donner à penser que cette façon d'envisager le sujet est plutôt spéculative que pratique. Détrompez-vous. Mon but est au contraire essentiellement pratique, ainsi que j'espère vous en convaincre avant la fin même de ce discours.

Il n'est pas conforme à l'usage, j'en conviens, de

[1] Cette leçon ne figure pas plus que la précédente dans la dernière édition anglaise. Elle a été prononcée, sous forme de discours académique, devant la « Midland Medical Society » par Sir Henry Thompson, qui a bien voulu nous la transmettre sur les épreuves du journal « The Lancet ».

commencer l'étude d'une opération chirurgicale par se demander ce que l'avenir lui réserve. Habituellement, vous le savez, on débute par un résumé des auteurs anciens. On mentionne d'abord les allusions qu'Hippocrate et Galien ont pu faire sur la matière. Si les Pères de la médecine sont muets à cet endroit, on en prend acte également. Puis, après une excursion dans le domaine de la médecine arabe, on interroge les auteurs de la Renaissance : Ambroise Paré, Richard Wiseman et tant d'autres, et l'on arrive enfin, d'étape en étape, jusqu'à la période contemporaine.

Cette méthode, quelqu'intéressante et instructive qu'elle soit, n'est pas celle que j'ai l'intention de suivre ce soir. Je me propose nettement d'interroger l'avenir, non le passé. Et j'agis ainsi parce qu'à mon sens, le point auquel nous sommes arrivés dans l'histoire du traitement chirurgical des calculs vésicaux nous autorise pleinement à le faire. Prévoir ou prédire — l'expression force peut-être un peu ma pensée — est toujours possible, dans une certaine mesure, lorsque nous sommes suffisamment édifiés sur la nature de l'objet de nos prédictions et sur toutes les données qui s'y rattachent. Or, je doute qu'il y ait, en chirurgie, un sujet auquel ce raisonnement soit plus spécialement applicable qu'à celui que je viens traiter aujourd'hui devant vous.

Et d'abord, je le déclare hardiment, ma conviction actuelle est que la pierre dans la vessie constitue une affection qui, comme beaucoup d'autres, doit un jour disparaître du rang des misères humaines. Cette grave maladie qui, durant vingt siècles, a mis à l'épreuve l'habileté de tant de générations chirurgicales et suscité des milliers d'écrits ; cette cruelle affection, redoutée entre toutes par l'humanité qui, de temps immémorial, lui a payé un si large tribut de souffrances, disparaîtra cependant, j'en suis convaincu, du moins, avec son lugubre cortége de douleurs et de dangers.

De tout temps, les plus belles conquêtes de notre art furent celles qui se signalèrent, non-seulement par la guérison, mais encore par la prophylaxie et l'extinction des maladies humaines. J'en pourrais nommer de ces affections, que dis-je, de ces véritables fléaux qui, comme vous savez, n'existent plus aujourd'hui, grâce à la médecine scientifique. La peste, à de très-rares exceptions près, n'est plus pour l'Europe, et depuis longtemps, qu'un souvenir historique. La petite vérole, à l'heure actuelle, est tout simplement un anachronisme qui n'a plus ni droit ni raison d'être, et dont les apparitions sont le juste châtiment de la stupidité ou de l'ignorance. J'irai plus loin : la fièvre typhoïde et les autres exanthèmes fébriles sont destinés au même sort, et n'attendent, pour devenir choses du passé, que les efforts de l'intelligence et de l'initiative de l'homme. Le choléra lui-même, je suis sûr que vous êtes de mon avis, doit également nous céder le terrain. Et de fait, il est impossible qu'il en soit autrement.

La gloire de toutes ces conquêtes revient à la « Médecine » proprement dite, quoique je proteste contre cet étrange divorce des deux branches de l'art dont l'une ne peut jamais être exercée à l'exclusion de l'autre, ainsi que j'aurai l'occasion, chemin faisant, de vous en donner la preuve. Quant à présent, il faut bien l'avouer, la « Chirurgie » a moins fait pour l'extinction des maladies que pour leur guérison et leur réparation. Aujourd'hui, permettez-moi d'inscrire à l'actif de la Science chirurgicale et de revendiquer en son nom personnel l'accomplissement du grand œuvre dont je viens vous entretenir.

Toutefois, avant d'agiter cette question d'avenir, il est nécessaire d'esquisser brièvement l'état de la pratique chirurgicale de notre siècle relativement aux calculs vésicaux.

Il y a cinquante ans, tout homme porteur d'une pierre dans la vessie ne pouvait compter que sur le couteau du chirurgien. L'art n'avait au service de cette infortune qu'une opération sanglante, dont tout le monde s'accorde à reconnaître la gravité chez l'adulte et l'extrême danger chez le vieillard.

A cette époque (1822), Civiale, en présence de l'Académie de Paris, réussit à broyer et à extraire les calculs de deux malades, à l'aide d'instruments introduits dans la vessie par l'urèthre. La méthode, généralement connue sous le nom de *Lithotritie*, a subi depuis lors des développements et des améliorations qui l'ont réellement transformée, et en ont fait la belle opération qui se pratique de nos jours.

Selon toute probabilité, durant les vingt premières années de son entrée dans la pratique, la lithotritie en voie d'évolution fit monter le chiffre de la mortalité parmi les calculeux : résultat inévitable de l'abandon d'un mode opératoire perfectionné depuis des siècles par la main des maîtres, en faveur d'un procédé nouveau, absolument différent de l'ancien, et devant lequel les chirurgiens surpris se trouvaient tous égaux en inexpérience.

Néanmoins la méthode survécut, les hommes eurent foi en son avenir.

Quelque barbares que puissent vous paraître les instruments primitivement employés — et il y aurait vraiment de la barbarie à s'en servir de nos jours — ce n'en furent pas moins les premières ébauches livrées aux perfectionnements de l'avenir. Lentement et par degrés, l'appareil contemporain si voisin de la perfection, l'outil si léger — j'allais dire si agile — et pourtant si puissant, de l'arsenal moderne, naquit, après des recherches et des tâtonnements sans nombre, de ces lourdes et grossières machines qui, durant des années, furent introduites avec plus de brutalité que d'adresse dans la vessie des patients. Les encouragements de la statistique suivirent pas à pas les améliorations de l'outillage.

Cependant les incrédules de la nouvelle-méthode, — et je conçois très-bien qu'il y en eût, — cherchaient à modifier l'incision vésicale de façon à la rendre moins dangereuse, quoique suffisante pour l'extraction des petites pierres, les seules dont les chirurgiens osassent tenter la cure par la lithotritie. De là naquirent les opérations bilatérale et médiane ordinaire, sans compter cette subtilité opératoire connue sous le nom de « taille pré-rectale », et quelques autres écarts sans importance du vieux sentier battu.

Au demeurant, tant que l'anatomie restera la même, nous pourrons difficilement compter sur de sérieux perfectionnements dans le trajet qui conduit à la vessie par les deux seules routes praticables : les régions sus et sous-pubiennes. Qui de nous n'a rémué ce grand problème, aussi bien dans le silence de la nuit que durant les labeurs de la journée, à la salle d'amphithéâtre? Combien longue est la phalange des adeptes de notre art qui ont consacré le meilleur de leurs forces à faire avancer d'un pas, quelque petit qu'il fût, le manuel de la lithotomie : qui cherchant à mieux atteindre ce canal, qui à ménager ce vaisseau, qui à léser le moins possible cette glande !

Eh bien! quel a été le verdict de l'expérience sur le fond de toutes ces innovations proposées à l'opération classique, à la taille latérale? — Ecoutez, Messieurs, la conclusion à laquelle est arrivé mon ami Mr. Cadge, de Norwich, après une longue et minutieuse analyse des résultats obtenus dans cette ville à l'aide de l'opération médiane : « Mon expérience actuelle m'en-
« seigne que la taille médiane convient avantageuse-
« ment aux seules pierres qui n'offrent qu'un petit vo-
« lume .... Au-delà de cette limite, la route devient
« hérissée d'épines et semée d'écueils, etc. »[1]

Ce jugement est précisément celui que j'ai déjà porté dans une de mes leçons cliniques. Je vois qu'il reçoit l'assentiment de tous les chirurgiens qui se livrent à l'étude comparative des faits, et, dans le

[1] *De la taille médiane.* — Travail manuscrit lu à l'Assemblée annuelle de l'Association Médicale anglaise. Londres, 1873.

groupe, je comprends nombre d'opérateurs étrangers, hommes de talent et d'expérience, avec lesquels j'ai eu récemment l'avantage de conférer sur cette matière.

J'arrive maintenant à ce que la lithotritie de nos jours est capable d'accomplir. Mais auparavant, je dois vous dire un mot sur les différentes statistiques relatives aux opérations de pierre.

Nous voyons encore quelques personnes persister à produire des résultats numériques dans lesquels les cas d'adultes et les cas d'enfants se trouvent indistinctement réunis. Une pareille façon d'agir est éminemment trompeuse ; quand elle n'est pas le fait d'une pure inadvertance, elle ne saurait prouver que deux choses : ou bien une ignorance complète de la différence des dangers inhérents aux deux catégories de cas ; ou bien l'intention d'exhiber quand même une faible mortalité, en mêlant dans la plus large proportion possible des cas d'enfant à des cas d'adulte.

Dans l'intérêt de la vérité, dans l'intérêt de toute discussion honnête, il est indispensable de séparer les calculs antérieurs à la puberté de ceux qui surviennent après cette époque[1].

La lithotomie pratiquée avant la puberté est, au vu

[1] Cheselden signale l'importance qu'il y a de toujours mentionner l'âge des opérés, et il joint l'exemple au précepte dans la statistique de 213 cas qu'il a publiée. Sur ce nombre : 167 avaient moins de vingt ans ; 14 seulement avaient dépassé cinquante ans, et, parmi ces derniers, 6 succombèrent (Cheselden's Anatomy, 5e édition, page 322-323. 1740). La série si connue de Martineau, avec 2 morts sur 84 cas, contient 34 cas au-dessous de quatorze ans, et 5 cas de femmes ; 11 cas seulement étaient au-dessus de soixante ans. (*Note de Thompson.*)

et au su de tout le monde, une opération relativemen bénigne, donnant à peu près un mort sur seize. Che l'adulte, la part de l'aléa est toujours beaucoup plu large. En moyenne, la pratique des meilleurs lithoto mistes (qui opéraient constamment par la taille, e jamais par la lithotritie, détail très-important à con signer) fournit environ un mort sur six cas, depui l'époque de la puberté jusqu'à l'âge de 58 ans [1] ; et u mort sur trois et demi, depuis 58 jusqu'à 80 ans [2].

Chez l'adulte, en effet, les conditions sont entière ment différentes de celles que présente l'enfant don les organes sexuels, encore à l'état rudimentaire, son dénués de toutes ces sympathies subtiles et complexe qui doivent relier plus tard l'appareil reproducteur l'organisme tout entier. Or, ce sont précisément ce phénomènes réflexes qui exercent, chez l'adulte, un influence si grande, et provoquent ces troubles parfoi menaçants que nous désignons sous le nom de fièvr uréthrale et que nous ne rencontrons jamais, ou pres que jamais, chez la femme ni chez l'enfant.

Je ne m'arrrêterai pas davantage aujourd'hui su ce sujet; mais, de grâce, tenez pour non avenus tou les tableaux numériques dans lesquels les deux caté gories d'opérés ne sont pas franchement séparées.

Je n'envisagerai ce soir que le côté le plus impor tant de notre sujet : la pierre dans la vessie de l'homm adulte. Bien que la méthode du broiement ne doi

[1] Série de 528 opérations de taille. (*Note de Thompson.*)

[2] Série de 271 opérations. Voyez l'ouvrage de l'auteur : « Lithotom and Lithotrity, » 2e édition. page 142. (*Note de Thompson*).

pas être absolument bannie de la chirurgie infantile, qu'elle puisse même parfaitement convenir aux jeunes calculeux porteurs de très-petites concrétions, il reste bien convenu que ce que je dirai de la lithotritie ne concerne que l'adulte, et nécessairement l'adulte déjà avancé en âge.

Poursuivons notre étude. Voici, Messieurs, quatre casiers extraits de mon cabinet et qui contiennent environ 200 calculs opérés par la lithotritie. L'âge moyen de ces 200 cas dépasse soixante ans : il n'y en a qu'un très-petit nombre au-dessous de quarante ; la plupart oscillent entre soixante et dix et quatre-vingts ans. Pour être exact, j'ajouterai qu'un de ces tiroirs renferme 63 pierres plutôt petites que grosses; deux autres contiennent 90 pierres de moyenne grosseur; le quatrième nous offre 35 concrétions d'un volume un peu supérieur à la moyenne. J'aurais pu vous en apporter un bien plus grand nombre, mais ceux-ci suffiront amplement à ma démonstration, car ils contiennent plusieurs remarquables spécimens.

Quel est le but que nous nous proposons d'atteindre? — Réduire la pierre en fragments assez petits pour qu'ils puissent aisément franchir l'urèthre, et opérer cette fragmentation à l'aide du plus léger traumatisme possible. En appliquant la force à la pierre, notre préoccupation constante doit être de n'infliger aucune injure au canal délicat que nous avons à traverser, non plus qu'à l'organe d'une sensibilité si exquise dans lequel réside la concrétion. De plus, cette force doit être appliquée de telle façon que les fragments produits n'occasionnent que le minimum d'irritation. En fait, nous n'avons à redouter dans la lithotritie que deux ordres de dangers : la blessure des parties molles par les instruments, la blessure de ces mêmes parties par les éclats anguleux et tranchants qui résultent de la manœuvre.

Lorsque, dans l'appareil instrumental, la possibilité de nuire aura été réduite à sa plus faible expression ; quand nous aurons appris à faire des fragments qui irritent le moins possible, alors, Messieurs, nous serons arrivés à la perfection. C'est dans cet ordre d'idées que je me suis toujours appliqué à restreindre et à simplifier mon outillage, et que j'ai banni de ma pratique les injections préliminaires d'une manière absolue, et les lavages consécutifs chaque fois que j'ai pu m'en dispenser.

Jusqu'à quel point avons-nous résolu le problème ? — Quant aux calculs qui ne dépassent pas un certain volume, je réponds : Parfaitement ! Que la pierre soit composée d'acide urique, de phosphates ou d'oxalate de chaux, si elle n'excède pas certaines limites de poids et de volume ; je veux dire si elle n'est pas plus grosse qu'une noisette, par exemple, nous pouvons garantir la perfection dans le résultat.

J'appelle votre attention sur ce casier. Les 63 pierres qu'il renferme proviennent de malades dont l'âge moyen, permettez-moi de vous le rappeler, dépasse soixante ans.

Il n'y a pas une seule mort parmi ces cas. Aucune de ces pierres, en effet, ne dépasse le volume dont je viens de vous parler. Je puis affimer n'avoir pas eu encore une seule mort à la suite de la lithotritie pratiquée pour des calculs de grosseur égale ou inférieure à celle de ces échantillons. Et, de fait, il n'y a pas de raison de s'attendre à autre chose qu'au succès avec ces concrétions qui n'exigent, pour être broyées, que deux ou trois séances, pourvu que l'on ait la précaution d'agir avec la plus grande douceur.

Jusque-là donc le problème est résolu, et victorieusement résolu.

C'est une autre affaire lorsque le calcul, excédant de beaucoup le volume précité, exige pour son extraction, non plus deux, mais cinq séances ; et *à fortiori* le péril ne fait qu'augmenter lorsque le nombre d'opérations doit forcément s'élever à huit ou dix.

Les deux tiroirs suivants nous offrent environ 100 pierres de moyenne grosseur. Avec un pareil volume, qui égale approximativement celui d'une amande revêtue de sa coque, les résultats sont encore excellents, bien supérieurs à ceux que donne la taille ; mais le succès n'est pas assuré comme précédemment. Ainsi, nous avons déjà à enregistrer une certaine proportion de morts : environ 1 sur 12 ou 13 cas.

Enfin, dans le dernier tiroir où se trouvent réunies les plus grosses concrétions, la mortalité monte encore : elle oscille entre 1 sur 8 et 1 sur 12.

Il est fort possible que, parmi les pierres de cette dernière catégorie, un certain nombre eussent été plus convenablement traitées par la taille. Nul n'est infaillible, Messieurs, et il faut toujours faire la part des erreurs de jugement. Celui-là est le plus sage qui prend bonne note de ses erreurs, lorsqu'il lui arrive d'en commettre, et les transforme ainsi en autant d'enseignements pour l'avenir. A quoi j'ajouterai que la lumière qui se dégage toujours du fait accompli facilite singulièrement l'intuition de la conduite qu'il eût mieux valu suivre.

Il doit donc y avoir un certain nombre de cas dans lesquels le choix du procédé opératoire tient à la plus légère circonstance. Large est en effet la mitoyenneté territoriale (passez-moi le mot) entre les deux opérations. Nul homme, quelle que soit son expérience, ne peut tirer entre elles une ligne rigide et inextensible, puis dire : « Ici sont les circonstances qui commandent la lithotritie ; là sont les conditions qui rendent la taille obligatoire » . La ligne frontière est souvent plus large que je ne le voudrais, et nous ne rencontrons que trop de cas dans lesquels il est impossible d'établir nettement d'avance l'opportunité de l'une ou de l'autre des deux méthodes. Tellepierre, juste assez grosse pour être broyée, n'excédant pas, du moins, des dimensions compatibles avec la lithotritie, peut loger dans une vessie qui supporterait bravement une demi-douzaine de séances. D'autre part, le broiement du même calcul chez un sujet nerveux, irritable et épuisé, constituera une réquisition au-dessus des forces de l'organisme.

Je n'affirme pas le fait, j'en constate seulement la possibilité. Après tout, en effet, le robuste gentilhomme campagnard « qui de sa vie n'a pas gardé le lit un seul jour », qui a ignoré ce que c'est que d'être malade jusqu'au moment où il a été atteint de la pierre, supporte souvent moins bien que personne la réclusion et les provocations plogistiques. Tandis que le patient qui ne vient à vous que contraint par la douleur et tremblant d'avance sur les suites possibles de votre intervention, devient au contraire un sujet d'élite et vous étonne par ses heureuses dispositions organiques. Il est donc, je le répète, parfois bien difficile de statuer d'avance.

Que conclure, Messieurs? — C'est que le seul moyen de traiter victorieusement la pierre consiste à l'attaquer lorsqu'elle est encore petite; et comme, dans ces conditions, le succès est certain — ainsi que je pense l'avoir péremptoirement établi — il s'ensuit que :

Le diagnostic de la présence et des dimensions d'une pierre dans la vessie est d'une importance capitale pour le traitement des affections calculeuses.

Je mets en fait qu'il n'est pas moins important de savoir trouver une pierre quand elle est petite, et d'en bien déterminer le volume, que d'opérer ensuite avec habileté. Je serais même tenté d'aller plus loin — si je ne me trompe, vous serez bientôt de mon avis — et de dire que le diagnostic, tel que je l'envisage, l'emporte comme valeur sur l'habileté opératoire. Non, vous ne me taxerez pas d'exagération quand je dirai que pour le bien des calculeux en général et pour l'avenir de la lithotritie, je préférerais d'habiles diagnosticiens à d'experts opérateurs.... si je ne pouvais avoir les deux. Effectivement, le secret du progrès réside aujourd'hui dans la précocité du diagnostic; car, quel est le chirurgien vraiment digne de ce nom qui, avec une dose moyenne d'expérience, échouera dans le broiement d'une concrétion réellement petite ?

Vous le voyez, c'est la lithotritie qui a mis la précision du diagnostic à l'ordre du jour. Lorsqu'il n'y avait qu'un seul moyen d'extraire la pierre ; quand il fallait, pour tous les calculs indistinctement, couper depuis le périnée jusqu'à la vessie, la question de volume était absolument indifférente ; il suffisait que la présence du corps étranger fut bien et dûment constatée. Qu'importait au lithotomiste que le calcul fut mûral, urique ou phosphatique ? Quel intérêt avait-il à savoir si la pierre était facile ou difficile à broyer, ou même complétement réfractaire à l'écrasement ?

Eh bien ! il n'y a aucune difficulté réelle à porter ce diagnostic d'urgence dont je parle. Rien n'est au contraire plus facile, ainsi que je me propose de vous le démontrer, moyennant que l'on suive la bonne méthode. Si vous voulez bien, pour le moment, me croire sur parole, et considérer d'autre part l'incomparable bénignité, déjà prouvée, de la lithotritie, nous arrivons logiquement à ce corollaire :

La taille doit, dans l'avenir, être définitivement rejetée du traitement de tous les calculs petits et moyens.

Voilà assurément un fait sur lequel l'attention des praticiens ne s'est pas encore, selon moi, suffisamment fixée. Nous en pouvons conclure, en effet, que tous les perfectionnements poursuivis depuis un demi-siècle en vue de l'extraction des petites pierres sont complétement dépourvus d'intérêt parce qu'ils manquent absolument d'à-propos. Désormais, pour les petits calculs, nous n'avons que faire d'une opération sanglante. Les 63 pierres de ce tiroir, recueillies exclusivement sur des sujets avancés en âge, et sans avoir donné lieu à une seule mort, peuvent défier, j'ose le dire, toutes les opérations de tailles passées, présentes et futures.

Mais, m'objectera-t-on, il est certaines circonstances exceptionnelles susceptibles, malgré l'exiguité de la pierre, de contr'indiquer la lithotritie. Une étroite angustie uréthrale, par exemple, peut empêcher l'introduction d'un lithotrite dans le réservoir urinaire... Messieurs, je ne nierai pas la chose, mais je n'ai pas encore assez vécu pour la rencontrer une seule fois. Durant ces dernières années, j'ai bien eu à broyer de petites pierres chez des malades affectés de rétrécissements très-étroits, mais voici comment j'ai procédé :

Rien de plus facile que de dilater temporairement une stricture quelconque, à l'aide d'une sonde en gomme laissée à demeure dans l'urèthre pendant un nombre suffisant de jours. Or, c'est ce que j'ai fait et avec les meilleurs résultats dans mes salles à « University College Hospital ». Je place à demeure une fine bougie flexible, et lorsque, après quelques jours, j'ai obtenu un canal n° 9 environ, j'endors le malade, je retire la sonde, je passe un petit lithotrite, je broie la pierre, j'en ramène les débris, et je remets ma sonde en place. Au bout de trois jours, en moyenne, je recommence la même manœuvre, et ainsi de suite, jusqu'à ce qu'il ne reste plus rien.

De cette façon, l'on n'éprouve aucune difficulté à

venir à bout d'une petite pierre, quelque rebelle que soit le rétrécissement. Néanmoins, de pareils cas sont heureusement fort rares. Mais en pareille occurrence, le procédé que je viens de vous esquisser est généralement préférable à la taille, toujours, je le répète, s'il s'agit d'une petite concrétion.

Cela posé, et la lithotritie pouvant nous garantir le succès jusqu'aux calculs de moyenne grosseur, il s'ensuit que *deux* desiderata — pas un de plus, pas un de moins — nous séparent de la perfection dans la solution pratique du grand problème que je discute.

1° Inventer le meilleur procédé pour extraire les grosses pierres ;

2° Trouver la meilleure méthode pour découvrir les petites.

Mon intention n'est point de discuter longuement ce soir la première question, le temps ne me le permettrait pas. Je prendrai sur moi de dire que, dans la majorité des cas, la supériorité appartient vraisemblablement à l'opération latérale. D'ailleurs la question n'est pas nouvelle, et nous n'avons que faire de l'agiter de nouveau en ce moment.

Mais la seconde, je le déclare, a tout le mérite de la nouveauté. Quelque étrange que puisse vous paraître ce langage, je vous répéterai que le diagnostic précoce de la pierre n'a pas encore fixé l'attention des praticiens d'une façon adéquate à sa suprême importance. Il m'arrive maintes et maintes fois de rencontrer dans la vessie des gens, de petites concrétions jusque-là passées inaperçues. Et ce disant, je n'entends blâmer personne, car les symptômes de l'affection calculeuse au début, autrement dit, les signes qui révèlent la présence d'une petite pierre, n'ont pas été suffisamment étudiés et enseignés; et, d'un autre côté, l'extrême importance de ce diagnostic précoce ne date que du jour où l'efficacité de la lithotritie appliquée aux productions calcaires récentes a été péremptoirement démontrée.

Oui, Messieurs, assistant un jour comme témoin au sondage d'un malade, je pus entendre exposer à peu près en ces termes le résultat de l'exploration : « Je suis heureux de vous apprendre qu'il n'y a rien de considérable dans votre vessie ; à la rigueur il pourrait bien y avoir une petite pierre, mais, somme toute, vous n'avez rien de considérable dans l'organe ; tout est donc pour le mieux. »

Ainsi le patient était congratulé de ne pas avoir une pierre aussi grosse qu'un œuf de poule !

Mais admettez qu'il y eut dans le corps de cet homme un dépôt calcaire du volume d'une fève, je dis qu'actuellement la découverte en serait plus importante que celle d'un énorme calcul. Pourquoi ? — Parce que, pour les grosses pierres, nous n'avons qu'un seul expédient, et dont l'issue est douteuse ; au lieu que, si nous découvrons le corps étranger avant qu'il ait atteint certaines dimensions, nous sommes sûrs de sauver le malade.

Voilà le fait-principe dont l'importance défie toute exagération, et qui seul peut et doit nous conduire, si nous en suivons les enseignements, vers le but dont j'ai l'honneur de vous entretenir : l'extinction de la maladie calculeuse chez l'adulte.

Quels sont donc les moyens pratiques de découvrir la pierre à son début? Comment s'assurer de sa présence, lorsqu'elle n'offre encore que de petites dimensions?

Considérons d'abord l'examen par la sonde.

Il est de toute nécessité d'employer une sonde légère, qui puisse être facilement tournée dans la vessie et dans l'urèthre. Il n'y a qu'un mouvement délicat et rapide qui soit capable de tirer une note perceptible ou une sensation de contact, d'un corps aussi petit qu'un pois logé dans l'intérieur de la vessie. Voilà pourquoi il est avantageux de se servir d'un instrument que l'on puisse rouler aisément entre le pouce et l'index, et dont la manœuvre n'exige en aucune façon l'intervention du poignet ou du bras. Pour le même motif, le talon de la sonde devra être cylindrique, semblable, aux dimensions près, à l'armature que j'ai donnée à mon lithotrite et dont le modèle, largement répandu en Angleterre, est aujourd'hui presque universellement adopté à l'étranger [1]. De plus, le bec de l'instrument

[1] Ce n'est pas seulement le lithotrite, c'est aussi la sonde exploratrice de l'Auteur, qui tend de plus en plus, comme toutes les inventions vraiment utiles, à se répandre dans la pratique chirurgicale universelle.

Nous lisons, en effet, dans le compte-rendu d'une récente séance de la Société de chirurgie de Paris :

« M. Dolbeau présente un instrument *nouveau* qu'il emploie dans la « pratique chirurgicale des voies urinaires. C'est une sonde exploratrice « munie d'un robinet et dont la courbure a les qualités des courbures « brusques. Ce cathéter, dont l'introduction est facile, a sur les autres « l'avantage de donner une sensation plus nette des calculs contre lesquels il vient se heurter et a des qualités de son qu'on ne rencontre pas « ailleurs. M. Dolbeau examinant un malade de son service, porteur de doit être très-court, afin de pouvoir tourner avec facilité dans tous les sens.

Pour la recherche d'une petite pierre, il est bon que la vessie soit vide ou presque vide. Je préfère que le malade ait uriné quelques minutes avant que je le sonde ; en tout cas je m'abstiens systématiquement de toute espèce d'injection ou autres préliminaires semblables dont l'effet ne peut tendre qu'à nous faire manquer notre but.

Le patient étant alors placé dans le décubitus dorsal, le siége un peu relevé, si vous faites doucement glisser l'instrument dans l'urèthre, pour si petite que soit la pierre, vous avez cinq chances contre une d'en frôler la surface avec le bec de la sonde au moment où vous franchirez le col de la vessie. La sensation ne saurait échapper quand l'instrument, conduit avec légèreté, est soutenu seulement entre le pouce et l'index ; mais si l'on pousse du bras ou du poignet, un aussi léger frottement peut fort bien passer inaperçu. — Si vous ne trouvez rien, faites exécuter à la sonde deux ou trois rapides demi-tours à droite et à gauche ; et, si cette manœuvre reste encore sans résultat, abaissez un peu le talon de l'instrument, de manière à pouvoir en tourner le bec en bas, tout près du col de la vessie, et de rechef, imprimez-lui deux ou trois mouvements

« concrétions phosphatiques, ne percevait pas le bruit de collision pro-
« duit par une sonde ordinaire, tandis qu'il l'entendait très-nettement
« avec cet instrument..... M. Guyon se joint à M. Dolbeau pour recom-
« mander ce *nouvel* instrument aux chirurgiens. »

Suit un dessin représentant une sonde à *petite courbure* et à *talon cylindrique*. Le comparer à notre figure 34.

Il serait difficile d'enregistrer de plus honorables adhésions à l'enseignement et à la pratique de Sir Henry Thompson.

semblables. C'est là que, dans une vessie presque vide, vous trouverez la pierre, s'il y en a une, et c'est aussi de cette manière que vous découvrirez le dernier petit fragment dans un cas de lithotritie.

Jetez maintenant les yeux sur les lourdes et grosses sondes d'autrefois ; voyez la grande et longue courbure qui les termine, semblable, ou à peu près, à celle d'un cathéter ordinaire. Sans doute, avec un pareil outil, vous pourrez trouver une grosse pierre ; mais une petite, jamais, à moins d'un hasard. Plusieurs fois, tant à Londres qu'à Paris, j'ai démontré la présence d'un petit calcul ou d'un débris moins volumineux qu'un pois, en faisant sonner le corps étranger au moyen de ma petite sonde à poignée cylindrique ; puis, engageant mon lithotrite à la place même où je venais de produire le choc, j'ai ramené la preuve, je veux dire la concrétion toute entière, au bout de mon instrument.

Veuillez bien, Messieurs, ne pas voir dans mes paroles la vaine apologie de ma propre dextérité — car l'argument se retournerait précisément contre ma thèse — mais plutôt la démonstration matérielle de ce qu'il nous est possible de faire, à vous aussi bien qu'à moi, pourvu que nous procédions à la recherche des petits calculs avec une bonne méthode et de bons instruments. S'il en était autrement, je quitterais cette tribune, je renoncerais à soutenir plus longtemps la cause de la lithotritie, car une telle opération est sans valeur si elle n'est point capable d'éliminer un calcul tout entier. Si lithotritie ne veut dire que broiement et non pas aussi certitude de l'extraction du dernier débris, alors pratiquons la taille, et rien que la taille.

Mais rassurez-vous, la lithotritie est complétement à la hauteur de sa tâche, dix-neuf fois sur vingt. Je ne dis pas que de loin en loin un cas ne puisse se présenter dans lequel le dernier fragment, se dérobant à vos recherches, vous cause quelque ennui. Dans toute opération, si parfaite soit-elle, un contre-temps peut toujours surgir ; mais j'affirme qu'il est très-rare de manquer le dernier débris, à condition qu'on le cherche dans une vessie vide et avec un brise-pierre pareil à celui-ci ; ce qui peut se faire sans le moindre danger pour les organes. Inutile, bien entendu, de procéder à cette investigation dans trois ou quatre onces d'eau ; ce serait « chercher une aiguille dans une botte de de foin ». Des courants et des contre-courants s'établissent, en effet, dans la masse liquide, soit par les mouvements des cuillers, soit sous l'influence des contractions vésicales, et maintiennent le petit fragment dans un état de mouvement perpétuel.

Enrégistrons maintenant avec soin les signes primitifs et toutes les données qui se rattachent à la formation des calculs.

Ceci me conduit à une question palpitante d'intérêt et grosse de suggestions. — Comment se fait-il qu'une pierre vésicale dont l'évolution est généralement si lente, dont l'expression symptomatique est habituellement si accusée, puisse dépasser un certain volume sans être reconnue ? — Qu'il en soit ainsi n'est malheureusement que trop vrai ; mais que la pierre continue à passer inaperçue lorsqu'elle a atteint de fortes dimensions, voilà ce qui m'étonne. J'affirme que plus de la moitié des calculs que j'opère n'avaient même pas été soupçonnés avant d'être révélés par la sonde. Aussi, qu'il me soit permis de le dire, sans manquer de déférence envers personne et seulement pour traduire une profonde conviction personnelle, les symptômes initiaux de l'affection calculeuse sont généralement mal connus.

Et pourtant, dans tout le cours de ma pratique, je n'ai pas vu manquer plus de deux ou trois fois les signes évidents d'une production calcaire commençante.

Quant à moi, il me semble impossible de s'y tromper. Des symptômes plus ou moins significatifs peuvent bien apparaître en dehors de toute production calculeuse, mais la sonde est toujours là pour prononcer en dernier ressort. En fait, nous savons si peu reconnaître les vrais calculeux, que nos classiques affirment encore que la pierre se montre avec son maximum de fréquence parmi les enfants, ce qui est juste le contraire de la réalité. [1] La pierre est beaucoup moins commune chez l'enfant que chez l'adulte avancé en âge. Sans doute, sur les registres des grands hôpitaux, plus de la moitié du nombre total des calculs se rapporte à des sujets impubères, et c'est là, comme je l'ai déjà dit, ce qui a donné lieu à des statistiques si surprenantes touchant la faible mortalité de l'opération latérale. Mais ce n'est que parmi les enfants pau-

[1] Voyez la note de la page 266.

vres que l'affection est relativement si fréquente : dans la classe aisée, au contraire, il est très-rare d'en rencontrer un cas avant la puberté. Par contre, cette dernière classe en présente de nombreux exemples à l'autre extrémité de la vie, et c'est elle, on peut le dire, qui fournit la véritable masse des calculeux.

Quelle est donc l'histoire ordinaire, l'histoire type d'une affection calculeuse ? Je n'ai en vue, vous le devinez, que les productions d'acide urique ou d'oxalate de chaux ; les concrétions phosphatiques relevant généralement d'une lésion locale, c'est-à-dire se développant dans une vessie qui ne peut point se vider, forment une catégorie à part.

Le plus souvent, Messieurs, vous rencontrerez un homme d'apparence saine et robuste, dont les antécédents de famille seront satisfaisants comme longévité quoique entachés presque toujours du vice goutteux : un ou deux cas de goutte existent peut-être actuellement chez les ascendants ou les collatéraux, ou bien c'est un ancêtre qui aura été affecté de gravelle ou de pierre, etc.

Parvenu à l'âge mûr, cet homme voit d'abord se former dans ses urines un dépôt briqueté plus ou moins persistant. Peu de temps après, il expulse un gravier avec ou sans attaque sérieuse de colique rénale. Lorsque la crise néphrétique se déclare, la médecine peut certainement beaucoup pour le soulagement momentané du patient ; malheureusement, l'orage une fois passé, aucun traitement ni régime ne sont institués à cette phase critique de la vie, dans le but d'enrayer la fatale et active tendance aux productions uriques. Aussi, au bout d'un certain temps se montre un deuxième gravier, puis un troisième...... puis plus rien durant, plusieurs mois.

Cependant quelques symptômes suspects entrent insidieusement en scène. Bah ! l'on n'y prend pas trop garde, d'autant plus que depuis les neuf ou douze derniers mois le malade, contrairement à son habitude, n'a pas rendu le moindre gravier. Aussi il se félicite, aussi est-il félicité....... Imprudentes félicitations ! Quant aux malaises suspects, on n'est jamais embarrassé pour leur trouver une étiquette, on les attribue à « cette petite faiblesse de la vessie qui arrive à tout le monde en vieillissant »....... Décevante banalité !

Voyons en quoi consistent ces symptômes suspects.

Je ne dis pas qu'ils soient très-saillants, mais je soutiens qu'ils sont assez accusés pour donner à l'observateur expérimenté la presque certitude que cette période de rémission dans le passage des graviers caractérise tout simplement une phase plus avancée du mal, et dénote que la concrétion est à présent trop volumineuse pour pouvoir franchir l'urèthre. Le corps étranger tient actuellement domicile dans la vessie, où il continue de s'accroître, en fixant à sa surface tout l'excès d'acide urique charrié par la sécrétion.

Et en effet, vous trouvez, à votre examen, que la miction se répète plus souvent le jour pendant le mouvemement, que la nuit pendant le repos — juste l'inverse de ce que produit cette « faiblesse sénile » (hypertrophie de la prostate), dans laquelle nous voyons les envies d'uriner sévir avec plus de fréquence la nuit que le jour.

Vous constatez encore l'apparition d'une légère douleur, ressentie comme un coup d'aiguille vers l'extrémité du pénis, à la fin de la miction, — tandis que dans la « faiblesse » la douleur, quand elle existe, provenant de la distension du réservoir, précède l'évacuation et disparaît après la sortie de l'urine.

Enfin, dans la majorité des cas, vous apprenez que tout récemment, après une marche un peu plus longue que d'habitude, peut-être après une heure ou deux de cheval, un peu de sang s'est montré dans la miction prochaine. Le malade a bientôt oublié l'accident ; s'il s'en est plaint, on lui a conseillé de ne plus se livrer à de pareils exercices, mais sans soupçonner autrement la véritable cause du mal. L'abstention des longues courses à pied, l'abandon des promenades en selle, préviennent effectivement le retour de l'hématurie ; et voilà, encore une fois, tout le monde rassuré !

Eh bien ! quand j'entends une semblable histoire, je suis moralement sûr qu'il y a une ou deux petites pierres dans la vessie. En conséquence, j'introduis ma sonde, et presque invariablement je découvre un ou plusieurs petits calculs.

Pareille découverte n'offre rien d'alarmant, et cette fois l'on peut avec raison féliciter le malade, car une petite pierre est bien la plus heureuse solution de ses symptômes, puisque, je vous l'ai déjà dit, l'affection atteint le plus souvent des individus jouissant d'ailleurs d'une bonne santé, et doués d'une complexion robuste.

Je suis donc en droit d'affirmer que la période de la vie comprise entre cinquante-cinq et soixante-quinze ans représente, du moins dans notre pays, l'époque la plus favorable au développement de la maladie calculeuse.

Je le reconnais cependant : il est certaines personnes qui appréhendent tellement la découverte d'une pierre dans leur vessie, qu'elles souffriraient, pour ainsi dire, n'importe quoi avant de confesser leurs symptômes à leur médecin. Ceci, Messieurs, est la conséquence de l'effroi universel qu'inspirait jadis l'opération de la taille ; c'est en quelque sorte un héritage de terreur légué aux générations par la lithotomie. Quand la lithotritie sera plus vulgarisée, lorsque son heureuse efficacité sur les petits calculs sera mieux connue, ces résistances finiront par disparaître. Mais pour le moment, elles constituent la seule exception à la règle : que les pierres peuvent toujours être découvertes pendant qu'elles sont petites.

Je sens maintenant que je vais marcher sur un terrain délicat, je ne m'y avancerai que contraint et forcé par le sentiment absolu du devoir. S'il m'arrivait d'offenser quelques-uns de mes honorables auditeurs, j'en exprime d'avance le plus sincère regret ; mais les hommes de conviction, d'énergie et de travail savent fort bien que le seul but de la vie n'est pas de plaire à tout le monde. Eh bien! la suprême importance du diagnostic précoce de la pierre m'oblige de le dire :

Il est impossible de traiter convenablement les maladies de l'appareil urinaire sans le secours de la sonde et du cathéter.

De nos jours, je le sais, il n'est pas conforme aux conventions professionnelles que nos confrères les médecins se servent de ces instruments ; mais l'usage ne leur en est pas défendu, je parle de l'usage dans un but diagnostique, non dans un but opératoire. Le diagnostic d'une maladie urinaire dépend très-souvent de l'emploi de l'un de ces instruments et ne saurait être établi sans lui. En tout cas, l'homme qui veut se faire une idée exacte de ces maladies doit être familiarisé avec le maniement de la sonde, c'est-à-dire être à même de s'en servir avec douceur et facilité, si le cas l'exige. Une pareille connaissance lui est aussi nécessaire que celle des caractères chimiques et des phénomènes microscopiques que présente l'urine pendant l'état de santé ou de maladie, connaissance sans laquelle j'estime qu'aucun chirurgien moderne ne se croirait autorisé à exercer son art.

On m'objectera peut-être que lorsque le médecin soupçonne l'existence d'une pierre, il lui est toujours loisible de faire sonder son malade par le chirurgien. — Parfaitement, pourvu qu'il l'envoie assez tôt. Mais à quoi bon cette division du travail? Pourquoi le médecin se sert-il du stéthoscope, cette invention mécanique destinée à prolonger l'oreille comme la sonde est faite pour prolonger le doigt? Qui songerait aujourd'hui à diagnostiquer une maladie de la poitrine sans le secours de cet instrument? Et pourquoi les médecins n'enverraient-ils pas également leurs malades chez les chirurgiens pour s'y faire examiner au stéthoscope, puisqu'il s'agit d'un procédé mécanique, se réservant seulement d'instituer la médication conformément au résultat de l'examen ? Pourquoi, dans un cas de lésion urinaire, le médecin observerait-il avec soin la surface externe par la vue, la palpation, la percussion, pourquoi, en un mot, s'occupant de tous les symptômes et signes objectifs présentés par la maladie, déclinerait-il la plus importante de toutes les explorations, celle de l'intérieur même des organes ? Que penseront nos enfants de nous et de notre sens commun, quand ils apprendront que, dans ce dix-neuvième siècle, il fallait deux hommes distincts pour diagnostiquer un cas de maladie urinaire : un pour l'examen extérieur et les symptômes, un autre pour l'exploration interne.

A présent, que ces maladies aillent à la médecine ou à la chirurgie, cela m'est fort indifférent ; mais, au nom du progrès, qu'elles aillent franchement d'un côté, et de préférence à celui qui sera en mesure de faire un examen complet et approfondi du cas nosologique. Autrement, comme je ne le sais que trop, les pierres ne seront pas toujours découvertes à leur début ; et le malade, pardonnez-moi ce vulgaire dicton, aura « le derrière entre deux selles ».

Si je ne me trompe, je viens d'établir que le broiement d'un petit calcul est toujours une opération heureuse et exempte de dangers. Je pense également vous avoir prouvé, ou peu s'en faut, qu'une pierre peut toujours être découverte quand elle est petite. Et si tout cela est vrai, que conclure, sinon que la lithotritie est la seule opération de l'avenir pour les pierres de l'homme adulte ?

D'un autre côté, il est impossible de le méconnaître, les progrès incessants de la diététique et de la thérapeutique, non moins que le développement des habitudes de sobriété et de tempérance, sont appelés à exercer la plus heureuse influence sur la production de l'acide urique durant les premières phases de l'affection. Personnellement, j'ai la certitude que, dès aujourd'hui, nous sommes en mesure, à l'aide d'un traitement approprié, d'enrayer la formation d'une pierre beaucoup plus efficacement qu'on ne l'a fait jusqu'ici.

Tel est donc l'avenir que je prédis avec confiance à cette cruelle maladie qui a été pour l'humanité la cause de tant de souffrances et qui, plus qu'aucune autre peut-être, a exercé l'habileté et le courage d'une suite illustre — j'allais dire d'un grand sacerdoce héréditaire — de chirurgiens, depuis les temps les plus reculés jusqu'à nos jours. Je sais que son avènement n'est qu'une question de temps et de progrès humain ; et, si nos efforts réunis peuvent hâter en quoi que ce soit l'ère dont je parle, nous n'aurons pas vécu en vain.

Pour moi, Messieurs, je ne saurais souhaiter à un homme, quelle que soit sa profession, de plus grand et plus noble but à sa vie.

TREIZIÈME LEÇON.

PÉRIODE INITIALE ET TRAITEMENT PRÉVENTIF DES AFFECTIONS CALCULEUSES

MESSIEURS,

Nous avons récemment étudié et discuté à fond les différentes méthodes opératoires dont l'art dispose pour l'extraction des calculs. Vous avez eu fréquemment l'occasion de me les voir appliquer, car durant le cours de ces dernières semaines, onze cas se sont présentés dans nos salles qui nous ont permis d'enregistrer onze succès.

Ce résultat, quelque satisfaisant qu'il soit, laisse encore toute entière, à mon avis, une grave et importante question ; question qui se présente naturellement à l'esprit de tout homme qui pense, et ne le cède en intérêt à aucune de celles que nous avons examinées jusqu'ici. Je m'explique :

N'y a-t-il pas, dans le cours de l'affection calculeuse, une période antérieure à celle qui nous a exclusivement occupés jusqu'à présent, période durant laquelle il serait possible de prévenir la formation de la pierre vésicale et de nous débarrasser ainsi de la nécessité de l'extraire ?

Quelqu'admirables, en effet, que soient les résultats fournis par les moyens opératoires [1] ; quelque perfection

[1] Dans un mémoire intitulé : « Réflexions suggérées par l'étude de cent opérations de calcul vésical chez l'adulte », et lu à Dublin, le 7 août 1867, devant la réunion annuelle de l'Association Médicale anglaise, se trouve la justification de ce langage qui pourrait paraître un peu enthousiaste à ceux qui ne connaissent pas les résultats que la lithotritie avait donnés, dès 1867, entre les mains de sir Henry Thompson. Comme ce mémoire, a trait à l'un des plus importants sujets du présent ouvrage et qu'il contient la sanction par les faits des doctrines de l'Auteur, nous allons en résumer les points les plus saillants.

Les 100 cas dont Thompson présente à l'Assemblée une observation succinte sont, *sans aucune espèce de choix, tous les cas d'adulte qui se sont présentés à lui depuis trois ans.* Cependant il n'a refusé le bénéfice de l'opération à *personne;* il l'a même accordé dans les cas les plus désespérés, et ceux-ci ont été relativement nombreux. Comme il arrive à ceux qui ont acquis une certaine réputation au dehors, des malades lui sont venus du Canada, du Cap, des Grandes-Indes, etc. — Et, afin de marquer ces faits d'une authenticité absolue, chaque observation porte le nom du chirurgien qui a suivi le cas concurremment avec Thompson.

Ces 100 cas se divisent en deux groupes :

1° Ceux qui ont été opérés par la lithotritie. — Ils sont au nombre de 84 avec un âge moyen de soixante-deux ans et demi. 21 d'entre eux avaient plus de soixante-dix ans, 2 avaient quatre vingt-quatre ans. Ils ont donné 4 cas de mort, un peu moins de 5 pour 100. *Toutes les pierres qui n'étaient pas plus grosses qu'une noisette ont été opérées avec succès.*

2° Ceux qui ont été opérés par la lithotomie. — Ils sont au nombre de qu'aient atteinte les procédés chirurgicaux — et l'expression, en ce qui concerne la lithotritie, du moins, n'est presque pas exagérée; — quelle que soit la grandeur du triomphe que remporte la chirurgie quand elle extrait une pierre des profondeurs de l'organisme, j'estime que bien peu d'hommes consentiraient à nous fournir l'occasion de cueillir de pareils lauriers sur leurs propres personnes.... s'ils pouvaient faire autrement. Tous aimeraient infiniment mieux que la pierre fut enrayée dans sa formation, qu'extraite avec toute l'habileté du monde. De là, la question que nous nous adressions à l'instant : Pouvons-nous quelque chose pour empêcher le développement des calculs dans les voies urinaires ?

Nous allons répondre à cette question en étudiant aujourd'hui la phase initiale des affections calculeuses.

Je me hâte de vous le dire : sous le rapport de la prophylaxie nous pouvons beaucoup. Mais avant d'engager à fond le débat nous avons une question préjudicielle à résoudre :

16 ; leur âge moyen est de soixante-trois ans et demi ; le plus jeune avait quarante-deux ans, et le plus vieux quatre-vingts ; 6 étaient au-dessus de soixante-dix ans. Ils ont donné 6 morts : près de 20 pour 100.

En terminant, Thompson exprime l'espoir que la lithotomie disparaîtra chez l'adulte et la conviction que, si le malade ne se néglige pas et rencontre toujours un médecin qui sache se servir des instruments, la proportion de 5 pour 100 de morts par la lithotritie sera encore réduite de beaucoup. Il se croit autorisé à dire que le procédé de lithotritie qu'il emploie lui a donné des résultats supérieurs à tous ceux qui ont jamais été obtenus jusqu'ici. Comme on le voit, le discours prononcé à Birmingham le 8 novembre 1874, était déjà, en août 1867, tout entier dans la pensée de Thompson.

Des diverses variétés de pierres — car, vous le savez, toutes les pierres ne se ressemblent pas — quelle est celle qui se prête le mieux à l'action des moyens préventifs?

L'origine de tout calcul est locale ou constitutionnelle. Par *locale*, j'entends une origine qui trouve ses conditions dans une maladie du réservoir urinaire et nullement dans un vice de tout l'organisme ; par *constitutionnelle*, je désigne une origine liée à une influence morbide générale, à une aberration du processus nutritif inhérente à l'économie tout entière. La grande majorité des calculs est d'origine constitutionnelle. Les concrétions d'origine locale, vous le savez, ne peuvent être enrayées dans leur formation que par des moyens mécaniques ; il s'agit constamment ici d'éliminer la matière calculeuse dont les éléments ont pris naissance dans la vessie, et vous avez pour accomplir cette tâche : le broiement et les dissolvants. Quant à celles d'origine constitutionnelle — les seules dont je me propose de vous entretenir aujourd'hui — leurs principes viennent du sang, et l'on ne peut songer un instant aux moyens mécaniques pour les prévenir.

L'observation nous apprend que, sur 20 pierres qui ont cette dernière origine (constitutionnelle), 19 sont formées d'acide urique et 1 d'oxalate de chaux[1]. Quant aux calculs phosphatiques d'origine constitutionnelle, ils sont excessivement rares. Pratiquement, le problème se réduit donc à ces termes :

[1] Les concrétions mixtes d'oxalate de chaux et d'acide urique égalent en fréquence les calculs purement uriques, en sorte que pratiquement nous pouvons nous borner à la mention de ces derniers.

(*Note de Thompson.*)

Quel est le meilleur moyen de prévenir la formation d'un calcul d'acide urique?

Prenons le cas à son début, alors qu'il n'existe encore que des dépôts permanents d'acide urique dans l'urine. Nous pourrions même, en remontant plus haut, trouver dans les conditions d'hérédité les premiers germes de l'affection ; vous en avez vu précisément un exemple dans nos salles. Rappelez-vous ce malade, porteur d'un calcul d'acide urique, qui nous disait que « son père avait souffert de la gravelle ou de la pierre, pendant les vingt dernières années de sa vie ». Les résultats de mon expérience à ce sujet sont, pour ainsi dire, univoques. Presque constamment, lorsqu'un malade vient me trouver pour une production urique dans la vessie, j'apprends que l'affection calculeuse, ou bien et plus souvent encore, la diathèse goutteuse a déjà fait son apparition dans la famille. Je regarde conséquemment la lithiase comme héréditaire à un haut degré.

Nous disons du cancer et spécialement du tubercule qu'ils se transmettent avec le sang d'une génération à l'autre. Eh bien, je doute fort que l'hérédité de ces deux diathèses soit aussi fatale que la prédisposition aux dépôts d'acide urique, sous une forme ou sous une autre. Je me suis fait une règle d'interroger à ce point de vue tous les malades qui m'arrivent pour cette affection; et, quoique je ne sois pas à même pour le moment de parler chiffres en main, je puis vous dire que, dans la grande majorité des cas, la gravelle ou la goutte (dont je me réserve de vous démontrer l'identité originelle) a exercé ses ravages dans la génération précédente.

L'influence héréditaire ne s'affirme sans doute pas avec une égale énergie dans toutes les familles. A côté de personnes qui, dès leur trentième année, quelquefois plus tôt, voient dans leurs urines des dépôts persistants d'acide urique, vous en trouverez d'autres qui n'en sont affectées qu'à quarante ou même à soixante ans. La précocité du mal donne assez exactement la mesure de l'intensité de l'influence héréditaire et de l'opiniâtreté de l'affection.

Voyons maintenant par quels signes la maladie commence à se révéler.

D'ordinaire, le premier phénomène apparent consiste en un *sédiment rouge-brique* que l'urine, en se refroidissant, laisse déposer au fond du vase; ou bien le liquide se trouble tout simplement par le refroidissement. D'autrefois aussi, la surface de l'urine se recouvre d'une mince pellicule qui reflète vaguement les couleurs du prisme. Au moment de son émission, l'urine est parfaitement claire : elle ne se trouble que par l'abaissement de sa température ; aussi, le phénomène s'observe-t-il plus fréquemment en hiver qu'en été. Ce n'est qu'un fait de précipitation de sels qui, solubles à une certaine température, se déposent à mesure que le liquide se refroidit, et peuvent se dissoudre de nouveau si la solution vient à récupérer sa température primitive.

Les malades conçoivent généralement de ces urines sédimenteuses une inquiétude aussi vive que peu fondée:

il n'y a en effet que la permanence, la continuité des précipitations briquetées, qui soit un signe sérieux de la dyscrasie constitutionnelle connue sous le nom de « diathèse urique ». Je dis à dessein *continuité*, *persistance* ou tout au moins *répétition fréquente* du phénomène; car, en dehors de toute prédisposition héréditaire, que nous prenions, vous ou moi, par exemple, soit un peu plus de bière que d'habitude, soit à titre d'extra un verre de champagne ou quelques verres de Porto, nous pourrons trouver le lendemain matin nos urines fortement chargées. La sécrétion, au lieu de sa limpidité ordinaire, présentera peut-être l'aspect d'une légère purée de pois ou bien d'une mixture de magnésie et de rhubarbe. En inclinant le vase, vous verrez sur ses parois, passez-moi le mot, une véritable échelle de marée, je veux dire un cercle rougeâtre indiquant la hauteur à laquelle est arrivé le liquide; et tout cela, je le répète, se redissout par la chaleur.

L'opacité de l'urine, quelle qu'en soit d'ailleurs la teinte — depuis le rose tendre jusqu'au rouge sombre — n'indique pas autre chose qu'une abondante et rapide production d'urates soit de soude, soit de potasse ou de chaux, etc. mélangés en proportions diverses. Mais si, sans aucun écart de régime — et l'ingestion d'une très-faible quantité d'une boisson alcoolique quelconque est bien le moindre qu'on puisse se permettre — les urines du malade revêtent habituellement les caractères que je viens de vous indiquer; si elles laissent déposer, entre temps et à courts intervalles, un sediment d'acide urique caractérisé par une poussière cristalline collectée au fond du vase et semblable à de la poudre de poivre de Cayenne ; si enfin, le phénomène se manifeste à une époque peu avancée de la vie, avant quarante ans, par exemple, le doute n'est plus permis il s'agit bien cette fois d'une tendance confirmée, héréditaire ou acquise, à la production d'acide urique. L'hérédité, cependant, joue toujours le principal rôle, bien que la diathèse puisse être acquise et aggravée par le genre de vie propre à l'individu.

Voici un échantillon d'urine très-trouble, comme vous voyez, à raison des divers urates qui s'y trouvent en suspension, et qui va me servir à répéter devant vous une expérience qui vous est sans doute familière, car vous me la voyez souvent pratiquer dans les salles de notre service.

Je chauffe le liquide..... Remarquez comme il se clarifie à mesure que sa température s'élève. Je vais à présent le laisser reposer, et dans quelques instants, pendant le cours même de cette conférence, vous le verrez se troubler de nouveau. Pareille chose, je le répète, peut se produire avec les urines de l'homme le mieux portant, et ce n'est que la persistance du symptôme qui doit éveiller en vous l'idée d'un état pathologique, et vous faire conclure à la nécessité d'un traitement.

Nous connaissons maintenant l'histoire de la maladie jusqu'à cette phase qui est caractérisée par la production de petits cristaux semblables à de la poudre de poivre de Cayenne. J'en ai ici quelques jolis spécimens qui ont été recueillis chez des malades dont les urines en contenaient habituellement. Ils sont formés en grande partie de rhomboèdres transparents d'acide urique dont vous avez souvent admiré la beauté sous l'objectif du microscope. Certains patients en rendent, pour ainsi dire, tous les jours et d'une façon continue; d'autres n'en voient apparaître dans leurs urines qu'à plusieurs semaines d'intervalle. La production, dans ce dernier cas, en est généralement plus abondante et l'expulsion sensiblement douloureuse; à chaque retour de la manifestation urique, le malade éprouve des douleurs lombaires et un grand malaise général : on dit alors qu'il a une « attaque de gravelle ». Ces attaques se reproduisent à intervalles variables; tout ce qu'on peut dire, c'est que le temps ne fait qu'en augmenter l'intensité et la fréquence, à moins que l'affection ne soit enrayée par un traitement convenable.

A une époque plus éloignée encore du début, le malade rend par l'urèthre de petites concrétions, véritables calculs en miniature, plus connus sous le nom de « *graviers* », et qui ne sont autre chose que l'agglomération de ces mêmes cristaux en petites masses arrondies. Ces derniers à leur tour finissent par augmenter de volume. Ils peuvent atteindre la grosseur d'un pois ou même d'un haricot; mais au fond c'est toujours le même produit, c'est-à-dire de l'acide urique combiné en proportion variable avec les différentes bases que je vous ai déjà citées.

Avant d'aller plus loin, permettez-moi de vous exposer les raisons de l'étroite parenté qui existe, à mon sens, entre les manifestations goutteuses et l'apparition de l'acide urique dans la secrétion rénale.

Un fait m'a d'abord frappé : l'alternance fréquente des deux maladies d'une génération à l'autre. Ainsi, la goutte sévit-elle dans une génération ? la gravelle se montrera souvent dans la génération suivante, pour faire de nouveau place à la goutte dans la troisième. Bien plus, le même individu peut éprouver alternativement des crises de goutte et des attaques de gravelle. J'ai vu, pour mon compte, un malade qui était tourmenté depuis des années par la goutte, et dont les douleurs arthritiques disparurent un jour inopinément pendant plusieurs mois, au bout desquels je trouvai tout formé dans la vessie un calcul d'acide urique.

L'analyse chimique vient à son tour confirmer les données de l'observation. L'identité de composition est complète entre les produits de la gravelle et les dépôts crayeux qui, à une phase avancée de la goutte, ravagent et déforment les articulations des patients : c'est encore et toujours de l'acide urique, habituellement combiné avec l'oxyde de sodium. Les deux maladies procèdent donc, à n'en pas douter, d'une commune origine ; ce sont deux séries de phénomènes se rattachant à une seule et même cause : la dyscrasie urique.

Quelles sont nos ressources prophylactiques contre cette condition morbide ? Par quel mode de traitement pouvons-nous arrêter les progrès incessants de la diathèse ? Comment nous opposer, du moins, à la formation d'un calcul dont les dimensions ne nous permettraient plus d'espérer la sortie spontanée ?

D'une manière générale, je suppose — ce qui n'est

malheureusement pas toujours vrai — que les malades nous arrivent d'assez bonne heure. Il y a d'abord une première catégorie de patients qu'il faut, avant tout, rassurer : ce sont ceux qui conçoivent des craintes excessives dès les premiers indices de l'affection, et regardent comme une grosse affaire un simple épaississement de leurs urines ou l'apparition fortuite d'un sédiment briqueté. J'ai vu des personnes devenir presque hypocondriaques pour n'avoir pas su que ces dépôts n'ont, au début, que peu d'importance, et cèdent aisément à une médication rationnelle.

Mais que ferons-nous pour cette catégorie autrement importante de malades qui se plaignent de rendre habituellenent dans leurs urines des cristaux couleur poivre rouge, ou même de petits graviers ? — Nous commencerons par nous enquérir des antécédents du sujet, de sa manière de vivre, de ses habitudes, des germes diathésiques qui peuvent exister dans sa famille, et nous instituerons notre traitement en conséquence. Avant de vous énumérer nos moyens d'action, permettez-moi de jeter un coup d'œil philosophique sur les principes généraux qui devront servir de règle à notre conduite.

Vous verrez souvent appliquer aux cas qui nous occupent une méthode thérapeutique qui n'a certainement pas sa pareille comme simplicité. L'urine laisse-t-elle déposer habituellement et d'une façon persistante des sédiments acides ? On prescrit les alcalins. Le dépôt urinaire est-il au contraire alcalin ? On traite par les acides. Cette manière d'agir, on ne peut plus simple, forme trop souvent la partie la plus importante du traitement. Ainsi, dans la première hypothèse, on administre largement la potasse ou la soude, ou bien encore on prescrit au patient tant de verres d'eau de Vichy, ce qui revient à lui conseiller une forte solution naturelle de carbonate de soude, au lieu et place d'une solution artificielle. Il est incontestable que les alcalis, pris en quantité suffisante, ne tardent pas à faire disparaître les sédiments de l'urine : l'acide urique ne se précipite plus, et, comme corollaire, la secrétion rénale devient moins irritante et tous les symptômes s'amendent considérablement ou même se dissipent tout-à-fait. Il va sans dire que le client assiste avec satisfaction à cet éclaircissement chaque jour plus prononcé de ses urines ainsi qu'à la disparition progressive des dépôts qui la troublaient jadis.

Vous me demanderez sans doute ce qu'on peut désirer de plus. Voici mon objection : vous n'avez fait que rendre l'ennemi invisible, vous ne vous en êtes nullement débarrassés ; vous n'avez en aucune manière enrayé la production excessive de l'acide urique, cause de tout le mal. L'organisme en fabrique tout autant qu'auparavant ; seulement, l'acide urique et les urates étant solubles dans les alcalis, vous en dissimulez la présence, rien de plus. Vous savez l'histoire de l'autruche qui, poursuivie par les chasseurs, cache sa tête dans un buisson et se figure être en sûreté parce qu'elle ne voit plus ses ennemis. Telle est exactement la somme de sécurité que vous donnerez à votre malade, si vous vous reposez uniquement sur l'eau de Vichy et les alcalins. L'acide urique deviendra invisible à vos yeux, mais c'est tout. Certainement, l'état général du patient pourra bénéficier quelque peu de l'usage des alcalins ; mais le bénéfice réel sera toujours bien inférieur à l'amélioration apparente, et dès qu'on cessera le remède, les sédiments se montreront de nouveau.

Les diurétiques sont passibles des mêmes reproches : ces agents produisent une augmentation de la partie aqueuse de l'urine et facilitent conséquemment la dissolution des matières solides. Dans les deux cas, vous ne réussissez qu'à stimuler l'activité rénale qui pourtant était déjà trop grande, vous ne détruisez en aucune façon la maladie.

Essayons de scruter encore davantage la genèse réelle de la dyscrasie urique ; nous serons ensuite plus à même de lui opposer un traitement efficace. Les éventualités professionnelles m'ont mis déjà bien souvent aux prises avec ce problème pathogénique ; car la frayeur d'arriver à la période de formation calculeuse m'amène une foule de personnes qui s'empressent de me venir consulter dès l'apparition des premiers symptômes, avec le désir aussi ardent que légitime de conjurer le résultat final de l'affection, c'est-à-dire la pierre. Loin d'envoyer tous ces malades à Vichy ou de leur donner des alcalins, j'ai la conviction de servir plus sérieusement leurs intérêts à la faveur d'un mode tout autre de traitement.

J'établis en principe que les manifestations goutteuses, aussi bien que la production excessive d'acide urique dans la secrétion rénale, sont le résultat d'une assimilation imparfaite imputable au tube digestif lui-même ou aux organes qui lui sont unis par une étroite solidarité fonctionnelle. Le peu de temps dont je dispose m'oblige à la concision ; malheureusement aussi, le peu d'étendue de nos connaissances sur la matière ne me permettrait peut-être pas d'entrer dans des détails beaucoup plus circonstanciés.

Je sais très-bien, Messieurs, qu'en pratique, on ne se fait pas scrupule de parler sur un ton connaisseur du foie, de ses fonctions, de ses conditions hygides et morbides, etc; mais ce qu'il y a de positif, c'est que sur toutes ces choses nous avons encore beaucoup à apprendre. Il n'y a pas encore bien longtemps, nous raisonnions et nous agissions comme si la structure et la physiologie hépatiques n'avaient plus pour nous de mystères; pourtant, dans ces quinze ou vingt dernières années, Claude Bernard, Pavy et tant d'autres ont remué de nouveau cette partie du champ de la science, et nous ont appris, au flambeau de l'expérimentation, l'insuffisance de nos connaissances à l'endroit des fonctions du foie dans l'état normal, et à plus forte raison, dans l'état pathologique. Si un fait paraissait démontré, surtout depuis les travaux d'Abernethy, c'est assurément l'action spécifique du mercure sur le foie ; eh bien ! aujourd'hui nous avons des motifs de croire que cette action n'existe pas du tout. On savait bien, il est vrai, que d'autres substances partageaient avec le mercure cette action élective sur la grande hépatique, mais il ne serait jamais venu à l'idée de personne de contester à la fameuse drogue le pouvoir d'augmenter, au gré pour ainsi dire du thérapeutiste, la secrétion biliaire. Ce n'est pas mon affaire de discuter devant vous ce qu'il peut y avoir de vrai ou de faux dans cet ancien dogme. Cependant il paraît démontré que nous ne devons plus guère y ajouter foi.

Donc, en vous parlant ici de « manque d'activité » ou de « paresse de foie », je n'entends me servir que de termes provisoires, qui, pour tout le monde ou à peu près, désignent un certain groupe de symptômes tels que l'insuffisance habituelle ou fréquente des sécrétions intestinales, la perte plus ou moins complète de l'appétit, la lenteur et la difficulté des digestions. Ces derniers symptômes (anorexie et dyspepsie) manquent le plus souvent si la diète du malade est scrupuleusement ordonnancée, ou bien encore si le sujet vit au grand air et se donne beaucoup d'exercice. Dans le cas contraire l'irrégularité des fonctions gastriques apparaît et, avec elle, le cortége de souffrances nombreuses et variées que vous connaissez.

Tout cela est-il dû réellement à l'inactivité hépatique ? — Je ne saurais l'affirmer d'une façon positive, mais là n'est pas la question ; il suffit pour le moment que nous nous entendions sur l'état pathologique lui-même, et je suis obligé pour le désigner de me servir des termes en usage, jusqu'à ce que de plus corrects leur aient été substitués.

Eh bien, Messieurs, au fond de cette tendance de l'organisme à produire de l'acide urique en excès, réside souvent ce que l'on désigne sous le nom de « paresse hépatique ». Le foie ou quelqu'autre organe congenère ne secrète pas autant qu'il le devrait et faillit à son rôle éliminateur ; une tâche supplémentaire ou compensatrice incombe alors aux reins, et de là, la présence, dans la secrétion de ces glandes, d'une quantité anormale d'urates : les matières solides, ou plutôt quelques-unes des matières solides qui entrent dans la composition physiologique de l'urine, augmentent sensiblement. La proportion d'urée n'est pas nécessairement accrue, mais celle d'acide urique l'est constamment, et l'urine en charrie des masses relativement énormes, non-seulement à l'état de dissolution, mais aussi sous forme de dépôts cristallins.

L'acide urique est tout à fait insoluble dans l'eau ; si une certaine quantité peut être éliminée à l'état de dissolution, ce n'est qu'à la faveur de la température élevée que possède l'urine tant qu'elle est renfermée dans la vessie (100° Fahrenheit). Lorsque le liquide, une fois rejeté, aura perdu sa température physiologique, qu'il sera tombé par exemple à 60°, 50° ou 40° Fahr., l'acide se déposera. Enfin, si la proportion d'acide urique est encore plus considérable, la température organique ne suffira plus à le maintenir dissous, et c'est dans les voies urinaires mêmes que nous le verrons se précipiter. Dès son arrivée dans le rein, l'urine abandonne parfois des graviers ; et ces graviers, s'ils ne sont pas expulsés, donneront plus tard naissance à un calcul qui sera d'abord rénal, mais deviendra tôt ou tard, dans la majorité des cas, une véritable pierre vésicale.

Si c'est réellement ainsi que les choses se passent, vous comprenez à présent, Messieurs, pourquoi la formation d'un gravier urique ne peut nullement être considérée comme l'expression d'un état pathologique constant des glandes rénales. Bien au contraire, si les reins font de mauvaise besogne c'est parce qu'ils sont sains et qu'ils suppléent par leur suractivité à la torpeur et à l'insuffisance fonctionnelle de quelqu'autre organe. Le vrai remède ne sera donc pas de stimuler les reins qui déjà ne travaillent que trop, ni de fouetter — passez-moi cette comparaison — le limonier qui tire de toutes ses forces, mais de chercher dans l'attelage le cheval qui ne tire pas assez. Or, le paresseux de l'attelage organique est presque toujours le foie, dans le sens et sous les réserves que je viens de vous exposer.

Donc, dans votre thérapeutique, vous poursuivrez avant tout le but que voici : stimuler les fonctions sécréto-excrémentitielles des premières voies, sans porter atteinte à leur énergie vitale. Nous trouvons assurément dans le mercure un précieux agent pour remplir cette indication. Il est incontestable qu'administrés à propos et à doses modérées, les mercuriaux amendent d'une façon très-heureuse l'appareil symptomatique que nous avons actuellement en vue. Cependant je ne pense pas que, dans l'espèce, les préparations hydrargyriques soient à la hauteur, comme efficacité et comme innocuité, d'un autre genre de modificateurs, je veux dire de certaines eaux minérales naturelles. Pour provoquer l'activité fonctionnelle du foie dans la maladie qui nous occupe, je compte bien plus sur les bons effets de cette médication hydro-minérale, que sur l'action du *taraxacum*, de l'*acide nitrique*, des alcalis et autres drogues considérées, en pareil cas, comme des succédanés du mercure.

Les eaux minérales auxquelles je fais allusion font

partie d'un groupe de sources naturelles qui contiennent toutes du sulfate de soude associé ou non au sulfate de magnésie. Nous allons les étudier ensemble au double point de vue de leur composition et de leurs propriétés thérapeutiques.

Je vous prierai de vouloir bien oublier, pour le moment, vos connaissances posologiques à l'endroit des substances salines que toutes ces eaux tiennent en dissolution, car de petites quantités médicamenteuses, à raison de l'état moléculaire qu'elles revêtent dans les eaux minérales, agissent beaucoup plus puissamment qu'elles ne le feraient dans une solution obtenue par les procédés pharmaceutiques ordinaires. Vous allez me demander, sans doute, la preuve de ce que j'avance ; je suis tout prêt à vous la donner, mais non sans vous avoir d'abord bien fait observer qu'il n'y a absolument rien de commun, soit comme quantité, soit comme mode d'administration, entre les petites doses médicamenteuses que représentent les eaux minérales, et les doses infinitésimales de l'homéopathie. Or, vous savez qu'en donnant, par exemple, à A une once de sel, et à B une demi-once, vous purgez A et B. Eh bien ! vous pouvez obtenir, chez A comme chez B, un effet identique avec une dose cinq fois plus faible, si cette dose a été préparée au laboratoire de la nature sous forme d'eau minérale. C'est là un fait aussi curieux que parfaitement acquis et que je vous donne tel qu'il est, sans me permettre aucune hypothèse pour l'expliquer. Comme preuve de la supériorité d'action que possèdent les combinaisons salines fournies par les sources naturelles, je vous citerai l'expérience suivante :

Faites évaporer avec soin, comme je l'ai fait moi-même, et jusqu'à siccité, une certaine quantité d'eau minérale ; vous verrez que les sels cristallisés qui formeront le résidu ne diffèrent pas sensiblement, comme énergie d'action, des mêmes sels obtenus par les procédés chimiques ordinaires et qu'on trouve dans toutes les pharmacies. L'évaporation les aura privés d'une partie des propriétés qu'ils possédaient dans l'eau mère. Vous voyez de suite l'importance qu'il y a pour nous à n'employer que les eaux minérales naturelles, puisque les eaux dites artificielles, pour si bien qu'elles soient préparées, ne sont, en définitive, que des produits pharmaceutiques dépourvus des propriétés spéciales aux agents qu'ils sont destinés à remplacer.

Le tableau synoptique ci-après indique par litre la composition des eaux en question : Je n'y ai mentionné ni le chlorure de sodium ni quelques autres substances aussi peu importantes. J'ai placé à la suite deux eaux minérales alcalines bien connues.

La plus puissante de ce groupe est l'eau de *Püllna*, puisqu'elle contient 10 grammes environ de sulfate de soude par pinte (un demi-litre) et plus de 16 grammes de sulfate de magnésie. Une pareille dose suffirait à purger assez abondamment qui que ce fut ; mais vous ne devez pas prescrire une pinte d'eau de Püllna : 5 onces sont tout ce qu'il faut. En général, je n'aime guère l'eau de Püllna pour l'affection qui nous occupe : elle purge trop, donne souvent des coliques et répugne beaucoup aux malades. Deux grammes de sulfate de soude et au moins autant de sulfate de magnésie pris sous cette forme (5 onces d'eau naturelle) constituent une dose trop forte pour nombre de personnes.

Sources.	Sulfate de soude.	Sulfate de magnésie.	Carbonate de soude.	Substances accessoires.
	gr.	gr.	gr.	
SALINES :				
Püllna	21,889	33,556	—	—
Friedrichshall	6,056	,150	—	—
Marienbad (Kreuzbrunnen)	4,756	—	1,154	traces de fer.
Carlsbad (Sprudel)	2,154	—	1,304	—
Franzensbad	2,850	—	0,805	id.
ALCALINES :				
Vichy (Célestins)	0,291	—	5,103	id.
Vals (Magdeleine)	—	—	7,200	id.

Je préfère de beaucoup l'eau de *Friedrichshall* qui ne contient qu'un peu plus de 3 grammes de sulfate de soude par pinte, et 2 gr., 50 de sulfate de magnésie. Néanmoins, il ne faudrait pas songer à en donner une pinte : 8 ou 9 onces. et pour certaines personnes 6 ou 7, suffisent amplement. Je regarde même 7 onces comme une bonne dose moyenne, qu'il ne faudra prendre que coupée et tiédie par son mélange avec un tiers ou une moitié d'eau chaude. Si vous prenez tout-à-fait au commencement de la matinée, c'est-à-dire une heure avant le premier déjeuner, 7 onces d'eau de Friedrichshall (un grand verre), et qu'une heure après vous absorbiez une ou deux tasses des aliments liquides qu'on a l'habitude de prendre à ce petit repas (thé ou café), vous aurez très-probablement dans la journée une abondante selle, peut-être deux.

Remarquez que vous aurez obtenu ce résultat avec 1 gr. 30 de sulfate de soude et 1 gr. 80 de sulfate de magnésie qui n'auraient produit aucun effet appréciable, si vous les aviez achetés chez un pharmacien. Vous auriez peut-être éprouvé un léger malaise, mais, à coup sûr, pas la moindre exonération intestinale. Je le répète : si vous évaporez au bain-marie une certaine quantité d'eau de Friedrichshall, de manière à obtenir tout le residu de l'eau de cristallisation, c'est-à-dire un sel aussi parfait que celui des pharmacies, et que vous administriez quatre fois plus de résidu que n'en contient la dose efficiente d'eau naturelle, vous n'obtiendrez pas d'effet aussi considérable ni aussi certain qu'avec la faible quantité d'eau naturelle dont je vous parlais à l'instant. Il est donc évident que quelque chose, que je ne prétends pas être à même d'expliquer, distingue l'action des eaux minérales de celle des produits pharmaceutiques.

L'eau qui vient ensuite sur notre tableau est l'eau de *Marienbad*. Celle-ci ne contient pas de sulfate de magnésie ; mais elle renferme par pinte 2 gr. 40 de sulfate de soude, 50 centigr. de carbonate sodique et une petite quantité de fer. Elle est en outre suffisamment riche en acide carbonique libre pour constituer une boisson légèrement gazeuze et, jusqu'à un certain point, agréable. Il n'en faut guère plus d'une demi-pinte pour procurer, dans la majorité des cas, une selle facile. Exposée à l'air pendant un jour ou deux, elle abandonne un précipité notable d'oxide de fer ; elle est donc un peu ferrugineuse, mais ce n'est là qu'une de ses propriétés secondaires.

Nous avons ensuite *Carlsbad*, dont toutes les sources contiennent environ 1 gramme de sulfate de soude et 0,65 centigr. de carbonate sodique, par pinte, et qui ne diffèrent entr'elles que par leur température, toujours très-élévée du reste.

Enfin, pour clore la liste de ces eaux purgatives, je je vous nommerai l'eau de *Franzensbab*, qui renferme par pinte : 1 gr. 45 de sulfate de soude, 0 gr., 40 de carbonate, plus une petite quantité de fer qu'on ne rencontre pas dans les eaux de Carlsbad.

Un mot maintenant sur les deux eaux alcalines les plus renommées.

Nous avons d'abord, *Vichy*, qui contient seulement 30 centigrammes de sulfate de soude, mais plus de 5 grammes de carbonate par litre ; une forte solution, comme vous voyez.

En second lieu, l'eau de *Vals*, qui provient également de la zone volcanique de la France et dont certaines sources contiennent jusqu'à 6 et 7 grammes de carbonate sodique par litre, sans autre substance qui vaille la peine d'être notée.

Ces deux eaux minérales sont extrêmement renommées et employées sur une large échelle contre la gravelle et la goutte. Sous leur influence, les sédiments uriques disparaissent ou, pour mieux dire, deviennent solubles et partant invisibles. Il est vrai d'ajouter que Vals et Vichy semblent en même temps exercer une action salutaire et procurer peut-être ainsi un bénéfice réel, je veux dire permanent. Aussi, certains malades retirent-ils de leur saison à Vichy une amélioration de quelque durée ; mais le plus grand nombre n'en obtiennent qu'un soulagement éphémère. C'est aujourd'hui chez moi une conviction, et une conviction née de l'expérience, que, prises à la source ou à domicile, ces eaux ne font que pallier ou mitiger temporairement l'affection sans la guérir. Les eaux de Friedrichshall et de Carlsbad, au contraire, doivent leurs bons effets à l'activité qu'elles impriment à toutes les fonctions digestives, en sorte que tous les produits de dénutrition qui, jusque-là sortaient par les reins à l'état d'acide urique, sont désormais éliminés par d'autres voies et sous d'autres formes.

Voilà pourquoi, quand je me crois obligé d'envoyer un malade aux Eaux, je préfère de beaucoup Carlsbad à Vichy, pourvu toutefois que mon malade ne soit pas trop débilité, car les thermes de Carlsbad occasionnent d'abord une certaine déperdition de forces à laquelle ne pourrait pas suffire une personne faible. Ordinairement, ce n'est pas le cas des personnes qui rendent de l'acide urique. Heureusement aussi pour le plus grand nombre des malades, la cure à domicile est aussi efficace que la cure faite à la station. Je pense que ce qui réussit le mieux en pareil cas, c'est de prendre d'abord de l'eau de Friedrichshall pendant un court espace de temps, puis de continuer par l'eau de Carlsbad, ou bien de boire un mélange des deux eaux. Telle est du moins la méthode qui m'a donné les meilleurs résultats. La durée du traitement doit être de six à huit semaines suivant les cas.

Je passe au mode d'administration. Si votre malade a la langue sale et peu ou point d'appétit, s'il souffre de mauvaises disgestions ou s'il présente une tendance prononcée aux troubles digestifs habituels, vous vous trouverez bien quelquefois — je ne dis pas toujours — de lui prescrire, la veille du jour où vous vous proposez de commencer le traitement, trois ou quatre grains de pilules bleues en une dose, le soir, afin d'assurer l'effet de l'eau de Friedrichshall dont il devra prendre huit ou dix onces le lendemain matin. Puis vous commencerez le traitement par l'eau de Friedrichshall ; vous la ferez prendre coupée d'un peu d'eau chaude et en une seule fois, le matin à jeun, une heure avant le premier déjeuner. Tous les jours ou tous les deux ou trois jours, vous diminuerez légèrement la dose, car une des particularités de cette eau, c'est d'opérer à des doses d'autant plus faibles qu'on en continue plus longtemps l'usage. Si, par exemple, sept ou huit onces mêlées à cinq onces d'eau chaude et prises le matin suffisent aujourd'hui à provoquer une copieuse selle immédiatement après le déjeuner, demain le même effet pourra être produit par six ou sept onces, après demain par cinq ou six; et probablement au bout de trois semaines, quatre onces suffiront pour donner un résultat qui ne pouvait être obtenu à l'origine que par sept ou huit onces.

Après avoir administré ainsi l'eau de Friedrichshall pendant une, deux ou trois semaines, suivant la nature particulière du cas et le résultat obtenu, vous ferez prendre à votre malade un mélange d'eau de Friedrichshall et d'eau de Carlsbad, dans la proportion de trois ou quatre onces de la première pour cinq ou six onces de la seconde. Vous tiédirez le mélange en y ajoutant trois ou quatre onces d'eau chaude. L'eau de Friedrichshall prise seule, ou associée avec l'eau de Carlsbad, doit toujours être mêlée à 20 ou 30 0/0 d'eau chaude, afin d'imiter autant que possible, les conditions de la consommation sur place. Vous savez sans doute que l'eau de Friedrichshall est naturellement chaude : on lui fait subir sur les lieux un certain degré d'évaporation jusqu'à ce qu'elle ait atteint une pesanteur spécifique déterminée : (1,022 à 1,545 de l'aréomètre Fahr.) ; on obtient ainsi un produit d'une composition à peu près constante.

L'eau de Carlsbad est encore plus chaude, trop chaude même pour qu'on la puisse boire dès sa sortie de la source. Aussi, quand on la prend seule et à domicile, doit-on l'élever préalalbement à 90° ou 100° Fahr., en plaçant pendant quelques minutes le verre dans de l'eau chaude.

Après deux ou trois semaines de ce traitement mixte par Friedrichshall et Carlsbad, vous administrerez cette dernière seule pendant une quinzaine de jours environ, à la dose de six, sept ou huit onces. Les quantités que vous donnez sont considérablement moindres que celles qu'on prescrit à la source même, où le séjour du malade est nécessairement limité. J'ai la conviction que les petites doses que je vous recommande ici, continuées pendant six à neuf semaines, remplacent avantageusement pour la majorité des malades, les trois semaines qu'on passe d'ordinaire à la station thermale. La même quantité d'eau qui, administrée là-bas en vingt-et-un jours, produit souvent une notable diminution de poids et de forces chez le malade, est consommée à domicile en cinquante ou soixante jours, et conduit au même résultat avec autant de certitude et moins de danger. Cependant, je suis loin de le nier, il est des cas auxquels convient mieux la méthode plus héroïque adoptée à la station.

Depuis plus de dix ans que j'emploie largement et systématiquement ces eaux, j'en ai modifié tour à tour les doses et le mode d'administration suivant les enseignements de mon expérience. La méthode que je viens de vous exposer est celle à laquelle je me suis définitivement arrêté.

Pour beaucoup de malades la cure sera avantageusement répétée après trois ou quatre mois d'intervalle. Entre temps, je ne connais pas, pour cette catégorie de valétudinaires, d'apéritif ou de correctif des digestions, qui vaille un verre d'eau de Friedrichshall pris à l'occasion. Ce puissant modificateur laisse toujours les malades moins constipés qu'ils ne l'étaient auparavant, et de plus, avantage inappréciable, il peut être pris habituellement sans déprimer le système. J'ai connu des personnes qui en ont fait journellement usage pendant trois ou quatre ans ; je ne saurais toutefois recommander une semblable pratique que pour certains cas exceptionnels. Néanmoins, je sais un octogénaire qui prend régulièrement tous les matins son verre à vin d'eau de Friedrichshall et qui en obtient les plus admirables effets. Il souffrait autrefois d'une constipation opiniâtre ; aujourd'hui il jouit d'une parfaite régularité dans ses fonctions digestives, et d'une excellente santé.

Il me faut vous dire que la préparation désignée sous le nom de *sel de Carlsbad*, est souvent employée dans le même but, parce qu'on lui suppose les propriétés de l'eau minérale dont elle provient. C'est là une erreur complète. Le produit en question n'est que du sulfate de soude associé à une petite quantité de carbonate, et, bien qu'il soit extrait des eaux de Carlsbad, il ne posséde ni plus ni moins d'action que s'il avait une autre provenance.

Toutefois le sulfate de soude, connu encore sous le nom de *sel de Glaubert*, est l'un des plus admirables médicaments que nous possédions, et mérite plus de popularité qu'il n'en a. Je l'ordonne journellement, additionné ou non d'un peu de sulfate de magnésie, pour les malades externes, car je le regarde comme le meilleur succédané qui soit à ma disposition pour remplacer les eaux minérales dont je viens de vous parler.

Je vais consacrer les quelques minutes qui nous restent à vous entretenir du régime des malades, surtout au point de vue des restrictions que vous devrez imposer à leur diète.

Il est admis généralement que la présence constante

des sédiments uriques dans la sécrétion rénale indique la plus grande réserve dans l'usage des aliments azotés. Mon expérience ne m'a nullement démontré que la stricte observation de cette règle fut si avantageuse en pratique. J'estime, au contraire, que l'on obtient bien plus sûrement la diminution des urates par une diète presque diamétralement opposée. Il y a trois classes d'aliments, Messieurs, qu'il ne faut permettre qu'avec parcimonie, si l'on veut atteindre le résultat que nous avons actuellement en vue. Ce sont: les *alcooliques*, les *matières sucrées* et les *matières grasses*.

Voyons d'abord les alcooliques.

Si vous permettez quelque liqueur fermentée, vous devez la choisir parmi les plus naturelles et les moins fortes ; et même, à vrai dire, la plupart des malades feront bien de rompre complètement avec l'usage des alcooliques. L'alcool, en effet, n'est pas seulement inutile à la santé de la plupart des personnes, il est encore et très-souvent nuisible, j'en suis fermement convaincu ; mais dans l'espèce, c'est-à-dire dans les cas de «torpeur hépatique», j'ose dire qu'il est réellement pernicieux. Sans doute, l'abstinence absolue du vin ou de la bière, surtout pour les personnes qui en ont depuis longtemps contracté l'habitude, n'est pas une mince privation. Les malheureux consignés souffrent pendant trois ou quatre mois, quelqufois davantage, de l'absence de leur cordial habituel. Cependant, ce temps d'épreuve une fois passé, l'organisme en sort plus dispos, plus vigoureux et ne sent plus l'aiguillon de ses anciennes habitudes.

Mais il peut arriver que votre client trouve le sacrifice trop pénible ; vous pouvez vous-même être d'avis qu'il n'est pas utile, tout bien considéré, d'apporter une trop grande perturbation dans les habitudes du malade, au moment même de le soumettre au traitement hydro-minéral ; — personnellement j'inclinerais assez vers cette manière de voir. — Eh bien, permettez alors ces préparations alcooliques naturelles que nous offrent les vieux vins de Bordeaux, des bords du Rhin ou de quelque cru analogue. Le Bordeaux est celui qui convient le mieux à la plupart des malades. Vous défendrez le Champagne comme trop alcoolique et trop souvent sophistiqué. Les vins plus corsés encore, tels que le Sherry et le Porto, sont tout ce qu'il y a de plus mauvais. Les bières fortes doivent être également interdites. Un peu de cognac étendu d'eau convient exceptionnellement à certains valétudinaires dont les digestions sont languissantes.

Le sucre, sous toutes ses formes, doit être sévèrement proscrit du régime des malades.

Enfin les matières grasses : (beurre, crême, gras de viande), apprêtées au naturel ou incorporées dans des pâtisseries, ne seront consommées qu'avec la plus grande modération.

Je n'ai pas le temps de vous déduire les vues théoriques sur lesquelles reposent tous ces conseils. Qu'il me suffise de vous dire que l'abstinence des aliments en question allège considérablement la tâche du foie et, par contre coup, suivant notre manière de voir, le travail compensateur des glandes rénales. Si nous nous reportons au système diététique en vigueur à

Carlsbad, nous voyons, qu'en raison sans doute des mêmes principes, le sucre et le beurre sont scrupuleusement bannis de toutes les tables pendant la saison. Et fussiez-vous vous-même, en traitement à l'établissement thermal, vous auriez beau réclamer du sucre ou du beurre, vous verriez votre demande impitoyablement rejetée. Je puis affirmer, de par mon expérience, que ce régime, beaucoup mieux que l'abstinence de viande, réduit les dépôts d'acide urique. Si vous supprimez en totalité ou en partie les stimulants alcooliques toutes les fois que c'est nécessaire — et c'est très-souvent le cas — si vous prohibez tout ce qui contient du sucre, et ne permettez qu'exceptionnellement l'usage des matières grasses ; en un mot, si vous donnez une nourriture azotée et supprimez seulement les aliments hydro-carbonés, vous ferez plus et mieux pour votre malade que si vous lui conseilliez un régime inverse.

Il est une classe d'aliments dont on ne fait pas assez de cas et que je vous recommande d'une manière particulière : ce sont les végétaux frais et herbacés de la saison, convenablement cuits pour la plupart, bien entendu. Un plat de légumes doit figurer à chaque repas ; c'est là un point important du régime. Les pommes cuites au four ou bouillies en compote pourront être permises, à condition qu'on les sucrera fort peu. Vous interdirez les fruits riches en sucre tels que les raisins, les poires et les prunes. Un peu de salade flatte parfois le goût du patient, et il n'y a vraiment pas de motif pour ne pas accorder cette petite satisfaction, quand elle est instamment demandée.

Conseillez enfin à votre malade de se donner beaucoup d'exercice en plein air, veillez également aux fonctions de la peau : une confortable vêture et des ablutions quotidiennes suivies d'une bonne friction sont des moyens aussi simples qu'efficaces de prémunir l'organisme contre l'influence pernicieuse des refroidissements. Je ne puis qu'effleurer ces différents points, mais tenez-les pour des auxiliaires puissants de la thérapeutique et du régime.

Diète et hygiène, et de temps en temps usage méthodique des eaux minérales ci-dessus indiquées, tel est, Messieurs, selon moi, le meilleur traitement à opposer à l'affection calculeuse, le plus sûr moyen de prévenir la formation d'une pierre, du moins quand la concrétion est due, comme il arrive le plus souvent, à une production anormale d'acide urique.

QUATORZIÈME LEÇON.

TRAITEMENT DE LA PIERRE DANS LA VESSIE PAR LES DISSOLVANTS. HISTORIQUE ET PRATIQUE.

Messieurs,

La question de savoir s'il n'y aurait pas moyen d'obtenir la dissolution des calculs vésicaux à l'aide des agents de la matière médicale et d'éluder ainsi la nécessité de toute intervention opératoire, constitue évidemment une des plus intéressantes parmi les questions à l'ordre du jour.

Depuis combien de siècles ce grand problème de la dissolution des calcule n'est-il pas apparu et réapparu à l'horizon de nos disputes ! Un incident vient-il à se produire qui éveille de ce côté l'attention publique? Aussitôt la discussion s'engage : mais, en somme, beaucoup d'écrits et de paroles, peu de faits, moins encore d'acquisitions.... puis, tout cet enthousiasme d'un moment finit par s'éteindre dans un nouveau cycle d'indifférence.

Toutefois, gardons-nous de croire à la stérilité absolue de tous ces efforts réitérés de l'esprit humain, et bien que nos ouvrages de chirurgie effleurent à peine ce sujet, ne perdons pas de vue l'intérêt capital qui s'y rattache. Pour moi, je l'avoue, la question a toujours été d'un attrait irrésistible. Quel triomphe, Messieurs, pour notre art, si nous parvenions à dissoudre une pierre, sans léser les organes délicats qui l'enfantent et la recèlent ! Voilà pourquoi, non content de toucher à ce problème dans différents écrits, d'en avoir même fait l'objet de développements étendus dans un de mes ouvrages [1], je viens encore aujourd'hui vous exposer en quelque sorte le bilan de nos connaissances à l'endroit de la dissolution des calculs.

Cette conférence sera donc consacrée à l'histoire de la médication dissolvante des pierres vésicales depuis les temps les plus reculés jusqu'à l'époque contemporaine.

Ainsi que vous le savez, plusieurs siècles avant l'ère chrétienne, les concrétions vésicales étaient déjà connues et traitées, du moins chez les enfants, par une opération sanglante. Plus tard, on tenta de les dissoudre, particulièrement chez l'adulte. Il n'est pas probable qu'Hippocrate ni Galien aient cru à la possibilité du résultat. Une des premières allusions à la

[1] « The Enlarged Prostate » 1858, dernier chapitre.

médication dissolvante se trouve dans Pline, qui prétend que « les coquilles torréfiées de limaçon fournissent un bon moyen de guérir la pierre ». Arétée, au IIe siècle, vante dans le même but, la chaux vive dans de l'eau miellée. D'autres auteurs moins anciens, cités par Paul d'Egine (VIIe siècle), parlent avec confiance de l'efficacité du « sang de bouc », et émettent déjà l'opinion qu'il est certains dissolvants dont l'administration intempestive ne fait qu'accroître le volume du calcul.

La médecine arabe, durant la période de son éclat, se fit remarquer par le nombre des drogues et la complication des formules au point de vue du traitement médical de la pierre. Le célèbre Avicenne, au commencement du XIe siècle, se livre à une longue énumération des substances réputées efficaces. A l'exemple de ses contemporains, il employait à l'occasion du carbonate de potasse à l'état d'impureté. A titre de curieux spécimen des prescriptions médicales de l'époque, et pour vous donner une idée de ces mixtures hétérogènes et complexes qui constituaient une ancienne formule, je vais vous donner, dans toute sa teneur, une ordonnance traduite textuellement d'Avicenne.

Prenez parties égales de :

Verre calciné.
Cendres de scorpion.
Cendres de racines de choux verts.
Cendres de lièvre.
Cendres de coquilles d'œufs couvés.

Pierres trouvées dans des éponges.
Sang de bouc desséché et pulvérisé.
Pierre judaïque [1].
Persil.
Carottes sauvages.
Graines de guimauve.
Gomme arabique.

Ajoutez du miel en quantité suffisante pour faire un électuaire [2].

Aucun progrès à signaler durant la période qui s'étend depuis Avicenne jusqu'au xve siècle. Je vous citerai seulement, sur la foi de Boerhaave [3], le remède recommandé par Basilius et qui consistait dans l'usage interne d'un sel alcalin obtenu au printemps pendant l'opération du coupage des vins. Crollius, dans sa *Basilica Chymica* (Francfort 1608), conseille aux calculeux d'absorber, dans une infusion de persil, un certain sel de tartre (carbonate de potasse). Le même auteur vante également diverses solutions à base de chaux.

En 1650, Daniel Sennertus prescrit les mêmes remèdes par les voies digestives et recommande de les injecter en même temps dans la vessie au moyen de la sonde. Vers la même époque, Riverius, médecin de la cour de France, conseillait, comme beaucoup de ses contemporains, le produit de l'incinération de coquilles

1 Nom donné à des pointes d'oursins fossiles ainsi qu'à des articles de crénoïdes également fossiles, qu'on trouve en Judée et ailleurs.

2 Avicenne, lib. III., fen. XVIII trac. i, C. XIX.

3 « Elem. Chimiæ » 1732, vol. II, p. 73.

d'œufs. Cette poudre, dans laquelle entrait évidemment une forte proportion de chaux, était administrée à la dose de 1 drachme deux fois par jour, soit dans du vin blanc, soit dans un autre véhicule. Riverius affirme carrément que le susdit remède « *potenter expellit calculum in urinæ meatibus hœrentœm* »[1]. Toutes ces recettes furent ensuite reproduites intégralement, ou avec de légères modifications, par un grand nombre d'autorités.

Nous voyons ensuite apparaître dans notre propre pays la fameuse Mrs. Joanna Stephens. Cette dame s'était acquis une si grande réputation vers le commencement du dernier siècle, qu'en 1739, le Parlement anglais, à la suite d'une enquête en bonne forme, lui acheta au prix de 5,000 livres son secret pour dissoudre la pierre ; circonstance qui ne contribua pas peu, je vous l'assure, à imprimer durant quelques années un grand élan aux recherches et à la littérature chirurgicale.

Le document de Mrs. Joanna Stephens, acquis au prix que je viens de vous dire, débute en ces termes : « Mes médicaments se composent d'une poudre, d'une décoction et de pilules. La poudre se compose de coquilles d'œufs et d'escargots calcinées. La décoction, s'obtient en faisant bouillir dans de l'eau certaines plantes avec addition d'une boule composée de savon, de cresson sauvage noirci par torréfaction et de miel. Les pilules, consistent en limaçons calcinés, graines de carottes sauvages, graines de bardane, samares de frêne, baies d'églantier sauvage, le tout grillé

[1] Riverius « Praxis medica. » Lugd. 1657, p. 381.

jusqu'au noir, savon et miel[1] ». La poudre s'administrait à la dose de une drachme trois fois par jour, délayée dans du cidre ou tout autre liquide. Suivait immédiatement une demi-pinte de la décoction. Si celle-ci était mal tolérée, on la remplaçait par les pilules.

Toutes ces préparations, Messieurs, furent trouvées on ne peut plus nauséabondes et durent céder la place à d'autres médicaments. Le docteur Whytt, professeur de médecine à l'Université d'Édimbourg (1761), mit en faveur le savon et l'eau de chaux. Il prescrivait une dose quotidienne de une once de savon d'Alicante et de trois pintes d'eau de chaux. Cette médication parut recevoir, dans une ou deux circonstances remarquables, une sorte de consécration.

Blackrie (1766), de même que Chittick—qui, afin de conserver son secret, se faisait envoyer chaque jour par des malades un bidon cadenassé rempli de bouillon de veau auquel il ajoutait son dissolvant — et d'autres médecins encore employèrent largement la potasse et la chaux en solution. Les témoignages les plus considérables et les plus autorisés abondèrent en faveur de l'utilité de ces agents. C'était le plus souvent sous forme de savon plus ou moins concentré qu'était administrée la potasse ; d'autres fois c'était à l'état de tartrate, mais toujours sous des formes très-diluées.

En France, les remèdes alcalins trouvèrent de bonne heure de nombreux défenseurs parmi lesquels je vous citerai Darcet (1726)[2] et Pierre Desault (1736). Morand, le célèbre chirurgien de Paris qui vint à Londres

[1] « Gentleman's magazine », juin 1739, vol. IX, p. 298.

[2] « Annales de chimie » Paris.

recueillir les matériaux de son rapport académique sur le procédé de Cheselden, prit également avec beaucoup de soin l'observation de quarante malades traités par la médication de Mrs. Stephens. Il ne put certifier chez un seul malade la disparition de la pierre sous l'influence des dissolvants, mais il rapporte que « quatre s'estimaient guéris ». Beaucoup plus tard, la question des dissolvants alcalins fut reprise par Fourcroy et Vauquelin, et, plus récemment encore, par C. Petit (1834). Fourcroy et C. Petit employaient l'eau de Vichy. En Italie nous voyons encore Girardi, en 1764, recommander l'usage des dissolvants, mais sous cette rubrique l'auteur vante surtout la décoction de busserole.

Concurremment, le règne végétal était largement exploré dans le même but. Je me bornerai à l'énumération des plantes qui ont joui de la plus grande vogue pendant les deux ou trois derniers siècles. Ce sont : la Saxifrage, qui tire précisément son nom de ses prétendues propriétés lithontriptiques, et dont on faisait bouillir les graines à la dose d'une drachme dans de la décoction de chiendent ; la teinture de Pimpinelle saxifrage ; la teinture de graines du Lithospermum majus ou Grand-grémil ; la décoction de Genêt ; la teinture de graines de Fraxinelle ; la teinture de racine de Raphanus sativus ou Raifort cultivé ; la teinture de graines d'Ortie commune. La Mauve et la Guimauve, le Chiendent, le Persil et la Carotte sauvage entraient aussi comme ingrédients dans la plupart des décoctions lithontriptiques.

J'arrive à la pratique actuelle.

Supposons qu'un malade veuille demander aujourd'hui à la médication dissolvante la guérison de sa pierre ; quelles ressources, me demanderez-vous, la science moderne pourra-t-elle mettre à son service? Ces ressources, Messieurs, sont de deux sortes : premièrement, les remèdes empiriques qui jouissent d'une certaine réputation ; deuxièmement, les remèdes qui relèvent de l'observation scientifique.

1° *Remèdes empiriques.* — C'est un fait curieux à noter que, dans presque toutes les contrées de l'Europe, il y a des personnes qui trouvent à gagner leur vie dans la fabrication et la vente de remèdes lithontriptiques. Les recettes employées sont généralement des propriétés de famille ; certains noms finissent par acquérir ainsi une manière de réputation. Le secret religieusement conservé se transmet, exempt de toute variante, d'une génération à l'autre. De même l'art des rebouteurs, si sainement discuté et apprécié par Sir James Paget dans une de ses admirables leçons cliniques, est également inséparable, vous le savez fort bien, de tel ou tel nom de famille ou de localité.

Toutes ces solutions — car c'est la forme qu'affectent aujourd'hui la plupart des préparations dissolvantes — sont vendues en Angleterre, sous la rubrique d'*eau de constitution* ou sous quelque étiquette analogue, et sont de plus garanties efficaces contre toutes les maladies urinaires.

Des circonstances particulières m'ont souvent fourni l'occasion d'étudier les propriétés et la composition de ces agents ; il m'en est parvenu non-seulement de notre pays mais encore de différentes parties de la France. Ainsi, je me souviens parfaitement d'une vieille femme qui, il y a une dizaine d'années, vint à pied, en compagnie de son fils, depuis le midi de la France jusqu'à Bruxelles, chargée d'un panier de lourdes bouteilles renfermant le précieux arcane qu'elle destinait à mon royal malade. J'ajouterai que l'empressement de ces deux pélerins fut généreusement récompensé. Du reste, ce fut à Bruxelles une véritable avalanche d'offres spontanées de service : drogues et conseils de toute espèce affluèrent des quatre points cardinaux de l'Europe, et c'est, au demeurant, ce qui arrive toujours en pareil cas.

Plus récemment encore, j'ai reçu de nombreuses communications sur le même sujet, de la part de correspondants connus et inconnus qui tous insistent sur la valeur de leurs recettes particulières. Je vous en citerai deux sur le nombre, fort différentes, ma foi, pour le genre d'intérêt qu'elles inspirent.

L'une me vient d'un Français qui donne son nom et se fait fort de garantir l'infaillibilité d'un traitement— qu'il se garde bien de livrer, par exemple— mais qu'il consent à faire connaître moyennant la modique somme de 40,000 livres sterling, soit un million de francs..... Messieurs, si le remède est capable de réaliser les merveilles qu'en promet son auteur, j'avoue qu'il vaut bien le prix.

La deuxième communication que je veux vous citer, m'a été adressée par un ouvrier anglais du Bedfordshire. Cet artisan a tenu à me faire connaître par quel médicament s'est trouvé guéri, depuis un certain temps, un ami qu'il possède dans une commune voisine, et il m'a généreusement donné sa formule. J'en ai vu beaucoup de ces remèdes populaires, dont la connaissance n'est pas absolument dénuée d'intérêt pour nous, ainsi que j'espère vous le démontrer par la suite de cette conférence ; eh bien ! je puis vous dire que la recette de notre ouvrier est une recette de village qui en vaut bien une autre. Je ne pus me défendre d'envoyer mes remercîments à ce brave homme, et ce ne fut pas sans peine que je parvins à lui expliquer pourquoi son remède pouvait être utile dans certains cas, mais malheureusement préjudiciable dans d'autres. Voici du reste textuellement la formule en question :

« Prenez un peck (9 litres) de cendres de bois, versez dessus un gallon (4 litres 54 centilitres) d'eau bouillante, et laissez en contact pendant vingt-quatre heures ; filtrez en une colature aussi claire que possible dont le malade prendra un verre à vin tous les matins à jeun. »

Scientifiquement parlant, ce breuvage n'est autre chose qu'une forte dose de carbonate de potasse ; notre vieille connaissance, l'alcali, reparaît toujours, comme vous voyez. Dans l'espèce, j'ai eu la curiosité d'en évaluer la dose ; or, j'ai trouvé que la quantité prescrite de cendres de sapin fournit, par lixiviation, 50 grains de carbonate de potasse par once de liquide ; ce qui équivaut, pour chaque dose matinale, à une drachme et demie ou deux drachmes (6 à 8 gram.) de sel alcalin. Les autres principes solubles de la lessive sont le sulfate et le silicate de potasse et le chlorure de potassium.

Quant aux préparations plus prétentieuses qui sont vendues chez nous sous la pompeuse étiquette de « Médicaments Lithontriptiques », j'ai soumis la plus renommée d'entr'elles à une analyse chimique rigoureuse dont je veux vous faire connaître le résultat. Ce n'est certes pas que j'aie jamais eu le moindre doute sur les caractères généraux de ces panacées diverses, pas plus que sur l'identité réelle de leur composition; mais je ne suis pas faché de motiver mon dire sur une expertise analytique.

Je vous soumets un de ces dissolvants bien connu, véritable type des lithontriptiques les plus en vogue dans notre contrée; en voici deux bouteilles dont le contenu est à la disposition de ceux d'entre vous qui voudraient en faire personnellement l'analyse. J'ai analysé ce liquide moi-même, et je puis affirmer que c'est tout bonnement une solution — non déguisée — de bicarbonate de potasse dans de l'eau. Les bouteilles ont, comme vous voyez, la forme et les dimensions d'une bouteille à vin ordinaire; chacune contient environ une once de bicarbonate de potasse et quinze grains de chlorure de sodium — ce dernier sel appartenant, selon toute vraisemblance, à l'eau de source dont la solution est faite. La dose prescrite par jour est d'une demi-bouteille, soit 4 drachmes (16 grammes) de substance active.

Avant d'aller plus loin, jetons un coup d'œil retrospectif sur cette longue et curieuse histoire des efforts tentés par l'homme en vue de se débarrasser, par le seul secours de la médecine, de son terrible ennemi: la pierre.

Remarquez que les drogues employées sont toujours des substances alcalines. — D'abord et en première ligne, la base terreuse : la chaux. Vous la voyez apparaître comme principe actif dans les coquilles de limaçon de Pline, dans les écales d'œuf d'Avicenne et jusque dans la coûteuse formule de Mrs. Stephens dévoilée en 1739. Seulement, dans les médicaments du temps d'Avicenne, la chaux est associée à l'alcali caractéristique du règne végétal : la potasse ; vous en avez la preuve dans la masse de plantes brûlées qui entrent dans la préparation.—Mrs. Stephens introduit aussi, à la faveur de son savon, de ses herbes sauvages et de ses graines calcinées, la potasse et la soude. Bientôt après, l'eau de chaux et le savon vinrent à la mode, représentant ainsi l'association des trois substances alcalines sus-nommées.—A notre époque enfin, le remède populaire du jour, vendu au prix de nombreux schellings la bouteille et dont il est recommandé d'absorber tous les jours de fortes doses pendant trois mois au moins, n'est, comme vous venez de voir, qu'une simple solution aqueuse de bi carbonate de potasse dont aujourd'hui le prix de revient n'atteint pas celui de la bouteille et du bouchon réunis ! La recette de notre ouvrier campagnard est à peu près aussi correcte de forme, représente le même pouvoir dissolvant, et ne coûte pour ainsi dire rien.

Je dois encore mentionner un autre remède populaire, l'eau de Vichy, dont les malades atteints d'affections urinaires font une si large consommation. Cette eau minérale a eu son temps de vogue comme agent dissolvant, précisément à raison de sa grande richesse en bi-carbonate de soude, l'alcali du règne minéral.

Quelle conclusion tirer de cet examen analytique? —Messieurs, il n'y en a qu'une de possible, et la voici : Toutes les recettes des charlatans, tous les spécifiques prétendus secrets vantés de temps immémorial jusqu'à aujourd'hui, ne sont en définitive que des solutions dans lesquelles figurent, isolées ou associées : la chaux, la potasse et la soude. Toutes les plantes donnent comme résidu de leur combustion un seul et même principe actif : la potasse ; toutes les coquilles d'animaux terrestres ou marins ne fournissent également qu'une seule et même substance active : la chaux.

2° *Remèdes scientifiques.*—Les agents dissolvants, employés aujourd'hui par les médecins de tous les pays, sont : la potasse hydratée ou liqueur de potasse, le bi-carbonate, le citrate, l'acétate et le tartrate de potasse. Viennent ensuite, mais d'un emploi moins général, la soude et la lithine sous différentes formes pharmaceutiques.

Avant de discuter la valeur lithontriptique de ces substances, au point de vue scientifique et non plus empirique, examinons sommairement les divers produits organiques sur lesquels elles sont appelées à agir, je veux dire : les concrétions vésicales ou rénales qu'il s'agit de dissoudre.

Un premier fait mérite de nous frapper tout d'abord, c'est la diversité de nature des calculs et, comme conséquence, la diversité de leurs propriétés chimiques. Or, nous devons nous demander si une même classe d'agents — les alcalins — conviennent indifféremment pour dissoudre des calculs de nature si disparate. Rappelez-vous la classification générale des calculs que nous avons adoptée dans une récente conférence. Les trois cinquièmes des concrétions que l'on rencontre chez l'adulte, vous ai-je dit, sont composés d'acide urique et d'urates ; presque deux cinquièmes sont de nature phosphatique ; environ trois ou quatre pour cent sont formés d'oxalate de chaux. La cystine est beaucoup trop rare pour entrer en ligne de compte. Par conséquent, les trois cinquièmes au moins des calculs sont le produit d'une urine qui contient de l'acide en excès et sont l'expression de cet excès. Les deux autres cinquièmes résultent d'une urine habituellement alcaline, presque toujours ammoniacale, condition indispensable de leur formation. J'ajoutais que les urates, les oxalates, et une très-petite proportion de phosphates peuvent se rencontrer dans le rein ; ils sont alors l'expression d'une cause constitutionnelle ; mais, dans l'immense majorité des cas, la matière phosphatique, soit qu'elle fasse partie d'une pierre composée, soit qu'elle constitue à elle seule la concrétion toute entière, se précipite exclusivement dans la vessie et relève conséquemment d'une maladie locale du réservoir urinaire, non d'un état constitutionnel.

Maintenant, nous savons par des expériences directes, entreprises en dehors de l'organisme humain, que l'acide urique est facilement dissous par les solutions alcalines, et de plus, que certains alcalins ont une action dissolvante plus énergique que d'autres, à raison du degré différent de solubilité des nouveaux sels engendrés par la double décomposition. C'est ainsi que l'urate de chaux est assez soluble, tandis que l'urate de soude l'est moins ; ce dernier entre même dans la composition de quelques calculs. L'urate de potasse est le plus soluble de tous ; aussi, la potasse est-elle, parmi toutes les substances dont l'usage interne et prolongé jouit d'une innocuité relative, le plus énergique dissolvant que l'on puisse opposer à un calcul d'acide urique Cette réputation lui est, du reste, depuis longtemps acquise, et en vérité, dans les conditions que je m'efforcerai de vous définir tout à l'heure, nous ne connaissons pas de plus sûr modificateur. Depuis tantôt vingt ans, j'ai appelé l'attention des praticiens sur la supériorité lithontriptique de la potasse ; j'ai soutenu que « les citrates et les carbonates potassiques sont plus efficaces et plus sûrs que l'eau de Vichy pour le traitement de *la gravelle urique*, et qu'il convient de les administrer sous forme de solutions très-étendues, l'eau pure étant déjà par elle-même un des meilleurs dissolvants [1] ». Je puis ajouter que je n'ai jamais prescrit l'eau de Vichy pour aucune affection urinaire, justement à cause de son infériorité comparée aux solutions de potasse. Je me crois fondé à dire, sans m'exposer à être démenti par les hommes compétents, que, de tous les sels, le citrate potassique

[1] The Lancet 1854, vol. I, page 439.

est bien celui qui offre le plus de chances de succès. Si, comme certains cas peuvent le faire craindre, ce sel entraînait une diurèse trop copieuse, le meilleur succédané à lui substituer serait le bicarbonate.

Mais voiçi la grosse question : les sels de potasse ont-ils été correctement employés contre une vraie pierre vésicale par un observateur compétent ?

Eh bien ! oui, Messieurs, je suis heureux de vous le dire. Un médecin accompli de Manchester, le docteur Roberts, ancien élève distingué de cette école, s'est livré non sans succès, à des expériences très-habilement conduites sur la question qui nous occupe. Ses recherches ont porté sur des calculs logés dans la vessie ou déjà extraits de cet organe. Je vais vous en exposer sommairement les résultats.

Le docteur Roberts a trouvé que le carbonate de potasse est le plus puissant de tous les lithontriptiques, supérieur, par conséquent, à la soude, et plus encore à la lithine. La solution ne doit pas être trop concentrée ; autrement, un précipité de biurate alcalin se produit qui englobe le calcul et enraie le processus dissolvant. Les meilleurs sels à administrer par la bouche sont le citrate et l'acétate qui, comme vous savez, passent par l'urine à l'état de carbonates. La dose pour un adulte doit être de 40 à 50 grains (2 grammes 40 à 3 grammes) dans 3 ou 4 onces d'eau (100 à 125 grammes) toutes les trois heures, ce qui équivaut à une dose quotidienne de 6 drachmes (24 grammes). L'urine ainsi rendue alcaline peut se troubler par la précipitation de phosphates amorphes, mais ceci n'entrave nullement la dissolution, pourvu toutefois que l'urine ne devienne pas ammoniacale, car alors, ne l'oubliez pas, toute action dissolvante serait complément abolie. Il est donc inutile de chercher à dissoudre une pierre d'acide urique, si l'urine ne jouit pas de son acidité normale. Si, avant le traitement, l'urine est alcaline, invariablement c'est qu'elle est ammonicale ; alors, il se produira un dépôt de phosphates mixtes à la surface de la pierre, et aucun dissolvant n'agira. Le docteur Roberts admet qu'il est tout-à-fait oiseux de tenter la dissolution d'un calcul volumineux de n'importe quelle composition, ainsi que des pierres d'oxalate calcique. Il ajoute qu'on ne peut agir sur les calculs phosphatiques qu'à la faveur des injections vésicales ; enfin, que les injections alcalines, pratiquées en vue de dissoudre des concrétions d'acide urique, sont dénuées de toute efficacité.

En résumé, suivant cet expérimentateur, les conditions essentielles au succès et dont il faut s'assurer d'avance sont les suivantes :

Pierre formée d'acide urique, exiguité du calcul, acidité de l'urine, c'est-à-dire absence de toute décomposition ammoniacale. Quand ces conditions éminemment favorables existent, le plus puissant des lithontriptiques connus, la potasse, présente de sérieuses chances, après un traitement de plusieurs semaines, de diminuer notablement le calcul et de le réduire à un noyau susceptible d'être éliminé à son tour pendant une miction. Mais, jusqu'ici, le docteur Roberts n'a pas eu le bonheur d'enregistrer un aussi beau résultat[1].

[1] Practical Treatise on Urinary and Renal Diseases. 1872.

Voilà, Messieurs, en matière de dissolution des calculs, ce que la science moderne a pu faire encore de mieux. Mais alors, me direz-vous, est-ce que les procédés empiriques précédemment énumérés n'ont jamais absolument rien produit? Les malheureux calculeux ont-ils donc inutilement avalé, pendant 2000 ans, toutes ces mixtures nauséabondes jetées en pâture à leur crédulité, depuis Pline jusqu'à Mme Stephens, depuis Chittick et ses cruchons cadenassés jusqu'aux charlatans de nos jours? — Je vais m'efforcer de vous répondre aussi loyalement et aussi catégoriquement que possible.

D'abord, il n'existe que de bien faibles preuves qu'un calcul vésical ait jamais été dissous complètement par n'importe quelle substance alcaline. Je cherche encore, sans l'avoir pu trouver, un seul malade dans la vessie duquel la sonde d'un chirurgien compétent aura révélé d'une façon certaine la présence d'une pierre, et dont la guérison complète, sous l'influence d'un traitement dissolvant quelconque, aura subi ensuite le contrôle du cathétérisme ou de l'autopsie. Or, toute preuve inférieure à celle-là, est absolument sans valeur pour nous. Que les alcalins se montrent souvent de précieux palliatifs, qu'ils procurent à quelques malades — j'ai bien soin de ne pas dire à tous — un certain bien-être relatif en dehors de toute intervention opératoire, je n'en ai jamais douté. Plus d'une fois, j'ai pu me convaincre de leur remarquable et salutaire influence chez ces personnes âgées ou cacochymes qu'il eût été insensé de soumettre à une opération sanglante et dont les calculs n'étaient pas tributaires de la lithotritie. La médication alcaline aide alors à atteindre, tant bien que, mal le terme de l'existence, pourvu toutefois que la condition sociale du patient ne soit pas de celles qui obligent au travail et à la fatigue.

Par contre, l'amélioration ainsi obtenue n'est parfois qu'un sursis temporaire, et, dans quelques cas dont j'ai vu moi-même plus d'un exemple, les agents alcalins n'ont d'autre effet que d'exaspérer considérablement les souffrances. Cette aggravation des symptômes ne s'est jamais montrée aussi fréquente qu'à l'époque où florissait le traitement de la pierre par « le savon et l'eau de chaux ». Mais, en somme, là n'est pas la question : nous ne nous occupons pas en ce moment de savoir si tel remède possède ou non quelques vertus palliatives, nous cherchons seulement s'il existe des agents capables de produire la dissolution complète d'un calcul. Les malades observés par Morand, dont je vous ai déjà parlé et dont 22 furent sondés avant de subir le traitement médical, ne sont nullement des exemples probants de succès. Parmi ces prétendus triomphes du traitement par la potasse et la chaux, ceux qui ont été soumis au contrôle de l'autopsie ont été trouvés porteurs de leurs pierres, souvent grosses et nombreuses [1]. Mais voici un argument plus péremptoire encore : les quatre malades dont la guérison fut certifiée par les experts qu'avait nom-

[1] Le docteur James Parsons cite douze malades traités par Mrs. Stephens et chez lesquels l'examen *post mortem* révéla la présence de pierres dans la vessie. « A. Description, etc. » Londres 1742.

(*Note de Thompson*).

més le gouvernement pour examiner la valeur de la méthode de Mme Stephens, moururent tous avec une pierre dans la vessie, comme l'autopsie le démontra [1].

Le cas d'Horace Walpole, au dernier siècle, est resté célèbre : il a été écrit par H. Walpole lui-même pour le compte de la Société Royale. Ce personnage, alors âgé de 70 ans, se mit à prendre tous les jours de une demi-once à une once de savon d'Alicante et trois pintes d'eau de chaux pendant plusieurs mois consécutifs. Il continua ce système thérapeutique, interrompu par de courtes suspensions, jusqu'à sa mort qui survint huit ans après. Au bout d'un an de traitement, l'amélioration était déjà considérable, et, vers la fin de sa vie, Walpole se croyait complètement guéri... A sa mort, on trouva dans sa vessie trois petits calculs. Le cas n'en avait pas moins frappé l'attention des contemporains de l'illustre malade ; c'est, à coup sûr, un des plus heureux résultats dont puisse se réclamer la médication dissolvante.

Mais la vérité, c'est que l'immense majorité des malades qui prenaient alors les drogues en question, aussi bien que les patients de nos jours qui s'y soumettent encore, n'ont pas de pierre du tout. Sur la foi de quelques symptômes qu'ils considèrent, de leur chef, comme des symptômes de pierre, ils se gorgent d'alcalins, remèdes notoirement utiles dans les irritations des organes urinaires, et ils en éprouvent du

[1] Alston's Lectures in « Materia medica, » vol. 1, page 268. Londres, 1773. Les noms de ces malades sont : Gardiner, Appleton, Norris et Brighty. (*Note de Thompson*).

soulagement. Alors ils racontent leur cure à toutes leurs connaissances et certifient souvent par la voix des journaux qu'ils ont été guéris de « la pierre, cette terrible maladie ! »

Ce sont là, Messieurs, les grandes cures dont se réclament les charlatans. Qu'arrive-t-il, en effet, au petit nombre de leurs clients qui sont réellement affectés de la pierre ?

Je vais vous le dire :

Si le calcul est composé d'acide urique, de deux choses l'une : ou bien il se revêt d'une couche de biurate, tantôt adhérente, tantôt susceptible de se détacher par écailles, ou bien l'urine devient ammoniacale ; et, dans les deux hypothèses, aucun effet dissolvant n'est produit. Mais, pendant ce temps, l'urine charrie au-dehors de grandes quantités de sédiment blanc de phosphate terreux (conséquence naturelle de la réaction ammoniacale de l'urine), ou encore des écailles de biurate semblables à des débris de coquillages (si l'urine n'est pas ammoniacale), sans compter les grains blanchâtres de phosphates mixtes, . . . et le pauvre malade croit voir dans tout ce remous les débris de sa pierre et la preuve de l'efficacité dissolvante de la drogue ! Voilà ce qui arrive presque toujours, voilà la preuve qu'on invoque en faveur de l'infaillibilité du remède ! Cependant le calcul s'accroît tous les jours et devient finalement de plus en plus volumineux. Et il n'en peut guère être autrement, quand la médication est purement empirique, c'est-à-dire ignorante des indications fournies par la nature de la pierre et la réaction de l'urine, aussi bien que des autres principes inséparables de toute méthode thérapeutique rationnelle.

Vous vous dites peut-être que j'oppose en ce moment une argumentation *a priori* fort plausible, sans doute, mais qu'enfin rien ne prouve que les choses se passent réellement ainsi. Détrompez-vous, j'ai des faits à l'appui de mon dire et je m'en vais vous en citer un qui entraînera votre conviction, je l'espère. S'il le faut, je vous en donnerai d'autres.

Il y a quelques années, je fus consulté par un habitant du Yorkshire qui souffrait depuis longtemps des symptômes de la pierre, et à qui l'on avait conseillé de prendre, pour son affection, un remède dissolvant fort connu. Le patient avait goûté cet avis et absorbé environ 25 livres de la même eau que vous voyez sur cette table. Vous conviendrez avec moi que la dose était suffisante pour assurer un « essai loyal ». Au début, une certaine amélioration se produisit ; mais notre homme était obligé de mener un vie active, il n'avait pas les moyens de se reposer, il lui manquait le luxe et le confortable qui entouraient Horace Walpole, et, en fin de compte, les symptômes de sa maladie redoublèrent de sévérité. C'est alors qu'il vint me trouver, et je le débarrassai par la lithotritie d'un énorme calcul composé. Sil fut venu plus tôt, sa pierre eût été certainement plus petite. L'opération eut cependant un plein succès, et l'homme qui l'a subie vit encore aujourd'hui pour prouvoir raconter son histoire, et la redire quand on voudra.

Maintenant, remarquez-le bien, je ne dis pas que la dissolution d'un calcul soit une pure chimère qui n'ait jamais été transformée en fait ; je ne conclus nullement à l'impossibilité de la dissolution d'un petit calcul urique par l'usage interne des alcalins. Loin de là, mon opinion formelle est que, dans ces conditions, avec du temps et des soins le résultat peut très-bien être accompli. J'irai plus loin encore : vienne un calculeux, dont la pierre présentera les caractères physiques et chimiques que je viens de vous indiquer, et que je considère comme essentiels à l'heureuse issue de l'entreprise, et je ne serai pas fâché de le soumettre, s'il y consent, au traitement interne afin de le faire bénéficier de toutes les chances d'un essai loyal. Mais ce que j'affirme en toute certitude, c'est qu'il n'y a pas de preuve que, parmi les millions de calculeux qui, à toutes les époques, ont avalé des drogues dissolvantes, un seulement sur cent ait trouvé la guérison. Tout homme qui, de propos délibéré, se soumet à la médication lithontriptique, pour une pierre dont les caractères n'ont pas été déterminés avec soin, n'a, tout au plus, qu'une chance de réussite contre cent chances d'insuccès ; mais il en a beaucoup pour que sa concrétion grossisse pendant la durée du traitement. En outre, si la pierre dépasse un certain volume, tout espoir de dissolution s'évanouit.

Quelle est donc la valeur du traitement dissolvant ? — J'affirme, sans hésitation, qu'elle est grande ; non lorsque la pierre est toute formée dans la vessie, mais seulement dans la première phase de la maladie, lorsque le calcul est en voie de formation dans le rein. C'est là la période d'opportunité pour la médication li-

lithontriptique. Quand le malade rend périodiquement ou accidentellement de petits calculs d'acide urique, nous pouvons faire beaucoup pour lui, d'abord par un traitement préventif dont je vous ai longuement exposé les principes dans notre dernière conférence, ensuite, si ces premiers moyens ne suffisent pas, en appelant à notre aide les alcalins.

Grâce à cette double médication nous devrions voir diminuer, avec le temps, les ravages de l'affection calculeuse. Personnellement, j'ai foi dans un heureux avenir où les grandes opérations nécessitées par la pierre deviendront de plus en plus rares. Les concrétions uriques, vous le savez, sont seules justiciables de la médication litholytique, mais, heureusement, ce sont elles qui constituent l'immense majorité des calculs rénaux.

Les pierres phosphatiques, loin d'être influencées par le traitement interne que je viens de vous décrire, semblent au contraire y puiser une plus grande rapidité d'accroissement. Esquissons brièvement les moyens locaux qui peuvent aider à les dissoudre.

Vous savez, car la pratique journalière le démontre à chaque instant, que les malades dont la vessie ne peut être complètement vidée sans le secours de la sonde, ont une fatale prédisposition à la formation souvent très-rapide de masses calculeuses composées de phosphates mixtes. Les injections intra-vésicales de solutions acides agissent très-bien en pareil cas. Le malade peut apprendre à se les faire lui-même ; nous en avons dans nos salles qui s'en acquittent parfaitement. Une ou deux fois par jour, après avoir complètement vidé la vessie par la sonde, on adapte au pavillon du cathéter une bouteille munie d'un robinet d'arrêt et contenant 4 onces d'une solution d'acétate de plomb, au titre de 1/3 à 1/2 grain de sel par once d'eau distillée, ou bien une solution très-diluée d'acide chlorydrique (1, 2 ou 3 gouttes d'acide par once d'eau). Le patient s'en injecte la moitié et laisse échapper cette première injection avec les débris qu'elle peut ramener; il injecte ensuite la seconde moitié et la laisse dans la vessie.

Ce moyen est remarquablement efficace pour prévenir la formation d'un calcul phosphatique, ou, du moins, pour empêcher l'agrégation de la matière terreuse dans la cavité vésicale.

Je n'ai pas le temps de m'étendre davantage sur les modifications qu'il peut être indiqué d'apporter à ces injections, au double point de vue de la quantité et de la concentration du liquide. Le principe est toujours le même, rien n'est facile comme de l'adapter aux exigences de chaque cas; vous trouverez, du reste, de plus amples détails sur ce sujet dans le chapitre de la cystite chronique.

L'électricité a été aussi employée localement contre les calculs uriques et phosphatiques. Prévost et Dumas (1823) tentèrent de dissoudre directement les pierres vésicales à l'aide du courant galvanique, essai qui fut repris et perfectionné chez nous, trente ans plus tard, par le docteur Bence Jones (1852). Toutefois, la manipulation instrumentale qu'exigeaient l'introduction des fils, leur mise en contact avec la pierre, leur séjour dans la vessie pendant toute la durée de l'action électro-chimique, constitue pour les organes urinaires une insulte traumatique supérieure à celle qu'occasionnerait une séance de broiement pratiquée avec les appareils perfectionnés de la science moderne.

Quant à présent je considère donc le galvanisme comme inapplicable.

Et maintenant se présente l'inévitable conclusion finale, inévitable parce qu'elle est vraie. Il est démontré qu'il n'y a de chance de dissolution que pour les petites pierres, et à la condition expresse que toutes les autres circonstances favorables se trouvent réunies ; encore le but ne peut-il être atteint que par un traitement long et persévérant.

Eh bien ! Messieurs, pour détruire une pareille pierre par la lithotritie, que faut-il ?— Une, deux, rarement trois séances. Réduite à ces proportions, j'ose dire qu'il n'y a pas d'opération chirurgicale plus certaine, plus rapide, plus innocente. Un calculeux placé dans toutes les conditions qui permettent d'espérer la guérison par les dissolvants, je garantis ne l'avoir jamais perdu dans tout le cours de ma pratique chirurgicale ! [1]

Cependant laissons le malade faire entendre sa voix dans le choix du traitement à suivre. Ne lui dénions

[1] Voir l'exposé des résultats de la pratique de Sir Henri Thompson dans notre note, page 400 et suivante, ainsi que dans la Leçon XII page 379 et suivante.

pas le droit d'affirmer ses préférences, et, si ses volontés ne sont pas toujours marquées au coin de la sagesse, c'est à nous de former son opinion et d'éclairer son jugement sur les mérites relatifs des deux méthodes.

Ce que sont ces mérites, je viens de m'efforcer, Messieurs, de l'exposer impartialement devant vous.

QUINZIÈME LEÇON.

CYSTITE ET PROSTATITE.

MESSIEURS,

Celui qui s'adonne à l'exercice de la médecine générale peut fort bien, durant tout le cours d'une longue pratique, n'observer que peu ou point de ces affections qui viennent d'occuper nos sept dernières conférences. Il est des médecins qui de leur vie ne rencontrent pas un seul cas de pierre vésicale ; et parmi ceux qui en rencontrent, tous ne se chargent pas eux-mêmes de les traiter.

Le sujet qui se présente à nous aujourd'hui nous offre des conditions tout-à-fait inverses. Inspirant au chirurgien beaucoup moins de ce qu'on est convenu d'appeler de « l'intérêt », la cystite s'impose pour d'autres motifs à l'attention de l'étudiant. L'inflammation de la vessie est, en effet, la plus fréquente de toutes les maladies de cet organe, elle vous attend sûrement dans les éventualités de la pratique, et la mission de la traiter vous incombera même assez souvent. Toute lésion, tout motif de souffrance de l'appareil urinaire, est une cause suffisante de cystite. Qu'un homme soit atteint d'une stricture sévère ou d'un calcul, qu'il ait une maladie des reins ou de la prostate, tôt ou tard la cystite finit par entrer en scène, et plus d'une fois, aiguë ou chronique, elle masque à son profit l'expression symptomatique de l'affection initiale.

Ne perdez pas de vue que la cystite relève presque toujours d'une cause saisissable, et, qu'en fait, la forme idiopathique doit être pour nous de la plus grande rareté. Une gonorrhée, un rétrécissement, une maladie de la prostate, une rétention d'urine ou une altération des caractères de ce liquide etc., sont autant de conditions étiologiques, actuelles ou éloignées, qu'il vous sera toujours possible de découvrir. Si vous arrivez rapidement à conclure que l'affection est idiopathique, craignez fort de n'en avoir pas su trouver la cause réelle, et cela, sans doute, faute de recherches suffisamment soigneuses et approfondies.

Çà et là cependant, l'interprétation pathogénique du mal échappera à vos plus louables efforts, et il peut bien se faire, ma foi, que vous soyez obligés, vous aussi, de vous rabattre sur la diathèse goutteuse...... Messieurs, défiez-vous de la *goutte* et surtout de la *goutte rentrée*, vrai refuge, dans les cas embarrassants, pour les praticiens d'une faible puissance diagnostique. S'il est vrai qu'un certain nombre de phlegmasies uréthro-cystiques doivent être considérées comme la localisation d'un état morbide général, j'estime que ce n'est que dans des circonstances extrêmement rares.

La cystite peut encore être causée par certains poisons irritants, parmi lesquels je dois citer en première ligne les cantharides ; j'ai vu de violents symptômes d'inflammation vésicale persister pendant dix à vingt heures, à la suite d'un simple vésicatoire [1].

Nous allons considérer d'abord la cystite aiguë, puis la cystite chronique à laquelle nous nous arrêterons particulièrement.

La cystite aiguë se présente à nous sous deux formes : l'une grave et dangereuse, l'autre d'un pronostic beaucoup moins sérieux.

La forme dangereuse est celle qui accompagne les lésions les plus redoutables auxquelles la vessie soit exposée. La segmentation spontanée d'un volumineux calcul, une première séance de lithotritie laissant dans la poche urinaire de gros et durs fragments, les vio-

[1] Il ne sera peut-être pas inutile de faire remarquer que le cantharidisme vésical n'arrive jamais, selon moi, lorsque la surface cutanée sur laquelle on applique le vésicatoire jouit de toute son intégrité ; en d'autres termes, qu'une effraction épidermique préalable est la condition indispensable du développement de la cystite cantharidienne. Le cas auquel il est fait allusion dans le texte, le seul, du reste, que j'aie pu observer, fut occasionné par l'application d'un vésicatoire sur l'articulation du genou dont l'enveloppe tégumentaire venait d'être profondément modifiée par des badigeonnages avec la teinture d'iode.

(*Note de Thompson*).

lences exercées sur l'organe par une opération de taille, et généralement tous les grands traumatismes, en sont les causes les plus ordinaires. Des frissons, des urines sanglantes, des douleurs très-vives et une extrême irritabilité de l'organe annoncent l'invasion de la maladie, et le patient succombe en peu de jours. A l'autopsie, vous trouvez la membrane muqueuse d'un rouge foncé dans toute son étendue ou à peu près ; et de plus, apparaissent par places des ulcérations gangréneuses au fond desquelles se montre la tunique musculaire dénudée.

La forme comparativement bénigne de la cystite aiguë est assez commune. Ici nous sommes fondés à admettre que c'est le col de la vessie surtout qui est en cause. Ce que nous désignons, en effet, sous le nom de cystite n'est le plus souvent en réalité qu'une phlegmasie affectant principalement la prostate ou la portion d'urèthre engagée dans cette glande. Il est même probable qu'au début, le siége de l'irritation est exclusivement uréthro-prostatique, la muqueuse vésicale ne se trouvant envahie qu'ultérieurement et par propagation. D'un autre côté, il n'est pas facile, anatomiquement parlant, de tracer une ligne de démarcation entre l'origine de l'urèthre et la cavité du réservoir urinaire, en sorte que l'expression « inflammation du col de la vessie » est souvent parfaitement légitime.

Sous l'influence d'une blennorrhagie, du froid, de l'humidité ou d'autres circonstances nombreuses sans grande importance apparente, un homme voit ses mictions devenir fréquentes et pénibles ; il éprouve une douleur sourde et aiguë au-dessus des pubis; en même temps son urine se trouble, non pas, remarquez-le bien, par la présence de cette matière épaisse et filandreuse dont je vous parlerai à propos de la cystite chronique, mais uniquement par le fait de l'hypersécrétion du mucus normal de la vessie. A ces désordres locaux s'ajoute habituellement un certain retentissement sympathique de tout l'organisme, accusé notamment par la perte de l'appétit et un état fébrile.

Le traitement consiste en laxatifs et diurétiques légers, adoucissants, bains de siége chauds et cataplasmes. On y ajoute, au besoin, quelques préparations anodines. Quant aux tisanes, infusions ou décoctions, qu'on a également l'habitude de prescrire, je vous les ferai connaître tout-à-l'heure.

J'ai hâte d'arriver à la cystite chronique, car c'est cette forme de la maladie qui réclame notre jugement et nos soins et ouvre un plus vaste champ à l'intervention de l'art. Elle mérite donc, à tous égards, de fixer particulièrement notre attention.

La cystite chronique revêt elle-même deux formes distinctes : la forme *simple*, et la forme que l'on désigne généralement sous le nom de *catarrhale*.

Dans la cystite chronique simple l'on n'observe guère qu'une suractivité sécrétoire de la muqueuse vésicale, dont le produit se mêle à l'urine en quantité exagérée. Vous connaissez tous l'hypersécrétion de mucus qu'engendre, dans le coryza vulgaire, l'inflammation de la muqueuse du nez et des sinus frontaux; un phénomène tout-à-fait de même ordre se produit dans la muqueuse vésicale phlogosée, et l'urine se charge de mucus. En outre, la membrane, rendue également plus sensible par le processus inflammatoire, ne se laisse plus distendre par l'accumulation de l'urine ; elle force, au contraire, l'organe à se débarrasser aussitôt que possible de son contenu, et, de là, la fréquence des mictions.

A côté de cette forme, nous en rencontrons une autre dans laquelle le mucus présente des caractères particuliers qui ont valu à l'affection le nom de « catarrhe de la vessie » ; — encore une de ces appellations malheureuses qui conduisent fatalement à des erreurs pratiques. Ici le mucus est très-gluant, et, lorsqu'on veut transvaser l'urine du malade, on voit d'abord s'écouler l'urine proprement dite, puis suivre un magma glaireux et collant qui finit par s'ébranler en masse.

Cette matière acquiert sa consistance par le repos ; le patient peut en évacuer une pinte et plus par jour. Certains malades en rendent continuellement pendant des mois, et c'est à leur affection que s'applique, notamment à l'étranger, le vocable de « catarrhe de la vessie » ; expression qui éveille, précisément dans les pays où elle est adoptée, l'idée d'une lésion dangereuse et réellement incurable. Assurément, dire à un étranger qu'il a un catarrhe de la vessie, c'est l'alarmer au dernier point. Pourquoi, Messieurs ?— Parce que la maladie est considérée comme une affection essentielle, et non comme un symptôme.

Et pourtant, ce prétendu catarrhe n'est pas plus à lui tout seul une maladie que ne l'est une hydropisie, par exemple. Autrefois, vous le savez, nous parlions de l'hydropisie comme d'une maladie formidable ; c'est encore, du reste, l'opinion du vulgaire. Mais aujourd'hui, j'aime à croire que le premier élève intelligent venu ne l'accepte qu'à titre de symptôme dont il cherche incontinent la cause, soit dans une lésion cardiaque, soit dans une affection rénale, soit dans une altération hépatique, etc. Eh bien ! telle est aussi la nature du catarrhe vésical. Cherchez la cause : neuf fois sur dix vous en trouverez une bien évidente, et, le plus souvent, justiciable de vos moyens d'action.

Ne venez donc pas, à la manière de ceux qui se paient de mots, me demander quel est le traitement qui convient au catarrhe ; mais, portant plus loin vos regards, efforcez-vous d'arriver à la notion précise des conditions qui lui ont donné naissance.

Or, de toutes ces conditions, la plus commune, et souvent aussi la plus ignorée, c'est l'impuissance de la vessie à se vider entièrement de son contenu, soit à raison de l'atonie de ses parois, soit par le fait d'une obstruction prostatique. Néanmoins, la sécrétion muco-purulente caractéristique du catarrhe ne se montre pas toujours en pareille circonstance ; et je ne puis vous dire, quant à présent, comment il se fait que dans certains cas l'urine contienne seulement quelques flocons de mucus, tandis que dans d'autres, analogues sous tous autres rapports, elle renferme une forte proportion de matière visqueuse [1].

[1] La matière glaireuse, spéciale au catarrhe vésical, paraît n'indiquer autre chose que la suppuration de la muqueuse vésicale et la fermentation alcaline de l'urine.

Tant que la cystite se borne à exagérer la sécrétion muqueuse de la vessie, l'urine paraît simplement floconneuse ; mais, dès que le processus

Eu égard au traitement, la première chose à faire, c'est de vider soigneusement la vessie, une, deux ou trois fois par jour, à l'aide de la sonde, toujours avec la plus extrême douceur et en suivant les errements que je vous ai exposés dans la cinquième leçon. C'est là une précaution indispensable, car l'urine en décomposition est une cause active et incessante d'irritation pour la muqueuse. L'urée, produit normal de secrétion, n'est pas encore altérée quand l'urine débouche des uretères, mais bientôt après elle se décompose en carbonate d'ammoniaque, substance âcre et irritante s'il en fût. Expliquez à votre malade que sa vessie, n'ayant pas été complètement vidée depuis des mois peut-être, se trouve en quelque sorte dans les mêmes conditions de malpropreté qu'un vase ordinaire qu'on ne nettoierait jamais — comparaison suffisamment exacte pour frapper utilement l'esprit d'un profane et qui sera, du reste, mieux appréciée encore lorsque, après quelques jours de cathétérisme, la proportion de mucus dans l'urine aura probablement diminué d'une manière sensible.

Admettons cependant que cette déplétion méthodique et journalière de l'organe ne produise pas les

suppuratif s'établit, dès que la membrane interne du réservoir s'exulcère et devient granuleuse, l'urine se charge de pus. Alors, si l'urée vient à se décomposer, il se produira du carbonate d'ammoniaque qui transformera le pus en une masse filandreuse et opaline.

L'expérience peut être faite directement en versant du carbonate d'ammoniaque ou de potasse sur du pus provenant d'un abcès.

Le catarrhe vésical n'est donc qu'une cystite suppurée avec fermentation alcaline de l'urine ; il permet d'affirmer l'ulcération et l'état granuleux de la muqueuse en même temps que la décomposition de l'urée : à ce double point de vue, c'est un précieux élément de diagnostic et de pronostic.

résultats avantageux que vous en attendiez, ou bien ne procure qu'une amélioration insignifiante. Que ferez-vous ?

Messieurs, il est un fait qui n'a peut-être jamais été observé ou publié, mais dont il est très-important que vous soyez informés ; ce fait le voici : *Il existe des vessies que l'on ne peut vider complètement au moyen de la sonde.* Je m'explique. Quand la prostate présente une configuration irrégulière et qu'elle envoie des prolongements dans la vessie, les reliefs formés par ces différents mamelons circonscrivent des sinus, des excavations qui soustraient à l'action évacuatrice de la sonde quelques drachmes d'urine. Ce n'est pas tout : les parois vésicales elles-mêmes sont souvent creusées de nombreuses petites ampoules ou cellules qui produisent le même résultat. Lorsqu'un obstacle siége depuis un certain temps déjà au col de la vessie, les efforts quotidiens d'expulsion, fussent-ils même peu considérables, amènent toujours en fin de compte l'hypertrophie des faisceaux musculaires qui entrent dans la composition des parois vésicales. Vous savez d'autre part que toute pression exercée sur un liquide se transmet intégralement dans toutes les directions. Qu'arrivera-t-il donc à un moment donné ? — Il arrivera que les puissances expultrices comprimant le liquide avec plus d'énergie qu'à l'état normal, la muqueuse qui reçoit le contre-coup de cette compression sera refoulée, herniée en quelque sorte, entre les bandelettes musculaires et donnera ainsi naissance aux vacuoles, aux saccules dont je viens de vous parler.

Il n'est pas très-rare de voir se déposer dans ces cellules des précipités calcaires qui plus tard produiront des calculs enkystés ; mais ce qui adviendra immanquablement, c'est que l'urine trouvera dans

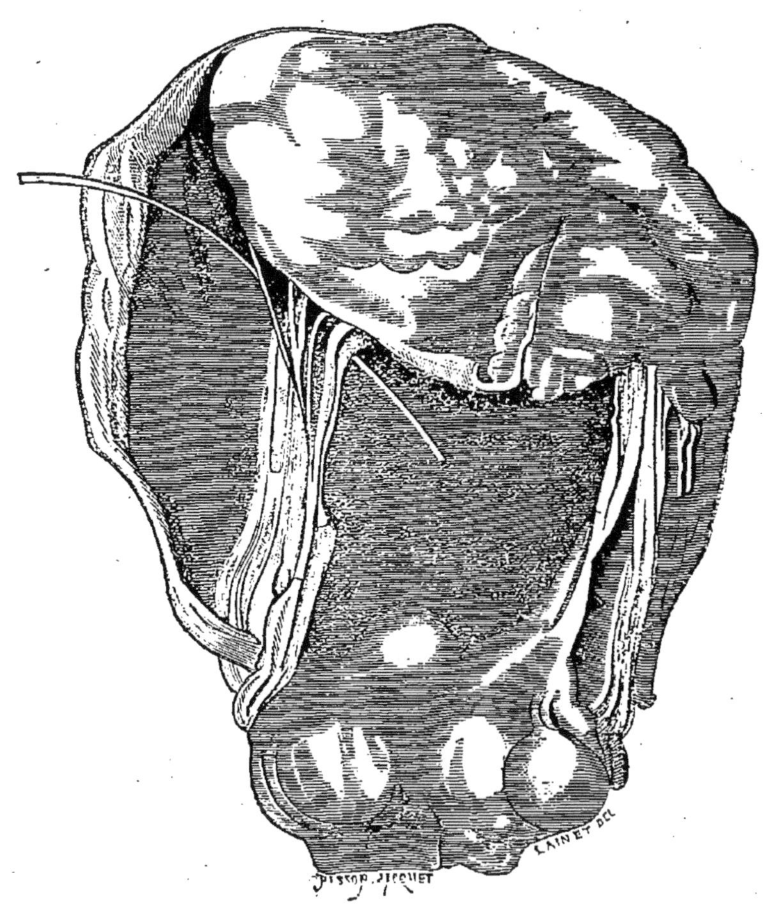

Fig. 40. — *Section de la vessie et de la prostate.* — On voit, à gauche du dessin, une vaste poche produite par une rétention d'urine longtemps négligée. Une bougie traverse la petite ouverture qui met en communication cette poche avec la cavité vésicale proprement dite.

ces divercules autant de petits receptacles au fond desquels, faute d'un renouvellement suffisant, elle se décomposera et partant deviendra irritante. Il peut même arriver que ces diverticules atteignent de grandes dimensions, comme le représente la fig. 40.

Il est évident qu'en pareil cas le cathétérisme ne peut suffire à l'évacuation totale du réservoir, et qu'il reste toujours, dans les poches ou dans les cellules, assez de liquide altéré pour entretenir l'état phlegmasique de la muqueuse.

Voici alors ce que vous devez faire : une fois par jour au moins, lavez l'intérieur de la vessie avec un peu d'eau chaude, avant de retirer votre sonde. Mais je suis très-minutieux, je l'avoue, sur la manière de procéder. C'est qu'en effet les lavages de la vessie, suivant la façon dont ils sont exécutés, peuvent constituer un excellent mode de traitement ou un moyen infaillible d'irriter sérieusement l'organe. Le procédé usuel, celui du moins que j'ai toujours vu employer jusqu'à ces dernières années, consiste à adapter un cathéter, le plus souvent en argent — et vous connaissez ma manière de voir sur les inconvénients des sondes métalliques — à une grosse seringue en cuivre, puis à pousser avec force six à huit onces d'eau dans la vessie.

Je désire que vous ayez une horreur salutaire de cette façon d'agir que rien ne justifie et qui est fort susceptible, selon moi, d'apporter le trouble et la douleur dans une vessie saine, à plus forte raison dans un organe rendu plus irritable par la maladie. Le réservoir de l'urine est un viscère délicat, habitué à une distension graduelle par le fait de la filtration lente et continue de la sécrétion rénale. Que nos actes s'inspirent donc des procédés de la nature ! Jamais, au grand jamais, n'injectez à la fois plus de deux onces de liquide, et encore vaut-il mieux ne pas même atteindre cette dose.

Voici comment je vous conseille d'opérer :

Vous introduisez d'abord dans la vessie une sonde flexible ; vous prenez ensuite une bouteille en caoutchouc, d'une capacité de 4 onces, et munie d'une canule et d'un robinet ; la canule doit être suffisamment longue et effilée pour pouvoir s'adapter à tout cathéter dont le calibre oscille entre le n° 5 et le n° 10 de notre filière. Vous remplissez la bouteille avec de l'eau tiède à 100° Fahrenheit environ (37 à 38° centigr.) ; vous en adaptez sans secousse la canule au pavillon de la sonde ; enfin, vous injectez lentement le quart environ du contenu. Le premier quart ressortira bien certainement épais et sale ; mais le second, injecté avec les mêmes précautions, ressortira moins chargé ; le troisième reviendra plus clair encore, et le quatrième enfin, sera vraisemblement rejeté presque limpide. Ces quatre lavages séparés, d'une once chacun, auront été certainement plus efficaces que deux, de chacun deux onces, et vous aurez satisfait à mon invariable recommandation : réduire au minimum la somme d'irritation instrumentale. Aussi, sur dix malades, neuf regarderont-ils votre opération comme un adoucissement à leurs souffrances.

Il y a d'autres manières d'effectuer ces lavages ; celle que je viens de vous indiquer est une des plus simples. L'essentiel c'est que vous ne dérogiez jamais au *principe* qui doit présider à toutes les manœuvres de ce genre.

Si ces ablutions intra-vésicales restent sans effet,

vous pourrez essayer, souvent avec avantage, les injections médicamenteuses.

Le meilleur, peut-être, des astringents doux, lorsque l'urine est alcaline et laisse déposer des phosphates, c'est l'acétate de plomb, à la dose quotidienne de 1 grain, pas plus, pour 4 onces d'eau tiède.

Vient ensuite l'acide nitrique dilué, à la dose de un ou 2 minimes (5 à 10 centigr.) pour une once d'eau.

Vous pouvez encore recourir à une faible solution d'azotate d'argent : 1 grain dans 4 onces de liquide, pour commencer. Vous augmenterez progressivement jusqu'à 1/2 grain, ou 1 grain tout au plus, par once de véhicule.

L'acide phénique (5 à 10 centig. pour 4 onces d'eau) est aussi un modificateur à essayer, notamment quand l'urine est fermentée et irritante.

Enfin, une injection adoucissante que je vous recommande d'une manière toute particulière, c'est la solution glycérinée de biborate de soude. Vous pourrez l'employer lorsque l'indication des astringents ne sera pas encore très-évidente, ou bien l'associer aux astringents. Les heureux effets de la glycérine boratée dans les affections de la bouche m'ont conduit à l'essayer contre l'inflammation de la vessie, et l'expérience a répondu à mon attente.[1] Voici ma formule :

Biborate de soude....... 1 once.
Glycérine de Price. } aa 2 onces.
Eau distillée...... }

Deux ou trois cuillerées à soupe de cette solution dans 4 onces d'eau chaude, pour injections intra-vésicales.

[1] Dans les affections inflammatoires de la bouche, le biborate de

Je vous donne toujours les proportions pour 4 onces de liquide, parce que la poire en caoutchouc de cette contenance, dont je vous ai déjà donné la description, est l'instrument le plus commode et le plus portatif.

Plus récemment, on a beaucoup vanté, pour neutraliser l'action nocive de l'urine altérée et chargée de mucus, une injection composée de un ou deux grains de quinine tenus en dissolution dans une once d'eau à la faveur de une ou deux gouttes d'acide acétique. Je l'ai souvent employée moi-même, et peut-être en ai-je retiré quelque avantage.

Lorsque la cystite s'accompagne de vives douleurs, il vous sera licite de recourir, si cela vous plaît, aux injections narcotiques, mais n'en attendez pas grand effet. Ne vous inquiétez pas de la dose, car la muqueuse vésicale, bien différente en cela de sa voisine la muqueuse rectale, paraît dépourvue du pouvoir absorbant [1]. Celle-ci (la muqueuse rectale) sera votre

soude, ou borax, agit surtout comme alcalin. Il est probable que ses heureux effets dans la cystite tiennent plutôt à ses propriétés antifermentescibles démontrées par Dumas. Dans ces derniers temps, le docteur Alphonse Dubreuil, agrégé à la Faculté de médecine de Paris, a reconnu expérimentalement au silicate de soude une action antifermentescible encore plus prononcée; d'où il résulte que ce sel préviendrait plus sûrement que le borax la transformation de l'urée en carbonate d'ammoniaque. Chez un homme âgé, atteint d'hypertrophie de la prostate et de paralysie de la vessie, les injections à l'eau tiède n'avaient produit aucun résultat; Dubreuil injecta alors une solution au 1/200e de silicate de soude; immédiatement l'urine devint acide et le muco-pus disparut. (Société de chirurgie. Séance du 13 novembre 1872).

[1] Quelqu'un a jugé à propos, dans un journal de médecine, d'élever des doutes sur l'exactitude de mes assertions relatives à l'effet des injections narcotiques dans la vessie, et même d'avertir mes lecteurs qu'ils feraient sagement de ne pas toujours me croire sur parole. Sans cette mise en suspicion il eût été, je crois, superflu de dire que l'assertion in-

véritable lieu d'action, si le malade est tourmenté par des spasmes et des douleurs violentes : un suppositoire au beurre de cacao additionné de un demi-grain ou

criminée repose précisément sur des observations et des expériences nombreuses. D'ailleurs, ne déplaçons pas la question : mon seul but en niant le pouvoir absorbant de la vessie était de révoquer en doute l'utilité des injections narcotiques et, par suite, de ne les point recommander. J'ai répondu tout simplement à mon critique en injectant 4 drachmes (16 grammes) de « Liq. opii sed. » dans la vessie d'un malade atteint de cystite. Cette expérience a été répétée quatre fois dans mes salles de « University College Hospital », en présence des étudiants qui ont pu se convaincre par eux-mêmes de l'absence de tout symptôme annonçant le passage de l'opium dans l'économie. Et cependant une dose de 20 minimes (1 gramme), administrée *par la bouche,* provoquait tous les symptômes du narcotisme à un degré très-prononcé *. (Note de Thompson).

* Depuis nombre d'années, le professeur Küss, de Strasbourg, niait le pouvoir absorbant de la vessie et considérait l'épithélium de cet organe comme un vernis réfractaire à tout phénomène d'osmose. Cette conviction, née chez lui de faits cliniques, avait été sanctionnée par de nombreuses expériences sur les animaux et était devenue un des intéressants sujets de son enseignement original. Küss enseignait l'imperméabilité non-seulement de l'épithélium vésical, mais aussi de l'épithélium cutanée, de l'épithélium des plèvres, de l'épithélium de l'estomac. Pour ce physiologiste, les cellules épithéliales pavimenteuses constituaient des barrières infranchissables tant qu'elles étaient saines et vivantes, et leur altération ou leur mort se marquait par leur perméabilité. C'est ainsi qu'un vésicatoire permet la dessication du derme, que l'urémie se montre dans les cystites avec exulcération de la muqueuse vésicale, qu'un tubercule pleural amène un épanchement pleurétique, etc. Küss comparait l'épithélium pavimenteux aux cellules de l'épicarpe des fruits en général et des raisins en particulier, cellules qui préviennent l'évaporation du contenu liquide du fruit, même sous le plus ardent soleil.

Les expériences du maître ont été reprises et confirmées, en 1867, par un de ses élèves, le docteur Susini (Thèses de Strasbourg 1867, 3e série, no 30). Ce jeune expérimentateur, dans le but d'élucider définitivement la question du pouvoir absorbant de la vessie, s'est livré à une double série d'expériences, la première sur les animaux, la seconde sur l'espèce humaine :

1o *Expériences sur les animaux.* — Une solution de ferro-cyanure de potassium est injectée dans la vessie de lapins, grenouilles, cabiais. On badigeonne ensuite la surface extérieure de l'organe avec une solud'un grain de morphine est souvent d'un grand secours.

Les révulsifs n'auront qu'une importance bien se-

tion concentrée de perchlorure de fer. La coloration bleue caractéristique ne se montre qu'après une intervalle qui varie de vingt minutes à deux heures après la mort de l'animal. Si l'on veut faire apparaître la coloration *immédiatement*, il suffit, à l'aide d'un fil de fer introduit par l'urèthre dans la vessie, de détruire la surface épithéliale; il se forme instantanément une tache bleue en regard du point gratté.

2° *Expériences sur l'homme.* — Susini, se prenant lui-même pour sujet de ses recherches, s'injecte dans la vessie 10 grammes d'iodure de potassium, 5 grammes de ferro-cyanure de potassium, une infusion de 4 grammes de feuilles sèches de belladone, sans éprouver le moindre symptôme qui indique l'absorption de ces substances toxiques, sans pouvoir en saisir la plus légère trace dans la salive à l'aide des plus sensibles réactifs. Ainsi, l'infusion de belladone, après trois heures de séjour dans la vessie, n'a pas même produit la dilatation de la pupille. Ces expériences, remarquables d'ailleurs par le soin extrême avec lequel elles ont été conduites et la description minutieuse des procédés d'exécution, ruinent complètement celles de MM. Segalas et Martineau et établissent, d'une façon qui paraît désormais irréfutable, l'imperméabilité de l'épithélium vésical sain.

Dans une communication écrite qu'il a bien voulu nous adresser, sir Henry Thompson nous dit que ce sont les faits cliniques qui l'on conduit, lui aussi, à dénier à la vessie tout pouvoir absorbant ; les « expériences et observations très-nombreuses » dont il est parlé dans sa note, ont eu le malade pour sujet. Dans le but de soulager les souffrances de certains malades, Thompson leur a injecté dans la vessie, tantôt 25 centigrammes de morphine, d'autrefois 4 grammes d'extrait de belladone, sans obtenir le moindre effet physiologique ou thérapeutique. La «liquor opii sed.», employé dans ces dernières expériences à « University College Hospital», est un peu plus active que le laudanum; on la prescrit ordinairement à la dose de 20 à 30 gouttes. Thompson en a administré une demi-once ! Aussi, considère-t-il la vessie comme un simple réservoir qui, physiologiquement parlant, ne fait pas autrement partie de l'organisme humain ; réservoir qui manque chez certaines classes d'animaux, (les poissons, les reptiles) et qui, chez celles où il existe, n'a d'autre fonction que de retenir l'urine temporairement et de lui permettre d'attendre un moment favorable pour s'écouler—une mesure de propreté prise par la nature.

Comme on le voit, les expérience de Küss, de Susini et de Thompson condaire dans votre médication. Le plus sûr et probablement aussi le plus inoffensif des contr'irritants que vous puissiez mettre en usage, c'est un cataplasme de farine de graine de lin bien chaud, largement saupoudré de farine de moutarde et appliqué au-dessus des pubis. Je passe à dessein sous silence l'huile de croton, le nitrate d'argent, etc. Les fomentations sèches : sachets de son ou de sable, flanelles chaudes, etc., calment toujours un peu le symptôme douleur. Il en est de même des bains de siége.

Viennent ensuite une foule d'infusions et de décoctions réputées salutaires dans la cystite. Je vous en citerai quelques-unes dans l'ordre que je regarde approximativement comme celui de leur valeur. Ce sont les tisanes : de Buchu [1], de Triticum repens, d'Alchimella arvensis, de Pareira brava [2] et de Busserole.

se complètent et se corroborent mutuellement. Mais il ne faut pas perdre de vue que l'épithélium vésical n'est absolument imperméable que tout autant qu'il est *sain;* bien différents seraient les résultats, si un sondage maladroit ou toute autre cause l'avaient lésé et avaient conséquemment aboli ses propriétés physiologiques.

[1] Le *Buchu* ou *Bucco* est une plante de la famille des Rutacées, qui croît au cap de Bonne-Espérance et qui jouit d'une grande réputation dans plusieurs contrées, spécialement aux États-Unis. Les feuilles sont les seules parties employées ; elles exhalent une odeur aromatique assez analogue à celle de la menthe, et doivent leurs propriétés stimulantes et balsamiques à une huile volatile et à une résine. Comme les autres balsamiques, le buchu est contr'indiqué dans la phase aiguë des phlegmasies de l'appareil urinaire ; mais après la défervescence, il contribue à tarir la sécrétion muco-purulente de la muqueuse vésicale. On emploie l'infusion (pp. 16 grammes pour 750 grammes d'eau) et la teinture à la dose de 10 à 40 grammes.

[2] Le *Pareira brava* est une Ménispermée qui croît au Brésil et dont la volumineuse racine est très-usitée en Angleterre à titre de diurétique. Elle renferme une notable quantité d'azotate de potasse qui explique son action diurétique, et une résine molle qui lui donne également des pro-

Ici, nos cuillerées traditionnelles deviennent tout-à-fait insuffisantes pour indiquer les doses. Des première, quatrième et cinquième, donnez par jour une demi-pinte ; — des deuxième et troisième, administrez une pinte. Vous ferez bouillir, ou simplement infuser, suivant le cas.

Le rhizome du *Triticum repens* ou *chiendent vulgaire*, a été introduit par moi depuis quelques années dans le traitement de la cystite [1]. C'est un remède réellement utile dans beaucoup de cas et qui continue à jouir de la confiance des praticiens. On en fait bouillir une once ou deux dans un «*quart*» d'eau (un litre) jusqu'à réduction à une «*pinte*» (un demi-litre) ; on filtre et on administre au malade en quatre doses dans les vingt-quatre heures. Remède populaire des anciennes flores médicinales, le chiendent formait la base du traitement de la « strangurie », expression qui, dans les siècles passés, alors que l'art du diagnostic était encore dans son enfance, servait à désigner toute difficulté de la miction, quelle qu'en fut la cause.

La « *Parsley piert* » ou *Alchimella arvensis* [2]

priétés balsamiques ou anticatarrhales. On l'administre, soit en infusion (20 pour 1000), soit en extrait, depuis 50 centigrammes jusqu'à 4 grammes.

[1] Cette assertion de Thompson ne peut évidemment s'appliquer qu'à la pratique anglaise, car depuis bien des années, en France, le chiendent est un médicament pour ainsi dire banal dans la thérapeutique des maladies urinaires.

[2] L'*Alchimella arvensis* (Linné) est une espèce du genre Alchimella ou Alchemille de la famille des Rosacées ; elle est encore désignée sous le nom de Perce-Pierre des champs. On en emploie la racine ou rhizome. Comme toutes les rosacées, l'Alchemille renferme une certaine proportion de tannin qui explique les propriétés diurétiques et anticatarrhales de la plante.

(dérivé de « percer la pierre », et non pas synonyme de « Parsley » ou Persil qui est une ombellifère), constitue, suivant mon expérience, un admirable remède dans les cas obscurs. Je l'emploie en infusion, à la dose d'une once pour une pinte d'eau.

A côté de ces tisanes, il convient de réserver une place pour les résines qui ont une certaine influence sur la muqueuse de la vessie, telles que le copahu, l'huile de bois de santal, la térébenthine de Venise, etc. Il ne faut pas les prescrire aux mêmes doses que pour la blennorrhagie ; cinq minimes (25 centigr.) de copahu ou d'huile de cubèbe, délayés dans un mucilage et administrés trois ou quatre fois par jour, suffisent parfaitement et rendent parfois d'incontestables services.

Un mot sur les alcalins.

En thèse générale, les alcalins, neutralisant l'excès d'acide que peut contenir l'urine, sont des adjuvants précieux dans le traitement de la cystite. J'emploie la liqueur de potasse [1] aussi volontiers que les bicarbonate, citrate et tartrate de même base qui me semblent avoir une action diurétique plus prononcée et auxquels je reproche d'activer la sécrétion de l'urine, alors que

[1] La liqueur de potasse, *liquor potassæ*, des pharmacopées anglaises se prépare ainsi :

Eau, 400 grammes.

Potasse, 50 grammes.

Chaux vive, 25 grammes.

Le produit est d'une densité de 1,075 et peut être administré à dose plus ou moins élevée suivant le but qu'on se propose ; mais il faut toujours l'étendre dans une grande quantité d'eau, afin d'éviter une action topique trop intense sur la muqueuse gastro-intestinale.

c'est précisément le contraire que l'on désire en vue de diminuer la fréquence des mictions.

L'ancien usage d'associer la jusquiame à la liqueur de potasse, bien qu'on ait affirmé l'incompatibilité de ces deux substances, me paraît devoir être maintenu dans la pratique. Que la belladone et la jusquiame perdent de leur activité spécifique par le fait de leur mélange avec la potasse, je le veux bien ; chimiquement, c'est peut-être vrai; mais ce dont je suis également convaincu, c'est que cette association des narcotiques et des alcalins calme la douleur et modère la fréquence des mictions. Voilà pourquoi je suis revenu depuis quelque temps à l'ancienne formule.

Voyons maintenant les acides :

Pénétrez-vous bien d'abord de cette vérité, que les acides ne sont en aucune façon les correctifs de l'alcalinité de l'urine. Gardez-vous de cette croyance vulgaire qu'il soit possible de communiquer à l'urine une réaction acide en administrant par les voies digestives des acides minéraux. Au moyen des alcalins vous rendrez l'urine neutre ou alcaline tant qu'il vous plaira ; mais la réciproque, c'est-à-dire l'acidification des urines par les acides, est une illusion thérapeutique, soyez-en sûrs. J'entends dire constamment : « L'urine du malade est très-alcaline, ne ferions-nous pas bien de recourir aux acides ? » — A quoi je réponds : « Si vous y tenez tant, donnez-en une once ou deux par jour, mais vous ne changerez certainement pas la réaction de l'urine ». J'ai moi-même essayé ces doses, bien diluées, naturellement, sans obtenir le moindre effet. En quoi les acides sont utiles, c'est par leur action tonique et vaso-motrice, mais n'attendez pas d'eux qu'ils agissent directement sur l'urine.

Je dois faire cependant quelque réserve en faveur des acides benzoïque et citrique ; mais encore, pour obtenir de ces substances un résultat sensible, faut-il les donner à de telles doses qu'on peut, en vérité, se demander si le remède n'est pas pire que le mal. L'acide benzoïque, grâce à ses propriétés quelque peu balsamiques, se trouve indiqué dans certains cas de cystite chronique ; comme il est insoluble dans l'eau, c'est sous forme pilulaire qu'il convient de l'administrer : 3 ou 4 grains d'acide, cimentés par une goutte de glycérine, constituent une bonne préparation pour une pilule. Mais il faudra en donner jusqu'à douze par jour, en tout cas pas moins de six, pour avoir le droit de compter sur un résultat, ce qui représente une dose quotidienne minima de 24 grains de substance active.

Le jus de citron exerce, lui aussi, une action acidifiante sur l'urine et, si l'estomac s'en accomode, on peut le prescrire en grande quantité.

En résumé, le fait important à retenir, celui qui domine l'histoire clinique des altérations chimiques de l'urine, est le suivant :

L'excès d'acidité est la manifestation d'un trouble constitutionnel, l'expression d'une erreur de tout l'organisme, le produit d'un abus de secrétion qui vicie [1] la réaction de l'urine à partir du moment où celle-ci est formée dans le rein. Le traitement à lui opposer doit donc être général, et viser plutôt les fonctions as-

[1] Voyez Leçon XIII.

similatrices que l'organe éliminateur. Réformez en conséquence les habitudes du malade, surveillez son régime, veillez surtout à l'accomplissement régulier des fonctions hépatique et intestinale. — Au contraire, l'alcalinité habituelle de l'urine constitue, dix-neuf fois sur vingt, un accident purement local, une altération secondaire de provenance vésicale. Pour vous en convaincre, tâchez de recueillir un spécimen d'urine qui vienne directement des reins, je veux dire qui n'ait pas été vicié par son séjour dans la vessie, vous verrez qu'il est suffisamment acide. Voilà pourquoi l'alcalinité de l'urine indique, non une médication interne, mais un traitement local par le cathéter et les injections. Il est vrai que vous rencontrerez parfois, comme conséquence d'une dyscrasie constitutionnelle, des urines neutres ou alcalines, troublées par des dépôts de phosphate amorphe, mais ces cas sont très-rares en comparaison de ceux dont je viens de vous parler[1].

[1] Il est malheureusement des cas de cystite qui résistent à tous ces moyens : malgré les lavages les mieux faits et le traitement médical le mieux combiné, les urines restent troubles, ammoniacales et irritantes ; les envies d'uriner se renouvellent à chaque instant ; la plegmasie se communique de proche en proche par les uretères jusqu'aux reins, et le malade, épuisé par un ténesme sans rémission non moins que par la suppuration viscérale, succombe lentement au milieu des plus pénibles angoisses.

Bon nombre de ces cas peuvent cependant être sauvés. Ils le seront par la chirurgie, à condition que les ressources opératoires soient appliquées en temps opportun, c'est-à-dire avant l'envahissement du parenchyme rénal. En effet, le symptôme le plus douloureux et le plus néfaste, celui qui oppose le plus sérieux obstacle à la guérison, c'est la contraction presque continuelle du muscle vésical luttant à chaque instant contre cette matière visqueuse qui remplit le bas-fond et dont il reste toujours un résidu irritant et offensif au premier chef. Non-seulement ces contractions épuisent le malade par déperdition nerveuse, mais elles tendent encore à accroître constamment l'hypertrophie des parois vési-

Je terminerai cette leçon par quelques courtes considérations sur la prostatite aiguë et sur la prostatite chronique.

La prostatite aiguë présente différents degrés de sévérité ; en général elle ne s'offre à l'observation du praticien que lorsqu'elle a produit une rétention d'urine en obstruant le col de la vessie. Je vous ai exposé avec assez de détails, dans la sixième leçon, quelle devait être votre conduite en pareil cas. L'organe est souvent le siége d'un gonflement considérable et d'une sensibilité extrême. Le processus inflammatoire peut aboutir jusqu'à la suppuration de la glande elle-même ou des tissus ambiants. Ces sortes d'abcès finissent par s'ouvrir, soit dans l'urèthre — ce qui est le cas le plus fréquent — soit dans le rectum.

Une maladie moins connue et surtout plus rarement diagnostiquée, c'est l'inflammation chronique de la

cales, à diminuer la capacité du réservoir, à dilater les uretères ; enfin et surtout, elles s'opposent à la réalisation de la condition *sine quâ non* de toute cicatrisation et de l'apaisement de toute inflammation : le repos et l'immobilité.

C'est en s'inspirant de ces faits, c'est pour réduire au repos le muscle vésical, que des chirurgiens de l'école américaine ont eu l'idée aussi heureuse que hardie d'opposer la cystotomie à certaine cas de cystite absolument réfractaires au traitement médical. Au Prof. William Parker, de New-York, revient, croyons-nous, la priorité de l'idée (3 juin 1846) et de l'exécution (23 nov. 1850) de cette opération chez l'homme. L'honneur du premier succès appartient au Prof. Eve, de Nashville (1866). L'idée de ce mode de traitement chez la femme est due à Marion Sims (1858), et l'exécution à son élève illustre, Thomas Addis Emmet (1861).

La cystotomie pour les cas de cystite très-rebelles s'accompagnant de ténesme et de spasme est aujourd'hui passée dans la pratique courante de l'Hôpital des Femmes de New-York, où l'un de nous a été à même d'en apprécier les heureux effets chez ces malades qui, autrement, étaient vouées à une mort aussi misérable que certaine.

portion prostatique de l'urèthre, s'étendant plus ou moins au tissu propre de la glande.

L'affection est cependant fréquente et, par suite, importante à connaître. Elle résulte le plus souvent, mais non toujours, d'une blennorrhagie opiniâtre, et je vous l'ai déjà citée comme une lésion dont les symptômes peuvent le plus aisément être confondus avec ceux d'un calcul d'un caractère bénin. Ainsi, un homme de vingt à trente ans vient vous dire qu'il a vu apparaître chez lui et d'une façon graduelle les symptômes suivants :

Mictions fréquentes *suivies* de douleur à l'extrémité du pénis ; de temps en temps, un peu de sang vient rougir les dernières gouttes d'urine ; la sécrétion elle-même se trouble et renferme un dépôt muco-purulent ; un sentiment de chaleur et de pesanteur s'accuse vers le périnée et le rectum ; peut-être y a-t-il aussi un peu d'écoulement par l'urèthre ; enfin, tous ces malaises s'aggravent par l'exercice et la fatigue.

Convenez que cette esquisse est bien faite pour donner le change sur la présence d'un calcul. Comment parviendrez-vous à dissiper l'équivoque ? — Par les anamnestiques et par la sonde.

Les anamnestiques vous apprendront que le patient n'a rien éprouvé qui ressemble aux douleurs que provoque la descente d'un calcul rénal ou l'expulsion d'un gravier, mais qu'il souffre, depuis plusieurs mois peut-être, d'une gonorrhée rebelle à tous les moyens de traitement.

La sonde, dont l'introduction devient alors une nécessité de circonstance, ne vous fait rien trouver dans la vessie ; elle vous révèle seulement une sensibilité insolite de la portion prostatique de l'urèthre ; et le résultat le plus clair de votre exploration est souvent d'aggraver la position du malade pendant un jour ou deux.

Quel traitement mettrez-vous en œuvre ?

D'abord et avant tout, vous vous abstiendrez de toute intervention instrumentale, car, dans la majorité des cas, l'instrument ne peut faire que du mal. Faites ici ce que vous feriez pour une inflammation chronique de l'œil ou de l'oreille : appliquez un vésicatoire dans les environs. Au moyen du liniment épispastique de la pharmacopée et d'un pinceau, établissez tous les quatre ou cinq jours un vésicatoire volant de chaque côté du raphé périnéal — avec beaucoup de précaution, bien entendu, afin de ne pas torturer le malade ni de l'empêcher de se lever — et continuez ainsi pendant quatre à six semaines. J'ai obtenu les meilleurs effets de cette méthode combinée avec un régime approprié et une médication tonique. Le patient se trouve bientôt heureux d'échanger ses sourdes et continuelles souffrances au périnée contre les cuissons passagères des vésicatoires, et il constate avec joie combien les premières cèdent graduellement aux secondes.

Dans les cas exceptionnels où l'écoulement chronique du canal constitue le symptôme dominant, il peut être très-avantageux de porter sur la région prostatique de l'urèthre une solution de nitrate d'argent, à la dose maxima de cinq à dix grains pour une once d'eau.

Dans notre prochaine conférence, nous continuerons l'étude des maladies de la vessie.

SEIZIÈME LEÇON.

AFFECTIONS DE LA VESSIE. PARALYSIE. — ATONIE. — INCONTINENCE DES ADOLESCENTS. — TUMEURS.

MESSIEURS,

Vous avez vu entrer dernièrement dans notre service deux malades qui se disaient atteints de « paralysie de la vessie ». Telle est, du moins, la mention que portait leur billet d'hôpital.

L'un d'eux était un homme de peine déjà avancé en âge et ne présentant, d'ailleurs, aucune apparence maladive. Voici ce qu'à force de questions nous pûmes apprendre de lui : Il avait près de 60 ans ; depuis quatre ou cinq ans il urinait avec beaucoup trop de fréquence, ce qui le dérangeait fort, surtout la nuit, bien que depuis un certain temps l'urine s'échappât à son insu pendant le sommeil, ou à l'occasion d'un effort durant le travail de la journée; le jet tombait presque perpendiculaire et sans force; enfin, depuis quelques mois, l'urine était devenue trouble en même temps qu'elle avait contracté une odeur désagréable. Le patient n'éprouvait, du reste, aucune « douleur spéciale »; mais il avait beaucoup perdu de son ancienne vigueur, il était même devenu très-faible dans ces derniers temps. Néanmoins, ses autres fonctions s'accomplissaient normalement, et ce n'est que depuis trois semaines qu'il avait interrompu son travail journalier.

Je priai cet homme de se déshabiller. Pendant qu'il déférait à mon invitation, nous fûmes frappés de l'odeur urineuse qui s'exhalait de toute sa personne. Quelques chiffons souillés d'urine et assujétis tant bien que mal autour de la verge, tenaient lieu chez ce pauvre diable de l'urinoir en caoutchouc dont il ne pouvait se payer le luxe.

Il n'y a que deux conditions qui puissent produire un état de choses aussi déplorable : ou bien la vessie est incapable de retenir son contenu, ou bien, au contraire, elle est inhabile à s'en débarrasser. Dans le premier cas, l'organe ne fonctionnant plus comme réservoir, permet à l'urine de s'écouler au fur et à mesure de son arrivée par les uretères; dans le second, la poche, démésurément distendue, déborde et laisse échapper son trop plein suivant le mécanisme que je vous ai déjà décrit. (Leçon V, page 206.)

Un simple coup-d'œil suffisait, pour ainsi dire, dans l'espèce, à trancher la question. Je vous fis remarquer l'évidente saillie qui proéminait au-dessus de la symphyse pubienne. Quand le malade fut couché sur le dos, nous pûmes constater la matité de toute la surface saillante et, tout autour, la sonorité tympanique de l'intestin ; ce qui diminua nos doutes, s'il nous en restait encore, sur l'existence d'une collection liquide. Néanmoins, nous n'étions pas encore en possession de toutes les données nécessaires. Ce relief de l'hypogastre pouvait tenir, en effet, à une tumeur solide développée sur les parois de la vessie dont elle aurait occupé la place, voire même dépassé les limites et, par suite, aboli les fonctions. Au palper, l'intumescence semblait bien évidemment recéler un contenu liquide, mais ceci même n'est pas une preuve péremptoire; on a vu la main la plus exercée « perdre parfois sa finesse de toucher » ou se laisser leurrer par des sensations trompeuses. Pour conclure, je sondai le patient devant vous avec un cathéter de bonne courbure qui livra passage à près de 40 onces d'urine altérée. L'examen de la prostate ne me révéla pas d'hypertrophie bien manifeste.

Avons-nous eu affaire à une « paralysie de la vessie » ?

Assurément non, Messieurs. Nous savons par les antécédents du malade qu'il n'a jamais éprouvé d'attaque, et je vous prie de bien comprendre que, sans lésion des centres nerveux, il n'y a pas de paralysie vésicale possible. Veuillez vous reporter à ce que je vous ai dit sur ce sujet dans la cinquième leçon. Le mot *paralysie* est appliqué tous les jours, et bien à tort, à des cas semblables à celui qui nous occupe en ce moment. Et cette incorrection de langage, non-seulement ne donne pas la formule exacte de l'état pathologique réel — ce que devraient toujours faire, dans la limite du possible, les termes nosographiques — mais elle égare encore le jugement du praticien en consacrant une hérésie pathogénique.

A quelle lésion se rattachent donc les troubles fonctionnels présentés par notre malade? — Probablement à une atonie de la vessie. Précisons davantage. La vessie faillit à son rôle d'agent expulseur dans deux conditions : premièrement, quand un développement prostatique — qui n'est pas toujours et nécessairement très-considérable — oppose dans la région du col une insurmontable barrière à l'appareil musculaire normal ou hypertrophié de la vessie ; secondement, quand la tunique musculaire, affaiblie ou atrophiée, a perdu tout ou partie de sa puissance contractile, et que l'organe, réduit à l'état d'une poche mince et flasque, est impuissant à réagir sur son contenu

Ces deux conditions : obstacle mécanique et insuffisance fonctionnelle s'associent parfois dans la genèse de la rétention, et s'il est vrai que l'hypertrophie vésicale soit une conséquence fréquente des rétrécissements uréthraux, nous voyons aussi la dilatation passive et l'amincissement des parois résulter d'une dysurie prostatique. Mais l'atonie peut encore se produire en l'absence de toute lésion de la prostate :

généralement alors elle est due à ce que le malade s'est trouvé, pour une raison ou pour une autre, dans la nécessité de retenir trop longtemps ses urines. Malheureusement, il ne faut qu'une fois pour vaincre la force du ressort vésical ; et le collapsus consécutif devient promptement irremédiable, si le médecin n'en saisit pas à temps le véritable caractère.

Le malade, interrogé de nouveau, ne nous donna à ce point de vue que des renseignements négatifs : il n'avait jamais eu l'habitude de se retenir. De plus, son affection ne s'était pas déclarée soudainement; bien au contraire, le processus symptomatique avait évolué d'une façon lente et graduelle, et, circonstance plus significative encore, juste à cette époque de la vie où la prostate commence à s'hypertrophier lorsqu'elle doit le faire. Cependant, par le toucher rectal, nous ne découvrions pas d'hypertrophie appréciable. Nous nous trouvions ainsi conduits au diagnostic suivant : Hypertrophie de la prostate échappant à l'exploration rectale, et consistant en une petite excroissance du lobe médian suffisante pour obturer le col de la vessie. En outre, les dimensions de la vessie, révélées par la percussion, non moins que la quantité d'urine qui venait de s'écouler, nous permettaient d'ajouter : parois vésicales minces, privées de contractilité, c'est-à-dire frappées d'atonie.

Je ne crois pas qu'il soit possible de se soustraire à ces conclusions, et je vous prie non-seulement de ne jamais vous servir vous-mêmes, en pareil cas, du mot *paralysie*, mais encore de protester, le cas échéant, contre l'emploi abusif que d'autres pourraient faire d'un terme si foncièrement impropre. La véritable paralysie de la vessie accompagne les lésions du rachis, et ne forme qu'un coin du tableau dans l'expression symptomatique des maladies des centres nerveux. On la trouve constamment associée à une démarche mal assurée, à des troubles de la prononciation, aux indices les plus légers comme aux signes les plus frappants d'une altération nerveuse centrale, et je l'ai vue souvent persister alors que tous les autres symptômes avaient déjà, non pas complétement, mais presque complétement disparu.

Dans tous les cas d'atonie, il est essentiel de faire ce que nous avons fait pour notre malade, c'est-à-dire d'évacuer complétement le réservoir de l'urine au moyen du cathétérisme, répété trois ou quatre fois par jour et pratiqué avec la sonde en gomme. De la sorte, on place la tunique musculaire dans la seule condition qui lui permette de recouvrer sa contractilité perdue, car celle-ci ne reviendrait pas tant que l'accumulation de l'urine entretiendrait la distension de l'organe.

Dans les cas d'atonie pure et simple ou de paralysie légère, mais sans complication d'hypertrophie prostatique, on retire parfois quelque avantage du galvanisme, des douches et injections froides, et des toniques. Toutefois, sans vouloir contester l'utilité réelle de ces agents, j'estime qu'il faut beaucoup rabattre de la valeur que paraissent leur attribuer certains praticiens. J'ai vu, quant à moi, l'inertie du réservoir céder rapidement à l'emploi quotidien de la faradisation, appliquée de la façon suivante : l'un des pôles, portant la poignée ordinaire garnie d'une éponge humide, était appliqué sur les vertèbres lombaires ; d'autre part, on on introduisait dans la vessie une sonde en gomme élastique renfermant un fil conducteur, terminé lui-même à son extrémité libre par un bouton métallique et relié au-delà du talon de la sonde avec le deuxième pôle de l'appareil. Le courant doit être très-faible et il faut en surveiller les effets de manière à ne produire qu'une sensation légère. Cette condition remplie, vous promenez doucement la bougie contre les parois vésicales et, pour finir, vous la laissez séjourner un instant sur le col, ce qui occasionne toujours un peu plus de douleur. Il est bien entendu que l'organe aura été préalablement évacué. Chaque séance ne doit pas durer, en tout, plus de huit à dix minutes.

Un état pathologique bien différent de l'atonie, c'est l'impuissance de la vessie à retenir son contenu, soit par le fait de quelque maladie grave, soit à la suite d'un traumatisme local. Dans cette déplorable situation, l'urine s'échappe par l'urèthre au fur et à mesure qu'elle descend des uretères. C'est l'incontinence absolue dans toute la rigueur du mot. Il n'y a guère de secours, en pareil cas, que dans les appareils de prothèse : il faut remplacer le réservoir interne, qui faillit à son rôle, par un réservoir extérieur, susceptible d'être vidé à la volonté du patient. Fort heureusement, de pareils cas sont très-rares.

A côté de cette incurable incontinence il en est une autre, partielle, celle-ci, ou plutôt intermittente, et qui n'est pas seulement très-commune, mais est encore — ce qui vaut mieux — justiciable de la thérapeutique.

Une mère inquiète vous amènera son garçon ou sa fille et vous dira que chaque nuit, ou à peu près, l'enfant mouille son lit. L'âge du jeune malade pourra varier beaucoup, mais dans *la majorité* des cas, vous le trouverez au-dessous à la puberté. Vous en voyez souvent des exemples dans notre salle de consultation. Les enfants, dont le cerveau très-excitable travaille sans relâche, présentent, comme vous savez, durant leur sommeil, des mouvements musculaires plus agités que ceux qu'on observe chez l'adulte ou chez les jeunes sujets d'un tempérament plus calme. Toutes les aberrations de l'activité nerveuse, jusques et y compris le somnambulisme, peuvent se produire pendant le sommeil d'un enfant dont la complexion chétive est l'esclave d'une vivacité d'esprit qui ne connaît ni trêve, ni repos. L'incontinence nocturne apparaît souvent dans ces conditions. Elle ne s'y trouve pas liée, bien entendu, d'une façon exclusive; plus d'une fois elle afflige les enfants lourds et stupides, doués d'une intelligence au-dessous de la moyenne ; et il faut convenir encore que l'on trouve des cas qui n'appartiennent à aucune de ces deux catégories.

Il n'est pas de médicaments ni de pratiques diverses auxquels on n'ait soumis ces malheureux enfants, jusques et y compris l'administration périodique des étrivières que vous saurez bannir, j'aime à croire, de votre arsenal thérapeutique. Soyez convaincus que les punitions et les mauvais traitements n'ont jamais prévalu contre cette infirmité de l'enfance. La vieille recommandation de « ne point épargner le bâton [1] », — quel que soit son effet moral, que je n'ai point à discuter — n'est pas faite pour nous qui pratiquons l'art de guérir. Les personnes chargées du soin de l'enfant finissent souvent par perdre patience devant la reproduction continuelle de l'accident qu'elles attribuent au mauvais vouloir ou à la paresse. J'ai vu de véritables cruautés infligées par les parents eux-mêmes à ces pauvres petits délinquants. Gardez-vous bien d'encourager jamais des procédés aussi aveugles qu'odieux.

Je serai bref sur le traitement, désirant ne mettre en relief, si c'est possible, que les principes généraux dont le thérapeutiste doit s'inspirer.

Chez les malades de la première catégorie (les enfants nerveux et délicats), vous cultiverez surtout le côté matériel de la vie, éloignant de votre mieux les causes de surexcitation cérébrale, tonifiant la constitution par les ressources combinées de l'hygiène et de la matière médicale : alimentation substantielle, air des champs, bains de mer, ferrugineux, huile de foie de morue. — Quant aux enfants de notre deuxième catégorie (ceux dont l'intelligence est tardive et paresseuse) sachez qu'il faut surtout développer leur esprit, et faites-le comprendre aux parents. Tâchez vous-mêmes de stimuler, autant que possible, la volonté de ces petits êtres, de marnière à vous en faire une alliée

[1] Allusion au proverbe anglais très-connu : « Spare the rod and spoil the child. »

pour combattre la maladie. Ces pauvres enfants sont souvent maltraités, alors qu'il faudrait plutôt leur faire sentir combien l'habitude est dégradante, afin de stimuler contr'elle toute leur énergie.

Les remèdes qui agissent le mieux contre l'incontinence sont ceux qui exercent une action spéciale sur les organes urinaires. En tête de ces agents, je vous citerai la Belladone, qui paraît jouir d'une double action paralysante sur l'appareil moteur et sensitif de la vessie. Vous savez, par exemple, que chez les personnes d'un certain âge, dont le réservoir urinaire ne possède qu'un faible pouvoir expulseur, une simple dose de belladone produit parfois une rétention complète et cela sans que le sujet s'en trouve gêné, du moins pour un certain temps. Vous administrerez donc à vos jeunes malades la teinture de belladone pendant l'après-midi et à l'heure du coucher, en commençant par de faibles doses que vous augmenterez progressivement, et considérablement s'il le faut, de manière à obtenir du médicament un effet physiologique manifeste. Si vous rendez ainsi, pour quelque temps, au réservoir la faculté de conserver l'urine pendant toute la nuit, une nouvelle habitude s'établira à la place de l'ancienne et survivra probablement à la cessation du remède qui devra, d'ailleurs, être lente et graduelle comme l'augmentation. Telle est l'excellence de cette méthode, qu'elle a presque fait abandonner les vésicatoires sur le sacrum et autres révulsifs du même genre.

On peut encore essayer la noix vomique. L'associa- de la strychnine avec la belladone, dans la proportion de 1/48 à 1/36 de grain (1 milligr. 25 à 1 milligr. 66) de la première de ces substances, m'a réussi alors que la belladone, prise seule, avait échoué.

Enfin, dans les cas opiniâtres qui ont résisté à toutes les médications, notamment dans ceux qui ont persisté jusqu'à la puberté ou jusqu'aux approches de cet âge, j'ai souvent réussi à enrayer l'infirmité en portant sur la portion prostatique de l'urèthre une faible solution caustique d'azotate d'argent (10 grains pour une once d'eau). On recommence, s'il le faut, avec une solution plus forte.

J'ai encore obtenu de bons résultats, chez les jeunes garçons, de l'introduction fréquemment renouvelée d'une bougie en gomme que je laissais séjourner deux ou trois minutes dans l'urèthre.

Un prépuce trop long et trop étroit est une dernière cause de troubles fonctionnels qu'il est avantageux de supprimer par la circoncision.

Chez tous les adolescents affectés d'incontinence nocturne, tenez grand compte des dérangements qui peuvent survenir dans tout le tube digestif, depuis l'estomac jusqu'à l'extrémité inférieure de l'intestin. Combattez l'inappétence, régularisez les digestions, expulsez les vers intestinaux, car tout cela retentit fâcheusement sur l'affection qui nous occupe. Vous recommanderez, il va sans dire, une certaine sobriété de boissons et d'aliments riches en eau durant le dernier tiers de la journée. Vous y joindrez le conseil de faire uriner l'enfant une dernière fois, le plus tard possible, au moment, par exemple, où vont se coucher les personnes chargées de sa direction.

Je terminerai cette partie de notre sujet par une courte esquisse des Tumeurs de la vessie et de la prostate.

Il va sans dire que ne sont pas comprises sous ce titre toutes les productions de la prostate qui figurent déjà au chapitre de l'hypertrophie, parce qu'en effet leur structure est analogue ou identique à celle du tissu propre de la glande, quelle que soit, du reste, la saillie qu'elles puissent projeter dans la cavité vésicale. Cest là, cependant, une erreur fréquemment commise.

Les tumeurs développées aux dépens des parois propres de la vessie sont rares. Toutefois, comme vous pourrez les rencontrer dans la pratique, je désire vous en donner une connaissance suffisante pour que vous soyez à même, le cas échéant, d'en établir le diagnostic. De même que les tumeurs qui affectent les autres organes de l'économie, les tumeurs vésicales ont été classées d'après leur tendance plus ou moins grande à envahir les tissus voisins ou à se reproduire loin du siége primitif de leur apparition. Ainsi, nous avons :

Premièrement, les simples *fibrômes* qui affectent surtout la forme de polypes dont le pied, implanté sur les parois de la vessie, est complétement indépendant de la prostate. Ce sont certainement les moins communes de toutes les tumeurs vésicales ; telle en est même la rareté, que, pour ma part, je ne les ai jamais vues que dans les musées.

Secondement, les *tumeurs fongueuses*, *villeuses* ou *vasculaires* de la vessie, désignées encore sous le nom de *cancer fongueux* : terme impropre, puisque la lésion n'a aucun caractère envahissant ni récidivant, mais reste toujours limitée à l'organe qui lui a donné naissance.

Troisièmement, l'*Epithelioma*, type le moins redoutable des productions malignes, et le plus lent à se développer.

Quatrièmement, le *Squirrhe vrai*, et, beaucoup plus rarement, le *Cancer encéphaloïde* des parois vésicales.

Relativement à la prostate, je me bornerai à vous dire que la seule tumeur à laquelle elle soit sujette, — abstraction faite des productions hypertrophiques qui n'ont des tumeurs que la forme (voy. page 192 et fig. 26) — c'est un néoplasme malin : le cancer encéphaloïde. Quant au squirrhe, s'il est susceptible d'envahir l'organe, ce doit être dans des circonstances on ne peut plus rares, car il ne m'a jamais été donné de l'observer, pas plus dans les musées que sur le vivant.

Si nous mettons hors de cause, à raison de leur extrême rareté, les tumeurs de la première catégorie, c'est-à-dire les polypes, nous pouvons dire en termes généraux que le signe le plus certain, le seul caractère valable qui permette de soupçonner la présence d'une tumeur dans la poche urinaire, c'est *une hématurie vésicale et persistante* que l'on ne peut imputer ni à une pierre ni à aucune autre maladie à manifestations hémorrhagiques [1].

[1] Ainsi que Thompson le donne à entendre, l'hématurie vésicale elle-même peut faire défaut dans les tumeurs de la vessie. L'un de nous a observé, au Val-de-Grâce, un cas de cancer colloïde des parois abdominales ayant envahi la vessie et qui ne fut accompagné ni d'hémorrhagie,

Mais ne vous hâtez jamais d'arriver à cette conclusion ; gardez-vous même d'admettre trop promptement l'hypothèse d'une tumeur. D'abord, pénétrez-vous bien de ceci, c'est que les tumeurs sont fort rares comparativement aux autres maladies qui peuvent revêtir la même physionomie symptomatique. En second lieu, n'oubliez pas, qu'au début, l'existence n'en est révélée par aucun signe vraiment pathognomonique. Ce n'est qu'après une longue et attentive observation du cas pendant, c'est-à-dire à une époque où déjà la maladie sera parvenue à une phase avancée de son évolution, que vous pourrez conclure avec quelque raison, et surtout encore *per viam exclusionis*, à l'existence d'une tumeur. Les symptômes sont presque identiques à ceux d'un calcul, et bien certainement le malade sera sondé plus d'une ou deux fois avant que la tumeur soit seulement soupçonnée. J'admets donc que vous ayez établi l'absence d'un rétrécissement, d'une hypertrophie de la prostate, d'une rétention chronique, d'une pierre, d'une affection primitive des reins ; qu'en fin de compte, vous ne sachiez à quoi rapporter les mictions douloureuses et fréquentes dont se plaint votre malade, non plus que le mucus, le pus ou le sang que vous observez dans ses urines d'une

ni d'aucun trouble des fonctions urinaires, si bien que le malade mourut sans avoir jamais été sondé. L'observation recueillie par nous fut publiée par le docteur Boisseau. A l'autopsie, qui fut faite par notre ami le docteur Jacquin, on trouva que le quart à peine de la surface vésicale était indemne : « Les parois de la vessie étaient notablement épaissies et la cavité de cet organe, pour les 3/4 au moins, remplie par deux masses d'aspect gélatineux, friables, qu'une légère pression suffisait pour entamer et qui avaient une large base d'implantation à la paroi antéro-supérieure ». (Union médicale, 1868, nº 112.)

façon continue ou intermittente, mais toujours plus accusée après la fatigue ou l'exercice. — Pensez alors à une tumeur de la vessie, et dirigez dans ce sens vos investigations, en vous conformant au procédé que voici :

Introduisez d'abord dans le réservoir urinaire une sonde à petite courbure, et, à l'aide de l'index passé dans le rectum, évaluez avec soin l'épaisseur des tissus interposés entre votre doigt et la sonde. Puis, sans retirer le cathéter, pratiquez la palpation au-dessus et en arrière des pubis. Pour peu que votre malade soit maigre, vous acquerrez ainsi et sans trop de difficulté quelques notions sur l'épaisseur de la paroi antérieure. Enfin, cherchez à imprimer à la sonde des mouvements variés, pour voir si quelque masse charnue n'arrêtera pas votre instrument dans un sens ou dans un autre, suivant le siége de la lésion.

Vous pourrez de cette façon découvrir une production dure et squirrheuse, mais n'espérez pas réussir à mettre en évidence une tumeur fongueuse dont le tissu échappe, par sa mollesse, aux plus délicates explorations. Les tumeurs épithéliales elles-mêmes, malgré leur large base d'implantation et leur surface plus ou moins mamelonnée et bourgeonnante, manquent encore de l'induration nécessaire pour être découvertes avec facilité et promptitude ; elles altèrent à peine la souplesse des parois vésicales, et ce sont précisément ces altérations de souplesse qui font l'objet de vos recherches.

Par suite des progrès incessants du mal, il arrive presque toujours un moment, neuf fois sur dix, où l'examen rectal vous permettra de découvrir, faisant saillie dans l'intestin, une masse dépourvue de cette régularité de contour et de cette homogénéité tissulaire qui sont le propre des développements prostatiques, mais au contraire dure, irrégulière, asymétrique et s'étendant trop avant dans la profondeur du bassin pour que votre doigt puisse en saisir les limites. Inégalité de surface, défaut d'homogénéité de structure, douleur à la pression, tels sont les caractères qui devront vous faire porter sur la nature du mal le plus sévère pronostic. Il est bien rare que la tumeur se développe au sommet de la vessie et devienne par cela même inaccessible à l'investigation par l'intestin. Presqu'invariablement la lésion procède de la paroi inférieure, et c'est cette portion de vessie englobée dans la dégénérescence que notre doigt parvient à toucher à travers les tuniques du rectum. Il m'a été donné dernièrement de vérifier un cas qui faisait exception à cette loi de topographie pathologique; c'est pourquoi j'ai tenu à vous le mentionner.

Comme nouvel élément d'information, vous rechercherez s'il n'existe pas de retentissement ganglionnaire dans les régions iliaques; généralement, vous n'en trouverez que dans les cas avancés de squirrhe. Les découvertes que vous pourrez faire dans ce sens éclaireront votre diagnostic au même titre qu'une production cancéreuse se montrant sur une autre partie du corps. Ainsi, il n'y a pas longtemps, chez un homme d'un certain âge, porteur d'un cancer de la vessie, j'ai vu mon diagnostic confirmé par le développement consécutif d'une tumeur crânienne.

De nouveau et à plusieurs reprises, examinez avec soin les dépôts urinaires, car ils peuvent contenir des débris organiques, véritables épaves détachées de la tumeur, précieux échantillons de la nature du mal. J'ai pu établir, par exemple, sur le porte-objet de mon microscope l'existence d'une production fongueuse.

Quant aux cellules d'épithelioma et aux « cellules cancéreuses », je suis forcé de laisser à d'autres — car je sais très-bien qu'un certain nombre d'écrivains spéciaux ont proclamé la valeur de l'examen microscopique de l'urine dans le cancer vésical — la bonne fortune de diagnostiquer infailliblement par ce moyen une affection maligne. En supposant que vous ayez trouvé votre «cellule cancéreuse », franchement, Messieurs, êtes-vous à même d'en garantir l'identité ? Dans le cours de vos travaux d'étudiants, vous avez examiné, je suppose, quelques centaines d'échantillons d'urine; ce n'est pas énorme, mais enfin c'est assez pour que nous nous comprenions. Eh bien ! je vous le demande, si vous êtes un peu chercheurs, ne vous êtes-vous pas quelque peu perdus au milieu de toutes les proliférations cellulaires ? Pouvez-vous vous prononcer en toute certitude sur les caractères de l'épithélium, caractères si variables suivant la partie de la tumeur dont l'épithélium procède, non moins que suivant la phase à laquelle le mal est parvenu ! Joignez à cela la desquamation incessante de la muqueuse suractivée encore par l'état pathologique de l'organe, et voyez si tous ces débris, dont le rendez-vous commun est inévitablement le liquide urinaire, sont de nature à rendre facile jusqu'à l'infaillibilité la tâche du micrographe ! Les plus belles cellules cancéreuses que j'aie vues de ma vie avaient été recueillies dans l'urine d'un malade et préparées par un éminent micrographe pour une consultation à laquelle j'assistais. Après un sérieux examen du cas, je rendis hommage à la beauté, à la perfection de la préparation microscopique; mais, sur le terrain plus large de la clinique, je niai l'existence d'un cancer de la vessie. Heureusement pour le patient, l'issue de la maladie justifia mon diagnostic et donna tort à la cellule [1].

Malgré l'incontestable valeur du microscope qui, dans cette classe importante de maladies, vient immédiatement après la sonde et presque sur le même rang, que ses révélations ne vous fassent donc jamais perdre de vue la physionomie toute entière de l'affection, je veux dire : les données de l'examen à l'œil nu, les témoignages du toucher et les inductions fournies par l'analyse des urines au moyen des réactifs. Mais si vous trouvez dans l'urine—ce qui arrive effectivement quelquefois — de petites masses parfaitement distinctes, composées d'une substance molle, presque demi-transparente, et que le microscope y révèle très-positivement des cellules néoplasmatiques à évolution rapide, volumineuses et renfermant deux ou trois noyaux, vous aurez le droit de conclure à l'existence d'un cancer dont l'examen clinique vous avait déjà fait soupçonner l'existence.

[1] Küss comparait toujours, dans ses cours, les cellules épithéliales de la vessie aux cellules dites *cancéreuses*. Il avait coutume de dire que les cellules de l'épithélium vésical sont de formes et de dimensions si variées et quelquefois si étranges que l'on pouvait dire d'elles, comme des cellules cancéreuses, que « leur caractère est d'être très-bizarres. »

Enfin, pour arriver à déterminer autant que possible à quelle espèce de tumeur vous avez affaire, observez attentivement la nature de l'hémorrhagie et le caractère de la douleur.

Dans les affections malignes, les manifestations hémorrhagiques sont essentiellement irrégulières et parfois séparées les unes des autres par de longs intervalles ; mais quand elles surviennent, elles sont souvent abondantes, se prolongent pendant un certain temps, et se composent habituellement d'un sang rutilant et vermeil. Dans les cas de tumeurs fongueuses, l'urine présente une teinte rougeâtre et persistante dont la couleur ressemble à celle du jus de viande incuite ; elle n'est jamais d'un rouge sombre ni mélanique. Occasionnellement, cependant, une hémorrhagie abondante et subite peut se déclarer.

La douleur du cancer est plus constante et plus sévère que celle des tumeurs fongueuses ; celles-ci ne s'accompagnent pas fatalement de souffrances aiguës, à moins qu'elles ne fassent obstacle à la sortie de l'urine.

Que vous dirai-je du traitement des tumeurs de la vessie ? Ce traitement ne saurait être que symptomatique, c'est-à-dire basé sur l'existence ou la prédominance de certains symptômes que nous ramènerons à trois :

L'hémorrhagie,

Les mictions fréquentes et douloureuses,

La rétention d'urine.

Contre l'hémorrhagie, nous avons d'abord les astringents internes, je veux dire ceux qu'on administre par la bouche : l'acide gallique, le tannin, l'acétate de plomb. Ma confiance dans ces agents n'est pas telle que je doive vous les recommander bien chaudement. Les modificateurs auxquels j'accorde le plus d'efficacité sont : l'alun, le fer aluminé et l'infusion de matico. En fin de compte, c'est à l'association des deux espèces d'alun (alun de potasse et alun de fer), que j'ai dû mes meilleurs résultats. Vous en donnerez de 10 à 15 grains de chaque, trois fois par jour, dans une solution additionnée de 10, 15 ou 20 minimes d'acide sulfurique et d'une quantité suffisante de sirop pour rendre la préparation agréable au goût. Ce médicament est certainement efficace et, en tous cas, inoffensif pour l'estomac, éloge qu'on ne saurait adresser à l'acide gallique ni aux sels de plomb. Quant à l'infusion de matico, pour peu que la perte de sang soit copieuse, il n'en faut pas donner moins de 2 onces toutes les trois ou quatre heures.

Localement, je ne connais rien d'aussi sûr contre les hémorrhagies vésicales, chroniques et continuelles, que les injections de nitrate d'argent. Vous commencerez par une solution renfermant un grain de sel lunaire pour quatre onces d'eau distillée, et procéderez avec toute la douceur et toute l'attention possibles, car j'ai à peine besoin de vous dire qu'un pareil procédé, en des mains inhabiles, provoquerait le plus aisément du monde une recrudescence de l'hémorrhagie. Vous pourrez faire une injection par jour, de la manière que je vous ai indiquée (page 468), en ayant la précaution, quand vous retirerez votre cathéter, d'abandonner environ une once de liquide dans la poche urinaire. La proportion de nitrate pourra être augmentée graduellement jusqu'à concurrence de un grain par once, pourvu que la douleur produite ne soit pas trop intense. Très-peu de malades supportent cette dose sans un malaise considérable ; mais comme la souffrance est ici le résultat de l'action du médicament, j'estime qu'il faut aller jusqu'à la produire, quand l'hémorrhagie persiste avec opiniâtreté.

Toutes les fois que la déperdition sanguine est abondante, le repos absolu au lit, les applications froides et l'abstention de toute intervention instrumentale — à moins d'avoir la main forcée par une grave rétention — constituent le complément indispensable du traitement. Si la sonde devient réellement nécessaire pour évacuer le sang et l'urine, vous en profiterez pour injecter lentement de l'eau glacée, ou mieux, une infusion glacée de matico. Enfin, dans un cas où tous les autres moyens avaient échoué, j'ai vu l'hémorrhagie enrayée par une injection de quatre grammes de perchlorure de fer liquide dilués dans quatre onces d'eau.

Pour modérer la douleur et la fréquence des mictions, ne soyez pas avares des narcotiques. Employez telle préparation qu'il vous plaira, ou bien essayez-les toutes à tour de rôle, jusqu'à ce que vous ayez trouvé celle qui calme le mieux les symptômes et occasionne le moins de troubles digestifs. Administrez l'opium par la bouche, par la méthode sous-cutanée ou au moyen de suppositoires. Loin de vous préoccuper de la quantité, attachez-vous surtout à donner des doses efficaces. Il n'est pas question ici de sauver la vie ; il s'agit seulement d'apporter quelque allègement aux plus épouvantables souffrances, de calmer des tortures physiques depuis longtemps continues et poignantes, et cela, chez un malade dont le sort est connu, dont l'existence n'est plus guère qu'une affreuse infortune. Si vous devez être de la vie un gardien jaloux, je tiens qu'il vous incombe aussi de le rendre tolérable. C'est pourquoi, je l'avoue, j'ai éprouvé parfois un sentiment voisin de l'indignation, à la vue d'une pauvre créature humaine, épuisée de souffrances, implorant la mort, et à laquelle, par le fait d'une timidité bien intentionnée sans doute, mais blâmable, on n'accordait pour tout soulagement que 15 ou 20 minimes de liqueur d'opium ou d'une solution morphinée, une fois ou deux en vingt-quatre heures !

A la rétention chronique, vous opposerez les sondages périodiques, ou même l'emploi d'une sonde à demeure, suivant le désir du malade ou les exigences de son état.

La prochaine conférence, qui terminera ce cours, aura pour objet « l'Hématurie ». Je compte qu'elle nous fournira l'occasion de jeter un coup d'œil sur plusieurs points qui n'ont pas encore fixé notre attention.

DIX-SEPTIÈME LEÇON.

HÉMATURIE ET CALCUL RÉNAL.

Messieurs,

Nous compléterons aujourd'hui le programme que nous nous sommes imposé au début de ce cours, par quelques considérations sur un phénomène d'une occurrence fréquente en pathologie urinaire et que l'on désigne sous le nom d'Hématurie.

Commençons par définir le mot.

Que faut-il entendre par « Hématurie » ? — L'hématurie consiste dans l'émission d'une urine contenant du sang en mélange.

Par cette définition, nous éliminons de notre sujet :

1° Les écoulements sanguins qui ont lieu par le pénis en dehors du moment de la miction ;

2° Toutes les hémorrhagies contemporaines de la miction mais qui proviennent soit d'une chaude-pisse cordée, soit d'une opération, soit de toute autre insulte traumatique infligée au canal de l'urèthre. Dans ces conditions en effet, ou bien le sang côtoie le jet de l'urine sans se mélanger avec lui autrement que sur la ligne de contact, ou bien il le suit ou le précède, mais ne l'accompagne pas à proprement parler.

L'hématurie n'est qu'un symptôme, de la présence duquel il faut s'informer chaque fois qu'on se trouve en face d'une affection des voies urinaires. C'est l'objet d'une des questions, la troisième, de notre quaterne diagnostique. Voici un verre qui contient de l'urine bien évidemment mélangée de sang. D'où ce sang provient-il ? — Ce n'est pas une petite affaire, Messieurs, que d'en préciser immédiatement la source dans cet appareil long et compliqué qui des corpuscules de Malpighi s'étend jusqu'au méat externe. Plus d'une fois la difficulté est extrême. Eh bien, c'est en pareil cas que vous verrez souvent, en médecine, un symptôme d'origine obscure recevoir un nom spécial et finir à la longue par être considéré, mais indûment, comme une véritable entité nosologique. Je vous disais l'autre jour que vous pourriez vous entendre demander : « Que faut-il faire pour l'hydropisie ? » Attendez-vous à l'endroit de l'hématurie à des questions du même genre.

L'étude particulière de l'hématurie, outre les nouveaux éléments qu'elle va nous fournir pour l'enquête clinique que nous nous efforçons d'instruire, nous ramènera aussi plus d'une fois sur un terrain que nous connaissons déjà pour l'avoir exploré ensemble. Dans votre intérêt, Messieurs, je ne m'en suis pas fâché. Ces considérations rétrospectives seront, pour nos conclusions précédentes, l'équivalent de la « preuve » pour un calcul arithmétique ; ce sera, jusqu'à un certain point, la synthèse après l'analyse.

Donc, en face d'un échantillon d'urine sanglante, évaluez — approximativement, bien entendu — la proportion de sang que peut renfermer le liquide, et prenez bonne note de son degré de coloration. Puis, comme si vous les comptiez sur vos doigts, passez simultanément en revue les sources les plus ordinaires de l'extravasation sanguine, c'est-à-dire : les reins, la vessie, la prostate, l'urèthre.

1° Les Reins. — L'hémorrhagie rénale peut résulter de causes diverses. Nous l'observons, par exemple :

Dans le cours d'une affection plus ou moins passagère, telle que l'inflammation ;

Dans des lésions plus ou moins chroniques et persistantes, telles que les dégénérescences tissulaires de la glande ;

Dans les cas de calculs rénaux, comme conséquence de l'injure mécanique qu'entretient leur présence ;

Enfin, à la suite des violents efforts, ou de coups reçus dans la région dorso-lombaire.

Les accidents hématuriques dûs à l'inflammation s'accompagnent d'un appareil fébrile qui en révèle la véritable nature.

Quant aux lésions organiques à évolution lente, vous les trouverez toujours liées à un état général plus ou moins cachectique, et de plus, l'urine présentera probablement d'autres altérations qu'un simple mélange de sang.

Lorsque la quantité de sang est très-faible, ce qui arrive naturellement quelquefois, examinez avec soin les caractères propres de l'urine ; voyez si elle n'a rien perdu de sa densité physiologique, si elle n'est pas plus pâle qu'à l'état normal, ou si elle ne contient pas telle proportion d'albumine dont le sang ou le pus ne puissent rendre compte. Peut-être le microscope vous révèlera-t-il quelques moules des canalicules rénaux ; recherchez enfin s'il n'existe nulle part un certain degré d'anasarque. Dans les deux formes précédentes (inflammation et dégénérescence organique), le sang communique à l'urine une teinte *couleur de fumée*. Aussi, lorsqu'à cette teinte se joint une certaine douleur locale, celle-ci fût-elle sourde et légère, on peut presqu'affirmer que l'hémorrhagie procède des reins et non d'ailleurs.

Dans les tumeurs malignes des reins, l'hématurie peut acquérir soudainement de fortes proportions. L'évolution rapide des néoplasmes et par suite l'accroissement de volume de la glande sont les signes les plus caractéristiques de ce genre de lésions.

Si l'hématurie reconnaît pour cause une offense mécanique du parenchyme rénal, vous trouverez dans les anamnestiques : des chutes sur le dos, des coups, des efforts, etc., ou bien vous constaterez les signes d'un calcul du rein, affection dont nous nous occuperons tout-à-l'heure avec quelques détails.

2° La Vessie. — Laissant de côté les uretères, vous vous rappellerez ensuite que la vessie est la deuxième source des hémorrhagies de l'appareil urinaire. Une cystite violente, une pierre, une tumeur en sont les causes les plus fréquentes.

La cystite se révèle suffisamment par le muco-pus que renferme l'urine, ainsi que par les autres symptômes que vous connaissez déjà.

La pierre dans la vessie, indépendamment des signes rationnels qui permettent d'en soupçonner l'existence, ne saurait se dérober aux investigations de la sonde. Ici le sang est ordinairement vermeil, et sa quantité toujours proportionnelle à la somme de mouvements que s'est permis le malade.

Quant aux tumeurs vésicales, leur diagnostic par l'hématurie n'est pas à beaucoup près aussi facile. Cependant, en thèse générale, l'hémorrhagie qui provient d'une tumeur est plus copieuse que celle que provoque une pierre, et se trouve mêlée à une moins grande quantité de muco-pus. Si la tumeur est maligne, vous pourrez parfois la sentir par la palpation, sans compter les souffrances souvent fort aiguës qu'elle provoquera. Une production fongueuse communiquera souvent à l'urine pendant plusieurs jours consécutifs une teinte rouge pâle.—Dans les deux cas le sang est encore vermeil, à moins que par un long séjour dans la vessie, il ne soit devenu sanieux et brunâtre comme du marc de café.

3° La Prostate. — Les hémorrhagies d'origine prostatique peuvent donner lieu aux mêmes phénomènes lorsque l'hypertrophie de la glande amène la rétention du sang extravasé. Mais ici, l'âge du patient, le développement progressif des troubles fonctionnels, et finalement l'exploration directe de la prostate à travers le rectum, serviront à lever tous les doutes.

Dans la prostatite chronique, il n'est pas rare de voir à la fin de la miction les dernières gouttes d'urine légèrement teintées de sang.

4° L'URÈTHRE. — Quand l'hémorrhagie est liée à une stricture uréthrale, nous avons pour dissiper nos incertitudes, outre l'historique de la maladie, l'intervention d'une cause provocatrice manifeste, c'est-à-dire, dans la presque universalité des cas, une offense instrumentale. Des hématuries vésicales peuvent d'ailleurs succéder aussi à l'emploi des instruments.

Enfin, nous devons également ne pas perdre de vue que les urines peuvent devenir sanglantes sous l'influence de certains diurétiques violents, du purpura, des fièvres graves ou de l'hémophilie.

Passons maintenant au traitement de l'hématurie.

Toute hémorrhagie urinaire dont le point de départ est en amont de la vessie, je veux dire dont la source réside dans le rein où le bassinet, indique avant tout le repos et la position horizontale. Que l'épanchement sanguin provienne d'une dégénérescence organique, ou de l'irritation toute mécanique engendrée par un calcul, le repos est le premier et le plus indispensable des remèdes. Le patient sera, de plus, maintenu aussi tranquille et aussi calme que possible.

Plus qu'aucune autre, peut-être, l'hématurie d'origine rénale se montre justiciable des styptiques ou des astringents internes. Pour ne parler que des plus usuels, parmi ces agents, je vous citerai : l'alun, les acides tannique et gallique, les sels de plomb, la térébenthine. Je place sur le même rang, au point de vue de l'efficacité, l'infusion de matico administrée à la dose de 2 ou 3 onces toutes les trois heures. Le perchlorure de fer et l'acide sulfurique peuvent aussi rendre des services (Voyez page 508).

Mais c'est surtout dans les hémorrhagies graves qui proviennent de la vessie, ou plus souvent encore de la prostate hypertrophiée, qu'il est essentiel d'instituer une thérapeutique active et judicieuse. Appelés auprès du malade, vous trouverez souvent la vessie distendue par un volumineux caillot, ou bien le patient évacuera par des mictions anormalement fréquentes plus de sang que d'urine. Dans la majorité des cas, vous pourrez vous convaincre qu'une injure instrumentale a été la cause de ce redoutable accident. Recommandez alors à votre malade le decubitus dorsal, et défendez-lui expressément de se redresser ou de se livrer au moindre effort pour uriner. A cette fin, donnez-lui de l'opium largement ; vous réprimerez ainsi le douloureux ténesme qui sollicite d'une façon incessante les contractions de la poche urinaire. Recourez aussi aux réfrigérants : appliquez des sachets remplis de glace sur les régions hypogastrique et périnéale ; mieux encore, introduisez de petits morceaux de glace dans le rectum.

Quant à la sonde, laissez-là de côté, si vous pouvez

vous en passer. Il y a des personnes qui se font un épouvantail de l'existence d'un volumineux caillot dans la vessie, et je sais des chirurgiens qui n'ont pas reculé devant une cystotomie sus-pubienne dans le seul but d'évacuer un coagulum sanguin! Vous aurez bien soin, Messieurs, de laisser ce caillot tranquille : l'action continue de l'urine le liquiéfiera et l'expulsera peu à peu. Si vous vous hâtez d'intervenir, il est bien possible que vous parveniez à déblayer le réservoir, mais vous réussirez non moins sûrement à provoquer une nouvelle hémorrhagie. Rien ne favorise, au contraire, l'oblitération des vaisseaux comme l'abstention de toute intervention mécanique ou instrumentale. Pendant toute la durée de l'élimination du caillot, vous soutiendrez les forces du malade par de bons consommés, etc., etc.

Mais voici un cas bien différent : l'hémorrhagie peut survenir chez un homme dont la vessie a perdu depuis longtemps tout pouvoir expulseur, et qui n'urine plus qu'au moyen de la sonde. Ici, vous vous trouverez parfois dans la nécessité d'extraire le coagulum qui remplit l'organe, sans quoi l'urine ne pourrait se faire jour. Vous introduisez votre cathéter, rien ne vient; le bec de l'instrument s'enfonce dans le caillot, et vous n'obtenez pas une seule goutte de liquide. Dans ces conditions, vous pourrez vous tirer d'embarras en adaptant à une grosse sonde en argent une seringue à hydrocèle ou une pompe stomachale. Dans deux ou trois circonstances, je n'ai eu qu'à m'applaudir de l'appareil imaginé par Mr. Clover pour la lithotritie. En général, défiez-vous ici des injections astringentes;

l'irritation qu'elles occasionnent fait presque toujours plus de mal que de bien. A quelques rares exceptions près, les injections styptiques, pour peu qu'elles soient énergiques, provoquent un spasme douloureux de la vessie, condition bien plus favorable à la reproduction qu'à l'arrêt de l'hémorrhagie (Voyez page 503).

Passons à un nouveau sujet :

Remarquez, je vous prie, la teinte noirâtre et quelque peu extraordinaire de l'urine renfermée de ce verre.

Nous allons discuter ensemble le cas du malade qui l'a fournie.

Pour obtenir cet échantillon, je n'ai pas manqué de dire au patient de recevoir d'abord dans un verre à part la première once d'urine, afin de bien laver son canal ; le restant de la miction a été recueilli dans le verre que voici. Vous connaissez déjà ce petit stratagème, indispensable si l'on veut éviter toute cause d'erreur. Or, le correct spécimen que j'ai l'honneur de vous présenter n'a ni la transparence ni la coloration claire de l'urine normale. La teinte n'en est pas précisément rouge, mais plutôt d'un brun trouble, grisâtre, tirant sur l'orange, nuance que l'on désigne généralement et à bon droit par l'expression de « couleur de fumée ». Pour un œil tant soit peu exercé, cette coloration dénote la présence du sang. « D'où vient alors, me direz-vous, que le liquide ne soit pas rouge ? » — Parce qu'après un certain temps de contact avec la secrétion urinaire, le sang perd sa couleur vermeille et tourne au brun ; aussi, suivant qu'il existe en plus ou moins forte proportion dans l'urine, il en assombrit plus ou moins l'aspect jusqu'à la faire ressembler à du *porter* de Londres. Si nous plaçons une goutte de notre échantillon sur le porte-objet du microscope, nous y découvrirons, en grand nombre, des globules sanguins.

Nous avons donc à la base de notre diagnostic ce principe fécond, à savoir : que le sang issu d'un département reculé de l'appareil urinaire, à moins d'être très-abondant, communique presque toujours à l'urine une teinte brune ; tandis qu'une urine colorée en rouge indique presque toujours que la source de l'hémorrhagie est plus rapprochée et siége probablement au col ou aux environs du col — les hématuries vésicales de cette région étant de beaucoup les plus fréquentes.

Dans le cas présent, l'exploration physique et les renseignements que le malade nous fournit sur ses sensations personnelles vont nous permettre d'éliminer immédiatement un certain nombre d'hypothèses relativement au point de départ de l'hémorrhagie.

Notre sujet a 45 ans. — Lorsqu'une suffisante quantité d'urine s'est accumulée dans sa vessie, son jet est irréprochable ; toutefois, ce n'est pas ce qui arrive le plus souvent chez lui, attendu qu'il urine à peu près toutes les deux heures pendant le jour et un peu moins pendant la nuit ; mais jamais d'effort anormal pour l'accomplissement de la fonction. — Le malade accuse de la douleur sur le trajet du canal pendant et après la miction, à un faible degré cependant. — L'exercice lui fait éprouver un surcroît de malaise dans les lombes et au périnée, et augmente ensuite notablement la proportion du sang dans l'urine. J'ajouterai que la maigreur du patient facilite singulièrement l'exploration manuelle de ses organes. — Les symptômes dont il souffre varient beaucoup d'intensité ; ainsi, de temps à autre, il éprouve de véritables crises qui ne durent que quelques jours, mais pendant lesquelles toutes ses souffrances, et particulièrement la douleur rénale du côté gauche, subissent une exaspération notable. La première attaque qui, au dire du malade, remonte à sept ans, fut accompagnée de vomissements fort pénibles ; ce dernier symptôme se montre encore dans certaines crises ; d'autrefois, le patient n'éprouve que quelques nausées. — Il n'a jamais été atteint de gravelle. — Il digère mal et a beaucoup perdu de son ancienne vigueur.

Une bougie de bonne grosseur traverse l'urèthre sans difficulté ; conséquemment, pas de coarctation du canal. — Quant à l'hypertrophie de la prostate, elle n'apparaît jamais à cet âge. Le cathétérisme révèle bien une sensibilité insolite dans la profondeur de l'urèthre, mais l'exploration simultanée par le rectum ne fait rien constater d'anormal. — La palpation de la partie inférieure de l'abdomen ne donne que des résultats négatifs. — Mais si, plaçant une main au-dessous des dernières côtes gauches, nous pressons assez fortement de l'autre sur la région rénale correspondante, le malade fléchit manifestement sous la douleur : c'est là, dit-il, qu'il souffre par intervalle, c'est là aussi que se concentre plus particulièrement le malaise qui succède toujours chez lui à l'exercice et au mouvement. — Rien à noter du côté droit.

L'examen de l'urine donne les résultats suivants : pesanteur spécifique, 1018 ; réaction acide ; par le repos, précipité peu abondant, coloré en brun. Le microscope y révèle des globules hématiques, quelques globules de pus, ainsi que des cellules épithéliales ; absence de cristaux ainsi que de moules de tubuli. Les réactifs accusent une faible quantité d'albumine, dont la présence trouve d'ailleurs une explication suffisante dans les matières organiques mêlées à l'urine.

Quel est donc, dans ce cas, le siége de la lésion ? — La vessie, direz-vous peut-être, puisqu'elle est sensible à la sonde et qu'elle se contracte avec une fréquence anormale.

Rappelez-vous, Messieurs, que tout cela ne suffit pas à prouver une altération primitive du réservoir urinaire ; pareils symptômes accompagnent constamment, et en dépit de l'intégrité la plus complète de la vessie, toutes les lésions qui siégent primitivement dans le rein ou à la partie supérieure des uretères. Les affections du rein étant beaucoup plus fréquentes que celles des uretères, revêtent conséquemment un plus haut degré de probabilité. Or, l'historique de la maladie, la sensibilité locale si évidente, les crises subites et répétées, l'atteinte portée à la santé générale, l'absence des causes les plus ordinaires des différentes formes de cystite, tout indique le rein gauche comme le siége du mal.

D'autre part, nous ne trouvons dans l'urine ni albumine, ni cylindres rénaux (il est vrai que l'absence de ces éléments ne prouve pas grand chose, tandis que leur présence aurait une extrême valeur), ce qui nous autorise à penser que nous n'avons pas affaire à une dégénérescence tissulaire de la glande.

Je conclus donc que notre malade est atteint d'un calcul siégeant dans le rein gauche, et cela, quoique ses urines n'aient jamais charrié de calculs ni de gravelle, et qu'il soit encore impossible d'y découvrir le plus léger dépôt cristallin — ces derniers symptômes n'étant pas des éléments indispensables du diagnostic. J'ajoute que le calcul rénal est la cause du sang et du pus observés dans l'urine.

Il n'est pas toujours facile de déterminer la nature de la concrétion : le cas pendant vous en donne la preuve. Au contraire, lorsque le malade a déjà rendu de la matière calculeuse, ou lorsque ses urines abandonnent constamment un dépôt cristallin, la conclusion n'est pas malaisée à déduire. Je dirai cependant que les plus fortes présomptions militent en faveur d'un calcul urique, à raison de la fréquence bien connue des productions de ce genre : ces derniers, en effet, sont aux calculs d'oxatate de chaux, dans la proportion de *quinze* à *un*, environ.

Traitement. — Pendant un certain temps, usage des préparations diurétiques déjà nommées : diurétiques alcalins et diurétiques végétaux sous forme d'infusions.

Régulariser les fonctions digestives et cutanées, car la suractivité morbide des reins est probablement compensatrice d'une autre fonction qui ne s'accomplit pas bien. (Voyez Leçon XIII.)

Révulsifs à la région lombaire.

Usage modéré des aliments riches en azote ; mêler au régime une forte proportion de végétaux ; beaucoup de réserve dans l'ingestion des alcooliques ; souvent même, proscription absolue de toute boisson fermentée ; exceptionnellement, faibles doses de vieux Bordeaux.

De tous les agents médicamenteux, les plus salutaires peut-être sont les Eaux minérales, notamment celles qui doivent leurs principales propriétés au sulfate de soude. Nous avons aussi deux remèdes bien connus, très-populaires, chacun dans son milieu, et pour lesquels, je dois l'avouer, je n'ai qu'une bien médiocre estime. Ici, en ville, chacun conseille à tout propos l'eau de Vichy à son voisin, — conseil gratuit, c'est vrai, mais qui, le plus souvent, ne vaut pas plus qu'il ne coûte. Dans la campagne, où les donneurs d'avis font généralement partie du beau sexe, vous verrez surtout prescrire un mélange de gin et d'eau. Le premier de ces remèdes n'est, comme vous savez, qu'une forte solution naturelle de carbonate sodique ; je ne l'accuserai pas précisément d'être nuisible, mais je le tiens pour bien inférieur à la potasse. — Quant à la seconde panacée, simple produit artificiel, elle vaut a peu près pour les reins ce que vaut l'éperon à un cheval harrassé de fatigue : la bête fera encore un suprême effort, mais ne pourra fournir une longue course. (Voyez leçon XIII).

Pendant les attaques si cruellement douloureuses qui annoncent la migration d'un calcul rénal, les bains de siége chauds, prolongés et fréquemment répétés, sont du plus grand secours. Conseillez-les aussi chauds que le malade les pourra supporter. Dans l'intervalle, ou à la place des bains, vous pourrez faire appliquer un cataplasme bien chaud de farine de lin, largement saupoudré de moutarde ; c'est en tout temps pour cette région un précieux rubéfiant. Vous y joindrez l'opium, d'abondantes boissons délayantes, telles que la tisane d'orge, de lin, la liqueur de potasse, etc., etc.

Permettez-moi, maintenant, en manière de digression, de vous faire connaître un procédé particulier pour déterminer exactement les caractères de l'urine, procédé qui dans les cas obscurs est, selon moi, d'une extrême valeur. Je ne crois pas que l'artifice clinique dont je veux vous entretenir ait jamais été enseigné ni pratiqué avant moi ; je ne l'ai en tout cas appris de personne.

Vous savez combien il importe, si l'on veut obtenir un véritable échantillon d'urine, d'éviter qu'il ne soit mélangé avec les sécrétions diverses provenant du canal. Notre procédé de la miction dans deux verres nous permet d'atteindre ce résultat. Or, il est quelquefois tout aussi indispensable qu'aucun produit exclusivement vésical ne vienne adultérer notre spécimen. Je vous défie, par exemple, d'arriver, dans certains cas, à un diagnostic positif, j'entends à une démonstration péremptoire et formelle — et, autant que possible, ne vous contentez pas de moins — si vous ne suivez pas la méthode que je vais vous enseigner. Donc, quand je veux obtenir un échantillon rigoureusement pur de la sécrétion rénale, voici comment je procède :

Le malade étant debout, je lui introduis dans la vessie une sonde en gomme de grosseur moyenne et très-flexible. Je vide complétement la poche urinaire, je la lave très-soigneusement à l'aide de petites injections successives d'eau chaude, et c'est seulement après ces lavages, plutôt calmants qu'irritants, que je recueille dans une éprouvette l'urine qui s'écoule goutte à goutte et doit servir à l'examen. La vessie, pour un court espace de temps, ne fonctionne plus comme réservoir ; elle ne se distend pas, mais se contracte sur le cathéter, et l'urine s'chappe au fur et à mesure qu'elle descend des uretères : vous avez, en quelque sorte, prolongé ceux-ci jusqu'à votre verre, et vous obtenez un liquide exempt de tout mélange vésical : pus, sang, débris épithéliaux, etc.

Voyez de combien de chances d'erreur vous serez désormais affranchis si, dans un pareil produit, vous voulez doser l'albumine ou constater une réaction chimique ! Personnellement, j'ai dû à ce procédé de pouvoir, à l'occasion, formuler un diagnostic précis qui, autrement, m'eut été impossible [1]. Ne vous payez jamais de mots ni de vagues conjectures ! A la rigueur,

[1] Quelquefois, mais très-rarement, le seul contact de la sonde contre la muqueuse vésicale altérée, suffit pour provoquer un léger suintement sanguin. Dans ces conditions, la cause de la petite hémorrhagie tombe sous les yeux du praticien et ne saurait raisonnablement l'induire en erreur. Cependant, il faut être prévenu qu'une *très-petite quantité* de sang dans l'urine donne par les réactifs un *abondant* dépôt albumineux. Du reste, le mérite du procédé en question n'est pas de rendre manifeste la présence de l'albumine dans les cas douteux, mais de montrer, au contraire, que l'albumine peut exister en abondance dans l'urine des mictions et faire complétement défaut si le liquide est, pour ainsi dire, directement puisé dans les reins. Distinction d'une importance capitale.

(Note de Thompson).

il vous sera licite, dans les cas obscurs, de porter un jugement hypothétique et provisoire — chose que l'esprit fait toujours, même à notre insu — mais gardez-vous de conclure, gardez-vous surtout d'agir sans être cautionnés par des faits.

J'ai réservé pour la fin celui de tous mes conseils que je regarde comme le plus important :

Au début de ce cours, vous vous le rappelez, je vous disais avec toute l'énergie d'une conviction profonde, que l'objectif constant de nos efforts devait être l'art du diagnostic exact, et, si nous pouvions, l'art du diagnostic rapide. Je terminerai en vous exprimant la même conviction. Non que je n'apprécie à sa valeur le but suprême de notre art, le traitement. Bien au contraire, je voudrais par dessus tout que nous fussions à même, vous et moi, de rendre de réels services à ceux de nos semblables qui nous confient le soin de leurs maladies. N'épargnez donc aucune peine, je vous en conjure, pour arriver à une connaissance complète de l'affection elle-même, car c'est le seul moyen d'instituer une thérapeutique rationnelle et efficace.

En terminant, qu'il me soit permis de vous remercier de toute l'attention et de l'assiduité avec lesquelles vous avez bien voulu me suivre pendant ces conférences. Soyez-en convaincus, Messieurs, de pareils témoignages de sympathie m'ont fait trouver dans nos réunions un des plus agréables délassements qu'il m'ait été donner de goûter au milieu des anxiétés, des labeurs et des fatigues de la profession.

FIN.

TABLE DES LEÇONS

Pages

Introduction anatomique 1

Leçons.

I. — Introduction : Diagnostic 89

II. — Rétrécissement de l'urèthre. . . . 114

III. — Rétrécissement de l'urèthre (*suite*). . 145

IV. — Résumé du traitement des rétrécissements de l'urèthre. — Uréthrotomie interne. 173

V. — De l'hypertrophie de la prostate et de ses conséquences 191

VI. — Rétention d'urine. 226

VII. — Épanchement d'urine et fistules urinaires 246

VIII. — Pierre dans la vessie. 265

IX. — Lithotritie. 289

X. — Lithotomie. 319

XI. — Des complications rénales dans l'affection calculeuse de la vessie et des indications opératoires qui en résultent. 342

XII. — Avenir de la chirurgie opératoire dans le traitement des calculs vésicaux. . . 370

XIII. — Période initiale et traitement préventif des affections calculeuses 396

XIV. — Traitement de la pierre dans la vessie par les dissolvants. — Historique et pratique. 430

XV. — Cystite et prostatite 457

XVI. — Affections de la vessie : Paralysie. — Atonie. — Incontinence des adolescents. — Tumeurs. 483

XVII. — Hématurie et calcul rénal. 505

TABLE ALPHABÉTIQUE.

A

Abcès de la prostate, 260, 479.
Acétate de plomb, dans les affections calculeuses, 454.
— dans la cystite, 469.
Acides, dans la cystite, 476.
Acide benzoïque, dans la cystite, 477.
— chlorhydrique, dans les calculs, 454.
— dans la cystite, 469.
— phénique, dans la cystite, 469.
— nitrique, dans la cystite, 469.
Adducteur de la prostate (muscle), 27, 43.
Age, son influence sur les affections calculeuses, 265, 395.
— sur l'hypertrophie de la prostate, 194, 197.
Aire d'élection de la pierre dans la vessie, 304.
Alcalins, leur action sur l'urine et les calculs, 410, 444, 475.
Alchimella arvensis, 474.
Alcool, son influence sur la dyscrasie urique, 426.
Allarton (D[r]), 329.
Alun, 502.
Angustie, Voy. Rétrécissement.
Aponévrose ano-scrotale, 4.
Aponévrose inférieure du releveur de l'anus, 67.
Aponévrose latérale de la prostate, 48.
Aponévrose périnéale inférieure, 6.
— — moyenne, 11.
— — supérieure, 46.
— prostato-péritonéale, 30.
— pubio-prostatique et pubio-rectale, 48.
Arrêt des fragments de calculs dans l'urèthre, 315.
Artère bulbo-uréthrale, 19.
Artère honteuse interne, 19.
— périnéale superficielle, 6.
— transverse du périnée, 19.
Atonie de la vessie, 209, 231, 483.
Autoplastie dans les fistules urinaires, 257, 262.
Avenir du traitement chirurgical des calculs, 370.
Avery (D[r]), son endoscope, 110.
Azotate d'argent, dans la cystite, 469.
— dans les hémorrhagies vésicales, 502.
— dans l'incontinence infantile, 493.
— dans la prostatite, 482.
Azotés (aliments), leur utilité dans la dyscrasie urique, 426.

B

Bains chauds dans l'hypertrophie de la prostate, 220.
— dans la rétention d'urine, 231, 235.
— dans les calculs rénaux, 518.

Barrière sus-montanale, 60.
Bas-fond de la vessie, 62.
Bassinets (dilation des) 352.
Belladone, dans l'incontinence des adolescents, 492.
Benjamin Brodie, hypertrophie de la prostate, 193, 223.
— lithotritie, 292.
Bistouri à lame cachée, 160.
Bœckel (Dr), de Strasbourg, uréthrotomie externe, 238.
Borate de soude, dans la cystite, 419.
Bougies à bout olivaire, 133, 171.
— à mandrin de plomb, 177.
Bouisson (prof.), taille pararaphéale, 74.
Bright (maladie de), 347.
Buchu, 473.
Bulbe de l'urèthre, 9.
Bulbo-caverneux (muscle), 7.
Busserole, 473.

C

Cadge (Dr), taille médiane. 375.
Calculs rénaux, 348, 513.
Calculs vésicaux, 265.
— composition chimique, 268.
— classification, 268, 402, 443.
— origine, 402.
— symptômes initiaux, 268, 393, 404.
— symptômes de la période d'état, 271.
— traitement chirurgical dans le passé, 320.
— — dans le présent, 289.
— — dans l'avenir, 370.
— traitement dissolvant, 430.
— traitement préventif, 399.
Carlsbad, 420.
Cathéter canelé pour la lithotomie, 332.
— conique, en acier argenté, 175.
— très-fin, en argent, 148.
— prostatique, 215.
Cathétérisme, son utilité pour le diagnostic et le traitement des maladies urinaires, 92, 396.
— obstacles physiologiques, 121.
— — par coarctation du canal, 119, 141, 144, 148, 151, 178.
— par anfractuosités situées en arrière de la coarctation, 155.
— par oblitération du canal, 147.
— par la présence d'une fausse route, 152.
— par hypertrophie de la prostate, 204, 212.
Cathétérisme après l'uréthrotomie, 186.
— dans l'incontinence infantile, 493.
Cathétérisme évacuateur dans l'atonie de la vessie, 488.
— — dans les fistules, 255, 261.
— — dans l'hypertrophie de la prostate, 211, 219, 222.
— — dans la rétention d'urine, 232, 234.
— Conseils pratiques, 135, 151, 155, 218, 232, 234.
Caudmont (Dr), uréthrotome, 184.
Caustiques, leur inutilité et leur danger dans les rétrécissements, 159.
Cautérisation électrique dans les fistules, 257, 263.
Celse, 321.
Charrière, écrou brisé, 292.
Cheselden, lithotomie, 326.
— statistique, 376.
Chloroforme dans la rétention d'urine, 236.
— dans la lithotritie, 306, 315.
— dans l'uréthrotomie, 185, 384.
Circoncision dans l'incontinence infantile, 493.
Civiale, uréthrotome, 183.
— lithotomie médio-bilatérale, 74, 330.
— lithotritie, 290.
Clover (appareil évacuateur de), 311.

Cock (Dr), ponction de la vessie, 239.
Col de la vessie, 49.
Compresseur antérieur de la prostate (muscle), 26.
Compresseur de l'urèthre (muscle), 17.
Conduits éjaculateurs, 25.
Consultations dans les hôpitaux de Londres, 192.
Contracture de l'urèthre, 58.
Corps fibro-caverneux, 13.
Corradi (Dr), dilatateur de l'urèthre, 181.
Cosmopolitisme scientifique (utilité du), 172.
Cowper (glandes de), 18.
Cruise (Dr), son endoscope, 111.
Cul-de-sac recto-vésical, 63.
Cystite, 457.
— aiguë, 459.
— catarrhale, 462.
— cantharidienne, 459.
— consécutive au cathétérisme évacuateur, 223.
— consécutive à la lithotritie, 306, 317.
— consécutive à l'uréthrotomie, 162.
Cystotomie dans la cystite, 478.

D

Défécation, ses rapports avec la miction, 44.
Désormaux (Dr), son endoscope, 111.
Diabète sucré, 350.
Diagnostic des maladies urinaires en général, 93.
Diagnostic précoce, son importance dans les maladies calculeuses, 275, 369, 382, 385.
Diagnostic rapide (importance du), 93.
Dieulafoy (Dr), son appareil aspirateur, 242.
Dilatateurs coniques en acier, 175.
Dilatation (méthode de la) dans les rétrécissements de l'urèthre, 128.
Dilatation simple, 128, 175.
— continue, 139, 157, 179.
Dilatation avant l'uréthrotomie, 189.
Dilatation après l'uréthrotomie, 184.
— avant la lithotritie, 289.
Dilatation dans les fistules, 252.
— dans les tumeurs de la prostate, 60.
Distension forcée (méthode de la) dans les rétrécissements, 168, 181.
Distension de la vessie, 205, 231.
Dissolvants de la pierre dans la vessie, 430.
— historique, 431.
Dissolvants empiriques, 433.
— scientifiques, 442.
— des calculs phosphatiques, 453.
— des calculs uriques, 444.
Diurétiques, leur action dans les affections calculeuses, 411, 518.
Divulsion (méthode de la) dans les retrécissements, 165.
Dolbeau (Dr), sonde exploratrice, 387.
Douleur dans les maladies urinaires en général, 99.
— dans les calculs rénaux, 515.
— dans les calculs vésicaux, 272, 394.
— dans l'hypertrophie de la prostate, 200.
Dubreuil (Dr A.), injections de silicate de soude, 470.
Dupuytren, canule hémostatique, 337; lithotome, 329; lithotomie bilatérale, 329.

E

Eaux minérales dans le traitement des affections calculeuses, 415.

Éclectisme dans la thérapeutique des rétrécissements, 172.
Écoulement uréthral dans les rétrécissements, 119.
— dans la prostatite, 230, 480.
Électricité dans le traitement de l'atonie et de la paralysie vésicales, 488.
— dans le traitement des calculs, 454.
— dans le traitement des fistules, 263.
Emmet (de New-York), 479.
Endoscope, 110.
Epanchements d'urine, 81, 86, 246.
— après l'uréthrotomie, 187.
Épuisement à la suite de la lithotritie, 318.
Eves (Prof.), de Nashville, 479.
Examen de l'urine dans les maladies de l'appareil urinaire, 102, 519.
Exploration bi-manuelle dans l'hypertrophie de la prostate, 209.
— dans la ponction de la vessie, 242.
— dans les tumeurs de la vessie, 497.

F

Fascia superficialis du périnée, 4.
Fer rouge dans les fistules, 257.
Fergusson W. (Lithotrite à crémaillère et à pignon de), 293.
Fièvre pendant la dilatation des rétrécissements, 142.
— consécutive à la litothritie, 317.
— consécutive à l'uréthrotomie interne, 162, 188.
Filière anglaise, 136.
— française, 137.
Fistules urinaires, 251.
— simples, 252.
— indurées, 253.
— avec perte de substance, 257.
— rectales, 260.
Foie, ses relations fonctionnelles avec l'appareil urinaire, 413.
Force (emploi de la) dans le cathétérisme, 150.
Franzensbad, 420.
Fréquence des mictions en général, 97.
— dans les rétrécissements, 119.
— dans l'hypertrophie de la prostate, 197, 205, 394.
— dans les calculs vésicaux, 271, 393.
Frère Jacques, 323.
Friedrichshall, 419.

G

Gallique (acide), 502, 511.
Glace contre les hémorrhagies vésicales, 503, 511.
Glaubert (sel de), 425.
Glycérine boratée dans la cystite 469.
Gorgeret, 328.
Gouley (de New-York), uréthrotomie externe, 238.
Goutte, son identité avec les maladies calculeuses, 407.
Grand appareil pour la lithotomie, 324.
Grasses (matières), leur influence sur les affections calculeuses, 426.
Graviers, 407.
Guthrie (muscle de), 16.
Guthrie, traitement de la rétention d'urine, 232, 238.

H

Haut appareil pour la lithotomie, 325.
Hawkins Cœsar, 328.
Hématurie, 96, 107, 202, 273, 394, 480, 495, 505.
— prostatique, 509.
— rénale, 507.

Hématurie uréthrale, 510.
— vésicale. 509.
Hémorrhagie à la suite des débridements dans les cas d'épanchements d'urine, 249.
— à la suite de la lithotritie, 317.
— à la suite de la lithotomie. 337.
Hémorrhoïdaux (vaisseaux et nerfs), 71.
Hérédité des affections calculeuses, 403.
Heurteloup (Dr), 292.
Hippocrate et la lithotomie, 322.
Holt (Dr), son divulseur, 165, 180.
Honteux internes (vaisseaux et nerfs), 19.
Houston (muscle de), 10.
Hygiène dans l'incontinence des enfants, 491.
Hyperthrophie de la prostate, 191.

I

Imperméabilité de l'épithélium vésical, 470.
Incontinence (fausse), 206.
— (vraie), 489.
— des adolescents, 57, 489.
Infiltration d'urine. Voy. Épanchement.
Infranchissables (rétrécissements), 144.
Injection d'huile dans les rétrécissements, 155.
Instruments; leur emploi dans le diagnostic, 108.
— dans le traitement, 130.
Instruments flexibles et rigides; supériorité des premiers, 131.
Introduction du lithotrite dans la vessie, 301.
Ischio-bulbaire (muscle), 11.
Ischio-caverneux (muscle), 10.
Ischio-coccygien (muscle), 46.
Ischio-rectale (fosse), 66.

J

Jacobson, 291.
Jean des Romains, 324.
Jet dans les rétrécissements, 118, 201.
— (altérations du) dans l'hypertrophie de la prostate, 197, 200.
Jones Bence (Dr), 454.
Jus de citron, dans la cystite, 477.

K

Küs (Prof.), 471.

L

Lavages de la vessie, 468.
Leroy d'Étiolles, 290.
Lieutaud (trigone de), 61.
Ligaments de la prostate, 32.
— de la vessie, 48.
Lithotomie, 319.
— historique, 320.
— latérale, 330.
— médiane, 329, 338.
— médio-bilatérale, 74, 339.
— pararaphéale, 74.
— sus-pubienne, 325.
— doit un jour disparaître du traitement des calculs vésicaux, 286, 383.
Lithotrite fenêtré, 299.
— à mors plats, 300.
— à bec large et court, 310.
Lithotritie, 289.
— soins préparatoires, 290.
— soins consécutifs, 308.
— complications, 316.
— dans les cas d'angustie uréthrale, 284, 384.
— dans les cas d'hypertrophie de la prostate, 284.
— chez l'enfant, 282.
La lithotritie appliquée aux petits calculs est toujours une opération heureuse, 276, 287, 362, 369, 379.
Liston; son opinion sur le cathétérisme dans les cas de strictures très-étroites, 144.

Liston, cathétérisme dans la rétention d'urine, 237.
Lobe moyen de la prostate (tumeur du), 60.
Loge de la prostate, 29.
Luette vésicale, 60.

M

Maintien des sondes à demeure, 221.
Maladies de l'appareil urinaire, 89.
— leur importance, 90.
— leur classification, 91.
— sont toutes chirurgicales, 92.
Mandrins de plomb, 177.
Marianne (opération), 324.
Marianus Sanctus, 324.
Marienbad, 419.
Martineau (statistique de), 376.
Matico, 502, 511.
Méat (rétrécissements voisins du), 190.
— (débridement du), dans la lithotritie, 308.
Mercier (scarificateur de), 60.
— (valvule de), 59.
Mercuriaux, dans la dyscrasie urique, 415.
Messer (Dr), recherches sur l'hypertrophie de la prostate, 194.
Microscope (valeur diagnostique du), 499.
Miction (mécanisme de la), 54.
— involontaire, dans l'hypertrophie de la prostate, 198, 205.
Morand, 326.
Mort pendant le cathétérisme évacuateur, 219.
— dans l'hypertrophie de la prostate, 224.
— à la suite de l'uréthrotomie, 187.
— à la suite de la lithotritie, 318, 345.

N

Narcotiques dans la cystite, 470.
Narcotiques dans les tumeurs de la vessie, 503.
Nélaton (Prof.), lithotomie prérectale, 330, 374.
Néphrite, 354.
Noix vomique dans l'incontinence des enfants, 492.

O

Oblitération de l'urèthre, 147.
Obstacles physiologiques au cathétérisme, 121.
Obturateur interne (muscle), 46.
Opium après la lithotomie, 338.
— dans l'hématurie, 511.
— dans l'hypertrophie de la prostate, 220.
— dans la rétention d'urine, 231, 235.
— dans les tumeurs de la vessie, 503.
Orbiculaire de l'urèthre (muscle), 17.
Orchite à la suite de la lithotritie, 317.

P.

Palpation dans le diagnostic des maladies des reins, 359, 515.
— des uretères, 359.
Parallèle des instruments rigides et des instruments flexibles dans le diagnostic et le traitement des maladies urinaires, 130.
— de la taille et de la lithotritie, 280, 366, 380.
— des différents procédés cystotomiques, 339.
Pareira brava, 473.
Parker (William), de New-York, cystotomie dans la contracture du col et la cystite, 59, 479.
Percussion dans le diagnostic des maladies des uretères, 361.
Périnée, 2.

Période initiale des affections calculeuses, 399.
Paralysie de la vessie (fausse), 208.
— — (vraie), 488.
Petit Appareil pour la lithotomie, 322.
Perrève (Dr), 165.
Petit ligament sacro-sciatique, 46.
Pierre dans la vessie. Voyez calculs.
Plexus de Santorini, 28.
— hypogastrique, 64.
— prostatique, 28.
— vésicaux, 64.
Polypes de la vessie, 494.
Ponction de la vessie par le rectum, 236.
— — par l'hypogastre, 241, 244.
Position dans le traitement des fistules, 261.
Position sociale (influence de la) sur la production des calculs vésicaux, 267.
— — sur la rétention d'urine, 227.
Prévost et Dumas, 454.
Prichard, de Bristol (guêtres de), 333.
Prostate, anatomie, 20.
— inflammation, 61, 229, 479.
— hypertrophie, 191.
Püllna, 417.
Pyélite, 354.
Pyramidal (muscle), 46.

Q

Questions, au nombre de quatre, servant à poser le diagnostic des maladies urinaires, 95.
Quinine, dans la cystite, 470.

R

Raphé coccy-rectal, 42.
Rau (lithotomie), 326.
Rayons de la prostate, 34.
Recherche des calculs et des fragments dans la lithotritie, 302.
Recherche du *dernier* fragment, 310, 314.
Rectum, 41, 72.
Régime, son importance dans les affections dysuriques, 171.
— dans les affections calculeuses, 425.
Région périnéale antérieure, 3.
— postérieure, 65.
Regorgement d'urine, 208.
Reins (calculs des), 513.
— (dilatation mécanique des), 352.
— traumatismes, 507.
— tumeurs, 507.
Releveur de l'anus, 42.
Rétention d'urine, 226.
— dans l'hypertrophie de la prostate, 206, 211, 218.
— dans la lithotritie, 317.
— dans les rétrécissements organiques, 233.
— dans les tumeurs de la vessie, 504.
Rétention d'urine inflammatoire, 229.
— — spasmodique, 233.
Rétrécissements de l'urèthre, 114.
— organiques, 114.
— inflammatoires, 116, 229.
— spasmodiques, 117.
— infranchissables, 144.
— rectractiles, 158, 180.
— multiples, 126, 169.
— (détermination du calibre des), 126.
— — (du siége des), 120, 169.
— — (du nombre des), 169.
— — voisins du méat, 190.
— (traitement des), 128.
Révulsifs à la région lombaire, 344, 472, 518.
Richard (Dr A.), traitement de la contracture du col par la dilatation de l'anus, 59.

Richet (Dr), espace pelvi-rectal, 71.
Roberts (Dr), de Manchester, recherches sur les dissolvants de la pierre dans la vessie, 445.
Rupture de l'urèthre, 247.
Rupture (méthode de la) appliquée au traitement des strictures uréthrales, 180.

S

Sang (présence du) dans l'urine. 107, 202, 495.
Sanson, taille recto-uréthrale, 75.
Santorini (plexus de), 27.
Section périnéale dans les rétrécissements infranchissables, 146.
Sims (Marion), 479.
Sondes anglaises, 133.
— françaises, 133.
— à bout olivaire, 133, 171.
— en caoutchouc vulcanisé, 221.
— rigides et flexibles, 129.
— coudée et bicoudée, 216.
— à demeure dans le traitement des rétrécissements, 139.
Spasme de l'urèthre, 18, 117.
Sphincter de l'anus, 65.
— de la vessie, 53.
Statistiques relatives à l'âge des calculeux, 266,
— au traitement chirurgical des calculs, 327, 376, 379, 400.
Strychnine dans l'incontinence infantile, 493.
Sucrés (aliments), leur influence sur les affections calculeuses, 426.
Suppression d'urine, 99.
Susini (Dr), 471.
Syme (axiome de), dans le catétérisme des rétrécissements infranchissables, 145.
— opération d'uréthrotomie externe, 163, 238.
Symptômes initiaux de la pierre dans la vessie, 268, 391.
Synthèse du périnée, 77.

T

Taille. Voy. Lithotomie.
Thompson (H.), bougies à mandrin de plomb, 177.
— brise-pierre, 293.
— dilatateur de l'urèthre, 167, 181.
— petit cathéter pour franchir les rétrécissements difficiles, 149.
— sonde exploratrice pour les calculs vésicaux, 274, 277.
— manière de recueillir un spécimen d'urine, 102, 509.
— quaterne diagnostique, 95.
— manière d'explorer la vessie à l'aide de la sonde exploratrice, 273, 387.
— méthode de lithotritie, 295.
— procédé de cathétérisme dans les cas d'hypertrophie de la prostate, 214.
— — dans les cas de rétrécissement très-étroit, 151.
— procédé de dilatation continue, 140.
— recherches sur l'influence de l'âge dans les affections calculeuses, 267, 391.
— — dans l'hypertrophie de la prostate, 194.
— sur les fonctions du releveur de l'anus, 44.
Toucher rectal dans les fausses routes, 153.
— dans l'hypertrophie de la prostate, 209.
— dans l'inflammation de la prostate, 230.
— dans la rétention d'urine, 236.
— dans les tumeurs de la vessie, 497.
Tumeurs de la vessie, 499.
— des reins, 507.
Traitement médical dans les calculs, 399, 430.
— dans l'hypertrophie de la prostate, 210.

Traitement médical dans la rétention d'urine, 231, 235.
— dans les rétrécissements de l'urèthre, 171.
Transverse du périnée (artère), 19.
Transverse profond (muscle), 16.
Transverse superficiel, (muscle), 7.
Traube, altérations de l'urine, 224.
Triangle recto-uréthral, 74.
Trigone vésical, 61.
Triticum repens, 474.

U

Urée (décomposition de l'), dans les affections de la vessie, 270.
— son élimination dans les maladies des reins, 357.
Uretères (dilatation des), 352.
Urèthre (portion membraneuse de l'), 15.
— portion prostatique de l'), 24.
— (oblitérations de l'), 147.
— (rétrécissements de l'), 114.
Uréthrotomie externe, 163.
— interne, 160, 182.
Urine (examen de l'), 102, 509.
— acidité, 477.
Urine, alcalinité, 478.
— (altération de l'), dans les calculs, 272.
— — dans la cystite, 477.
— — dans l'hypertrophie de la prostate, 200.

V

Valvule du col de la vessie, 49.
Vals, 420.
Velpeau, cathétérisme évacuateur dans les fistules et les plaies de l'urèthre, 256.
Verumontanum, 24.
Vésicatoires dans la prostatite, 481.
Vessie, anatomie, 49.
— atonie, 483.
— paralysie, 488.
— à colonnes et à cellules, 465.
— inflammation, 456.
Vichy, 420, 444.

W

Warwick (endoscope de), 113.
Wilson (muscle de), 17.

Rouen. — Imp. de E. Cagniard, rues Jeanne-Darc, 88, et des Basnage, 5.

www.ingramcontent.com/pod-product-compliance
Ingram Content Group UK Ltd.
Pitfield, Milton Keynes, MK11 3LW, UK
UKHW020308200726
13857UKWH00001B/120